Basiswerk AG

J. van Amerongen, Hoogeveen, The Netherlands *Serieredacteur*
R. Elling, Hengelo Ov, The Netherlands *Serieredacteur*
R. Schotsman, Utrecht, The Netherlands *Serieredacteur*

Dit boek *Medische kennis* is onderdeel van de reeks Basiswerken AG voor de mbo-opleidingen voor dokters-, apothekers- en tandartsassistenten.

Reeks Basiswerk AG

De boeken in de serie Basiswerken AG bieden kennis voor de opleidingen op mbo-niveau voor dokters-, apothekers- en tandartsassistenten. Bij veel uitgaven zijn online aanvullende materialen beschikbaar, zoals video's, protocollen, toetsen etc.

Bestellen

De boeken zijn te bestellen via de boekhandel of rechtstreeks via de webwinkel van uitgeverij Bohn Stafleu van Loghum: ▶www.bsl.nl

Redactie

De redactie van de serie Basiswerken AG bestaat uit Jan van Amerongen, Rikie Elling en Rianne Schotsman, die ieder de uitgaven van een van de opleidingen coördineren. Zij hebben zelf ook boeken binnen de serie geschreven.

Jan van Amerongen is als arts-docent verbonden aan het Alfa-college te Hoogeveen. Daarnaast is hij actief bij de nascholing van doktersassistenten in Noord-Nederland.

Rikie Elling heeft 13 jaar gewerkt als docent-apotheker en opleidingscoördinator. Momenteel is zij werkzaam als apotheker in Enschede. Ze is betrokken bij de bij- en nascholing van apothekersassistenten en lid van de Commissie Opleidingen van de KNMP.

Rianne Schotsman is mondhygiënist en docent aan de opleiding voor tandartsassistenten van het ROC Midden Nederland te Utrecht. Zij studeert onderwijswetenschappen en heeft een belangrijke rol in de ontwikkeling van het onderwijs tot tandartsassistent.

E.A.F. Wentink

Medische kennis

Tweede druk

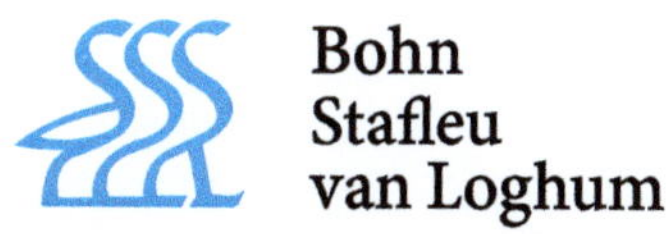

Houten 2017

ISSN 2468-2381 ISSN 2468-239X (electronic)
Basiswerk AG
ISBN 978-90-368-1785-1 ISBN 978-90-368-1786-8 (eBook)
DOI 10.1007/978-90-368-1786-8

NUR 891
Basisontwerp omslag: Studio Bassa, Culemborg
Automatische opmaak: Scientific Publishing Services (P) Ltd., Chennai, India

Eerste druk 2007
Tweede druk 2017

Bohn Stafleu van Loghum
Het Spoor 2
Postbus 246
3990 GA Houten

www.bsl.nl

Voorwoord

Bij de eerste druk

In dit boek wordt de belangrijkste medische kennis behandeld, ingedeeld volgens het orgaansysteem. 'Kennis om de kennis' is nergens het doel; het gaat om achtergrondkennis die nodig is om meer van patiënten en de dagelijkse medische praktijk te begrijpen. Het eerste hoofdstuk is een inleiding over de samenhang tussen anatomie, fysiologie en pathologie. Dit wordt toegelicht met het onderwerp 'weerpijn'. Dan volgen hoofdstukken over bloed en afweersysteem, bloedvaten, hart, hormoonsysteem en stofwisseling, lagere luchtwegen, spijsverteringsorganen, urinewegen en mannelijke geslachtsorganen, vrouwelijke geslachtsorganen, bewegingsapparaat, huid, keel, neus en oren, ogen en zenuwstelsel. Het laatste hoofdstuk gaat over psychiatrie. Ieder hoofdstuk sluit af met korte casuïstiek om het verband te leggen met de medische (beroeps)praktijk. Soms is het zinvol bij de casus na te denken over het probleem of de ziekte die aan de orde komt. In de verklarende woordenlijst achter in het boek kunnen nieuwe begrippen snel worden opgezocht. In de tekst worden zij meestal niet direct uitgelegd. Dit verhoogt de noodzaak om over de gelezen tekst na te denken.

Tijdens het schrijven zijn mijn ervaringen uit het werken in de praktijk en uit het lesgeven van nut geweest. Ik hoop dat de lezers hiervan iets kunnen merken.

Ernst Wentink, arts
Eindhoven, juni 2007

Bij de tweede druk

Deze tweede druk is geheel herschreven en actueel gemaakt. Tijdens het schrijven is dankbaar gebruikgemaakt van ervaringen in de medische beroepspraktijk (onder andere bij het Summa college, voorheen ROC Eindhoven, te Eindhoven).

Ernst Wentink
Leeuwarden, januari 2017

Inhoud

Inleiding

Samenvatting
Medische kennis legt de nadruk op het lichaam. De mens is echter niet alleen een lichaam. Lichaam, geest, ziel en omgeving kunnen van elkaar worden onderscheiden maar niet gescheiden. Medische kennis is zinloos zonder inzicht. Inzicht is zinloos zonder de juiste toepassing in de praktijk.

E.A.F. Wentink, *Medische kennis*, Basiswerk AG, DOI 10.1007/978-90-368-1786-8_1

1.1 Samenhang

Anatomie bestudeert de bouw van het lichaam. Fysiologie houdt zich bezig met hoe het lichaam werkt. Een goede kennis van anatomie en fysiologie maakt de pathologie beter te begrijpen. Pathologie gaat over de ziekten en afwijkingen van het lichaam, inclusief de hersenen. In dit hoofdstuk wordt een aantal voorbeelden gegeven van de samenhang tussen anatomie, fysiologie en pathologie. Verder komt het onderwerp 'weerpijn' aan de orde. Dit is wat ingewikkelder, en bedoeld om te laten zien dat nog dieper gaande kennis kan helpen om nog meer te begrijpen. Een mens is meer dan alleen een lichaam. Er is ook alles wat mentaal of psychisch kan worden genoemd: wat we denken, voelen en willen. Bovendien zijn de sociale omstandigheden belangrijk, bijvoorbeeld wonen, werken en financiën. Verder verleent een mens aan zijn leven betekenis. Dat wordt zingeving genoemd. Dat kan godsdienst zijn, levensbeschouwing, of spiritualiteit. Daarin draait het om wat er voor een mens echt toe doet. De grote verschillen tussen mensen vallen op, maar er zijn ook wezenlijke overeenkomsten. Vrijwel iedereen wil dat het leven zin heeft. Vrijwel iedereen heeft liefde nodig en wil liefde geven.

Medische kennis is noodzakelijk maar niet voldoende voor goed medisch inzicht. Als je iets weet, wil dat nog niet zeggen dat je het snapt. Inzicht is noodzakelijk, maar niet voldoende om goed te kunnen handelen in de praktijk. Uiteindelijk gaat het om de praktijk, dus om wat je doet, en ook hoe je dat doet. Voor dat laatste is ervaring nodig. Het is een doorgaand proces van vallen en opstaan, sturen en bijsturen. Een gedegen inzicht in de anatomie, fysiologie en pathologie helpt. Toch gaat het mis als het lichaam los wordt gezien van geest, ziel (zingeving) en omgeving. Het begrip medisch wordt vaak verkeerd begrepen. De nadruk ligt op het lichamelijke, en veel artsen zijn in (delen van) het lichaam min of meer gespecialiseerd, maar een mens is meer dan (een deel van) zijn lichaam. Vaak is het lichamelijke bij een patiënt niet meer dan bijzaak. Goed medisch handelen houdt rekening met de mens en zijn omgeving als geheel, als eenheid.

Onze moderne westerse geneeskunde is in hoge mate ontwikkeld. Er is steeds meer mogelijk. We hebben veel aan de geneeskunde te danken. Toch is er nog altijd veel meer wat we niet snappen dan wat we wel snappen. De werkelijkheid is oneindig ingewikkeld. Dat blijkt ook al uit het feit dat het niet alleen artsen zijn die werkzaam zijn in de zorg. Er zijn psychologen, maatschappelijk werkers, geestelijk verzorgers, verpleegkundigen, doktersassistenten en vele anderen. Ieder heeft zijn of haar plaats en functie. Samen horen we er het beste van te maken.

1.2 Voorbeelden van de samenhang tussen anatomie, fysiologie en pathologie

In deze paragraaf gaat het over het lichaam, en wat daarin mis kan gaan. Er volgt een aantal voorbeelden. In het boek komen al deze voorbeelden terug.

1. In het beenmerg worden gezonde bloedcellen aangemaakt. Bij leukemie wordt gezond beenmerg vervangen door kankercellen. Het gevolg is een tekort aan gezonde bloedcellen. Dat zijn bijvoorbeeld de witte bloedcellen, die belangrijk zijn voor de weerstand tegen infecties. Bij leukemie kunnen (dus) ernstige infecties ontstaan.

2. In aderen stroomt het bloed uit het lichaam terug naar het hart. Als de grote aderen niet goed functioneren zal bloed in het lichaam achterblijven. Dat is bijvoorbeeld het geval in de benen, waar ook de zwaartekracht eraan meehelpt dat juist daar veel bloed zich ophoopt. Vanuit de bloedvaten wordt vocht naar buiten geperst. Dat leidt tot opgezette enkels, met veel vocht.
3. De hartspier wordt van zuurstof voorzien door slagaderen die als een krans om het hart liggen, de kransslagaderen. Als in zo'n kransslagader een stolsel het vat helemaal afsluit, krijgt een stuk van het hart helemaal geen bloed meer. Als dat te lang duurt sterft hartspierweefsel af. Dat is een hartinfarct.
4. Wat we eten wordt in de mond en het maag-darmkanaal afgebroken tot onder anderen glucose. Glucose (ook wel – niet geheel juist – 'suiker' genoemd) wordt opgenomen in het bloed. Glucose is brandstof voor de cellen. In het bloed stroomt ook insuline, gemaakt door de alvleesklier. Insuline zorgt ervoor dat glucose door cellen kan worden opgenomen. Als er te weinig insuline is, of als de cellen niet zo goed op insuline reageren, zal te veel glucose in het bloed achterblijven. Het glucose ('suiker') in het bloed is dan te hoog. Dat is suikerziekte.
5. In de longblaasjes gaat zuurstof uit de ingeademde lucht over in hele dunne bloedvaatjes, die om de longblaasjes zijn gelegen. Als longblaasjes met de bloedvaatjes eromheen massaal kapotgaan, zal te weinig zuurstof in het bloed terechtkomen. Deze ziekte heet longemfyseem.
6. Rode bloedcellen leven vier maanden. Er worden voortdurend rode bloedcellen aangemaakt en afgebroken. Eén van de afbraakproducten heet bilirubine. Het lichaam scheidt bilirubine uit in de gal. Gal wordt gemaakt door de lever en opgeslagen in de galblaas. Vanuit de galblaas stroomt gal via de galwegen naar de darmen. Allerlei ziekten van of rond lever en galwegen kunnen ertoe leiden dat de gal niet kan worden gemaakt en/of niet goed kan wegstromen naar de darmen. Dan kan bilirubine vanuit de lever het bloed in lekken. Als het bilirubine in het bloed te hoog wordt, krijgt de patiënt een gele kleur. Dat heet 'geelzucht'. 'Geelzucht' is een symptoom van allerlei ziekten, zoals hepatitis, galstenen of kanker van de alvleesklier (die de galwegen afsluit).
7. Nieren maken urine uit bloed. De urine stroomt links en rechts naar beneden de blaas in. In de blaas wordt de urine verzameld, totdat het teveel is geworden, zodat je gaat plassen. Bij sommige mensen stroomt tijdens het plassen ook wat urine terug, vanuit de blaas omhoog, in de richting van de nieren. Daar is niets van te voelen, en het is ook niet erg, want urine is normaal gesproken vrijwel steriel. Bij blaasontsteking is de urine in de blaas echter geïnfecteerd. In de urine zitten dan zeer grote aantallen bacteriën. Als die bacteriën tijdens het plassen met de urine in de nieren terechtkomen, zal ook daar infectie ontstaan. Dat is een nierbekkenontsteking.
8. Vrouwen komen in de overgang doordat de eierstokken stoppen met werken. Er zijn dan geen eisprongen meer en de aanmaak van vrouwelijke hormonen daalt zeer sterk. Eén van de gevolgen is dat er geen menstruaties meer komen. Andere gevolgen zijn opvliegers en klachten van droge slijmvliezen in de vagina en in de urinewegen. Als goedaardige zwellingen van spierweefsel in de baarmoeder ('vleesbomen') hevige klachten geven, zoals bloedingen, dan kan de vrouw ervoor kiezen dat de baarmoeder wordt weggehaald. Dan zijn er natuurlijk geen menstruaties meer, maar de vrouw is niet in de overgang. De eisprongen en de vrouwelijke hormonen zijn er immers nog. De operatie leidt dus niet tot opvliegers of klachten van kwetsbare urinewegen of vagina.

9. De eierstokken zijn klein en hangen min of meer vrij in de buikholte, waarin veel vrije ruimte is. Kanker in de eierstokken kan heel lang doorgroeien voordat de vrouw er iets van merkt. Als er klachten komen is de kanker allang uitgezaaid. De prognose van eierstokkanker is gemiddeld heel slecht.
10. Botten bestaan grotendeels uit calcium (kalk). Botten met veel te weinig kalk kunnen gemakkelijk breken.
11. Een mens kan zijn skelet bewegen dankzij de verbindingsstukken tussen de botten, de zogenaamde gewrichten. Soepele gewrichten zijn nodig voor soepele bewegingen. Als de gewrichten ziek zijn, ontstaan problemen met het bewegen: pijn en stijfheid. Dat is het geval bij artrose en artritis.
12. In de huid bevinden zich vele zenuweinden. Bij prikkeling van die zenuweinden door chemische stoffen kan jeuk ontstaan. Dat is het geval bij eczeem.
13. Via kanaaltjes vloeit vettige talg uit talgkliertjes af naar de huid. Als die kanaaltjes verstopt raken ontstaan 'mee-eters'.
14. Keel, neus, neusbijholten en een deel van het oor (het middenoor) staan met elkaar in verbinding. In al die holtes stroomt frisse lucht in en uit. Bij ontstekingen ontstaat echter veel vocht. Dan is er minder frisse lucht. Dat geeft allerlei klachten zoals een vol gevoel in het hoofd en oorpijn (onder anderen door druk van vocht op het uiterst gevoelige trommelvlies in het middenoor).
15. Achterin het oog bevindt zich het netvlies. Daar wordt licht omgezet in elektrische prikkels die via zenuwweefsel naar achterin de hersenen gaan. Daar worden wij ons bewust van wat wij zien. Bij ziekten van het netvlies ontstaan die elektrische prikkels niet goed, zodat ons gezichtsvermogen afneemt.
16. Ergens in onze hersenen kan het plan ontstaan een bepaalde beweging uit te voeren. Als hersenweefsel juist op die plek is afgestorven, kan die beweging niet worden uitgevoerd. De patiënt merkt dat als een verlamming. Dat is bijvoorbeeld het geval na een beroerte.
17. Wat wij denken, voelen en willen gebeurt in onze hersenen. De gezondheid van onze hersenen wordt bepaald door erfelijke aanleg in wisselwerking met alles wat we meemaken (nu en in het verleden) en alle andere invloeden van buitenaf. Als bij iemand veel psychische aandoeningen in de familie vóórkomen, als er allerlei ongunstige en nare gebeurtenissen zijn geweest (in het ergste geval bijvoorbeeld mishandeling of seksueel misbruik), als de sociale omstandigheden ongunstig zijn (werkeloosheid, armoede) en als iemand bijvoorbeeld slecht eet, weinig beweegt, veel rookt en te veel alcohol gebruikt, is de kans op psychische problemen en ziekte veel groter dan bij andere mensen.

1.3 Weerpijn

'Weerpijn' wordt ook vaak aangeduid met het Engelse *referred pain*. Meestal gaat het over pijn diep in het lichaam, over pijn van de ingewanden. Deze pijn wordt waargenomen door zenuwvezels die elektrische signalen naar een deel van het ruggenmerg sturen. In dat gebied van het ruggenmerg komt echter ook informatie terecht van andere plaatsen in het lichaam. Op dezelfde plaats in het ruggenmerg komt dus informatie aan uit meer dan één gebied. Het geheel gaat verder naar de hersenen. In de hersenen wordt in dat geheel geen onderscheid gemaakt. Dat betekent dat pijn in de ingewanden op een andere plaats wordt 'gevoeld' ('weergegeven', 'weerpijn'). Dit is dan een diffuse pijn, dus pijn die niet scherp is en niet precies kan worden aangewezen. De patiënt voelt deze pijn min of meer in de huid. Dat gebied van de huid hoort bij een bepaald gebied in het ruggenmerg, hetzelfde gebied als waar de informatie van ingewanden terechtkomt.

Dat pijn niet altijd wordt gevoeld op de plaats van de afwijking heeft soms te maken met de manier waarop het menselijk lichaam is ontstaan. In de eerste maanden van de zwangerschap worden de organen aangelegd. Dit is de embryonale fase. In deze periode, maar ook in de fase daarna (de foetale fase), verandert nog heel veel van plaats. De betreffende organen hebben dan nog wel iets met de plaats van herkomst te maken. Denk bijvoorbeeld aan de zaadballen; die worden aangelegd ter hoogte van de nieren. In de zwangerschap dalen zij achter de buik en via het lieskanaal in tot in de balzak. Bij niersteenaanvallen schiet de pijn vaak tot in het lieskanaal tot aan de zaadballen toe.

Een duidelijk voorbeeld van weerpijn is de diffuse pijn op de borst in combinatie met pijn in de linkerarm bij angina pectoris of een hartinfarct. De hartspier heeft in die situaties zuurstofgebrek. De pijn wordt echter niet gevoeld in het hart zelf, maar in huidgebieden die in verbinding staan met de plaatsen in het ruggenmerg waar ook prikkels vanuit het hart naartoe gaan. De pijn zit midden op de borst en straalt vaak uit naar de linkerarm. Overigens kan de pijn ook in de kaak gevoeld worden, de linkerschouder, de rechterbovenarm, de bovenbuik of zelfs in de rug. Dit hangt vooral af van de exacte plaats van het zuurstoftekort in het hart en de manier waarop de informatie door het ruggenmerg en de hersenen wordt verwerkt.

Een andere mogelijkheid is dat pijn via een zenuw op een andere plaats terechtkomt. Het bekendste voorbeeld zijn de prikkels die vanuit het middenrif via de middenrifzenuw (nervus phrenicus) naar het ruggenmerg gaan ter hoogte van de hals. In dat gebied komt ook informatie uit de schouder in de hersenen aan. Het gevolg is dat de patiënt pijn in de schouder kan hebben terwijl het echte probleem zich elders bevindt. Het gaat dan vooral om aandoeningen van de galwegen (galstenen of een galblaasontsteking).

Een ander bekend voorbeeld is het optreden van schouderpijn bij een miltruptuur of een buitenbaarmoederlijke zwangerschap. Als bloed in de buikholte terechtkomt, kan hevige buikpijn volgen, vooral daar waar het bloed het buikvlies prikkelt (wat zeer pijnlijk is). Prikkeling van het middenrif kan via de nervus phrenicus pijn in de schouder geven.

Nog een voorbeeld is appendicitis. De appendix is een aanhangsel van de darm in de rechteronderbuik. De pijn begint breed en wat vaag in het gebied van de navel. Pas als het buikvlies rechtstreeks wordt geprikkeld is de pijn scherp en stekend en kan de patiënt de pijn precies aanwijzen. Wat als vage buikpijn begint, gaat over in heftige, alarmerende en acute pijn. Helaas wijkt de plaats van de pijn nogal eens af van wat je zou verwachten. De appendix ligt bij iedereen anders. Bij veel patiënten zit de heftige pijn inderdaad heel typisch rechts onderin. Anderen voelen de pijn toch meer in het midden of meer naar boven of naar links. In alle gevallen geldt dat de pijn bij prikkeling van het buikvlies acuut en hevig is, waar deze zich ook precies bevindt.

Oorpijn heeft in veel gevallen te maken met het oor. Afwijkingen in de keel kunnen echter ook oorpijn geven. Keelontstekingen worden soms ook in het oor gevoeld. Een vreemde oorpijn bij een oude patiënt kan het eerste verschijnsel zijn van keelkanker.

Weerpijn is een vrij ingewikkeld fenomeen. Het houdt in dat pijn zich niet altijd bevindt op de plaats van de afwijking. Het is goed van de beschreven voorbeelden op de hoogte te zijn. Dit verhoogt het begrip van de ziekteleer. Zo snap je bijvoorbeeld dat het zinnig kan zijn bij pijn in de buik naar pijn in de schouder te vragen. En dat een zware vage pijn in de linkerarm kan wijzen op een hartinfarct.

1.4 Tot slot

Meneer A is oud en zijn lichamelijke gezondheid is sterk afgenomen. Hij is eenzaam, ervaart geen steun, hoop of vertrouwen, en is ongelukkig met hoe zijn leven is verlopen. Meneer B is net zo oud en lichamelijk zwak qua gezondheid als meneer A. Hij staat echter volop in het leven, heeft contacten, hobby's en een prettig appartement. Ook ervaart hij steun in zijn geloof. Het is te verwachten dat het lijden van meneer A veel ernstiger is dan het lijden van meneer B.

Bloed en afweersysteem

Samenvatting

In het beenmerg worden bloedcellen en bloedplaatjes gemaakt. Erytrocyten zijn belangrijk voor de zuurstofvoorziening, witte bloedcellen voor de weerstand en bloedplaatjes voor de bloedstolling. Een fors te laag Hb geeft bijvoorbeeld vermoeidheid. Anemie komt meestal door ijzertekort door bloedverlies en soms door een tekort in de voeding. Een tekort aan foliumzuur komt meestal door eenzijdige voeding. Een vitamine-B12-tekort kan komen door streng vegetarische voeding of een ziekte van maag of darmen. Er zijn ook andere oorzaken van anemie. Afvalproducten van een infectie kunnen via lymfevaten onschuldige lymfangitis of opgezette lymfeklieren geven. Lymfocyten kunnen kwaadaardig worden, bijvoorbeeld bij Hodgkin- en non-Hodgkinlymfoom. In het beenmerg kan leukemie ontstaan. Bij te weinig witte bloedcellen kunnen infecties ontstaan. Kanker van bloedcellen kan opgezette lymfeklieren geven. Opgezette lymfeklieren kunnen ook uitgezaaide kankercellen bevatten. Problemen met bloedplaatjes leiden bijvoorbeeld tot blauwe plekken. Er zijn ook verschillende stollingsziekten. Dan is er een probleem met de stollingsfactoren.

E.A.F. Wentink, *Medische kennis*, Basiswerk AG, DOI 10.1007/978-90-368-1786-8_2

2.1 Anemie

Anemie wordt ook bloedarmoede genoemd. Deze term is verwarrend. Er is namelijk vaak geen tekort aan bloed als geheel. Het gaat om een tekort aan hemoglobine (Hb) of aan erytrocyten. In alle gevallen is de hemoglobineconcentratie in het bloed gedaald. Dit wordt een te laag 'bloedgehalte' genoemd. Over wat 'te laag' is bestaan afspraken. Er zijn, zoals voor zoveel laboratoriumbepalingen, referentiewaarden. Dit zijn de uiterste waarden waarbinnen de uitslag valt van 95 % van de gezonde mensen. Op grond daarvan wordt bijvoorbeeld gesteld dat er sprake is van bloedarmoede als het Hb lager is dan 8.5 (mannen), 7.5 (vrouwen) of 6.8 (zwangeren). Bij een Hb van bijvoorbeeld lager dan 5 wordt van ernstige bloedarmoede gesproken.

Erytrocyten worden aangemaakt in het beenmerg. Beenmerg zit aan de binnenkant van botten, bijvoorbeeld het borstbeen, bekken, de ribben en wervels. Voor het maken van de celwand van rode bloedcellen zijn vitamine B12 en foliumzuur noodzakelijk. De productie van Hb is niet mogelijk zonder ijzer. Zuurstof bindt zich aan het Hb in de erytrocyten en het bloed vervoert de zuurstof naar de weefsels. Bij anemie is de zuurstofvoorziening van het lichaam niet optimaal. Een licht gedaald Hb geeft geen klachten. Pas bij een veel te laag Hb krijgt de patiënt last. Dit is ook mogelijk als de bloedarmoede in heel korte tijd ontstaat. Het eerste symptoom van zuurstoftekort door toenemende bloedarmoede is vermoeidheid. Deze treedt vooral op bij lichamelijke inspanning. Bij een nog verder gedaald Hb wordt de patiënt bleek, de hartslag neemt toe en er kan duizeligheid ontstaan. Dit alles ontstaat sneller als er tegelijkertijd iets mis is met het hart of met de longen. Anemie geeft dus in het begin meestal geen symptomen. Anders dan vaak wordt gedacht zijn vermoeidheid en duizeligheid slechts bij uitzondering te verklaren door een te laag Hb. De anemie zelf is een symptoom en geen ziekte. De vraag moet telkens zijn: wat is de oorzaak van de bloedarmoede? Welke ziekte of welk probleem is de mogelijke verklaring ervoor? Alleen bij jonge vrouwen met een te laag Hb die menstrueren wordt ervan uitgegaan dat het komt door het bloedverlies. De behandeling van anemie hangt af van de oorzaak.

2.1.1 Anemie als gevolg van bloedverlies

Chronisch bloedverlies

Dit is de meest voorkomende oorzaak van anemie. Dat geldt voor iedereen, behalve voor kinderen en zwangere vrouwen. Bij (niet-zwangere) vrouwen komt het bloedverlies in principe door de menstruatie. Bij hen hoeft geen nader onderzoek te worden gedaan. Bij oudere vrouwen en bij mannen moet in eerste instantie worden gedacht aan bloedverlies door een afwijking in het maag-darmkanaal. Dit kan bijvoorbeeld een maagzweer zijn, een ontstekingsziekte, een poliep of kanker. Berucht is bloedverlies door het gebruik van ontstekingsremmende pijnstillers (NSAIDs). Zij kunnen de maagwand beschadigen maar verminderen ook de bloedstolling, zodat bloedverlies minder snel stopt. Het gaat in al deze gevallen vaak om kleine hoeveelheden onzichtbaar (occult) bloed. In de loop van de tijd verliest het lichaam echter zoveel ijzer dat de aanmaak van hemoglobine niet goed meer mogelijk is. Dan pas daalt het Hb. Er ontstaat dus een aanmaakstoornis, maar de echte oorzaak is bloedverlies. Patiënten met anemie krijgen nogal eens een onderzoek van het maag-darmkanaal. De arts

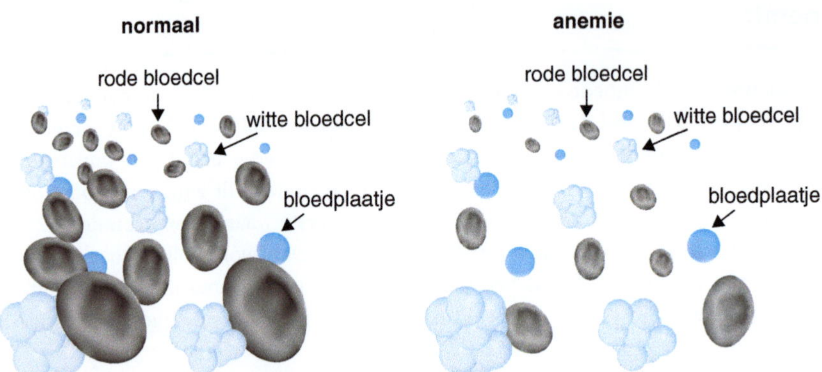

Figuur 2.1 Rechts is het aantal rode bloedcellen te klein, bovendien zijn zij kleiner en iets bleker dan normaal. Dit is de situatie bij de meest vóórkomende anemie

zoekt dan naar de afwijking die het bloedverlies kan verklaren. Ook bloedingen elders in het lichaam kunnen tot anemie leiden, bijvoorbeeld bloedverlies in de urinewegen.

Acuut bloedverlies

Dit kan optreden door een groot ongeval, een grote operatie of bij de bevalling. In zeer korte tijd verliest de patiënt heel veel bloed. Er is dan letterlijk even sprake van 'bloedarmoede'. Het Hb in het overgebleven bloed is aanvankelijk nog normaal. Toch is ernstig en acuut bloedverlies heel gevaarlijk. Een mens kan niet meer dan ongeveer een derde van de totale hoeveelheid bloed missen. Een snelle bloedtransfusie kan nodig zijn.

2.1.2 Anemie als gevolg van verstoorde aanmaak

Onvoldoende ijzer

Een tekort aan ijzer ontstaat meestal door een vorm van bloedverlies. Bij kinderen (vooral peuters) en zwangere vrouwen kan de behoefte aan ijzer groter zijn dan wat via de voeding binnenkomt. Met ijzerrijke voeding kan een tekort dan worden voorkómen. Er zit veel ijzer in bijvoorbeeld vlees, vis, brood, bonen en soja. Ongeacht de oorzaak leidt ijzertekort tot een verstoorde aanmaak van hemoglobine en dus tot kleine, lichte erytrocyten. Uit bloedonderzoek blijkt dan naast een te laag Hb, ook een verlaagd MCV (gemiddeld volume van erytrocyten). Deze anemie wordt microcytair genoemd (zie fig. 2.1).

De oorzaak van het ijzertekort moet in alle gevallen duidelijk worden zodat de behandeling erop kan worden afgestemd. Daarnaast moet de voorraad ijzer in het lichaam worden aangevuld. Het is belangrijk via de voeding veel ijzer binnen te krijgen. Vitamine C bevordert bovendien de opname van ijzer in de darmen. Het langdurig geven van ijzer per os is vaak noodzakelijk. Dit kan als drankje maar ook in de vorm van tabletten. Deze tabletten worden 'staalpillen' genoemd. Er zit echter geen staal in maar ijzer. Het kan maanden duren voordat de ijzervoorraad in het lichaam weer op peil is.

Onvoldoende vitamine B12

Vitamine B12 (cobalamine) zit in voeding en wel hoofdzakelijk in dierlijke producten zoals vlees, eieren en melk. Vitamine B12 wordt in de dunne darm opgenomen in het bloed. Hierbij speelt een stof een rol die gemaakt wordt in het slijmvlies van de maag: 'intrinsic factor'. Een gebrek aan B12 leidt tot een tekort aan erytrocyten. De erytrocyten die er zijn, zitten als compensatie vol met (te veel) hemoglobine. De aanmaak van hemoglobine gaat immers wel goed. Door het lage aantal erytrocyten is het totale Hb (en ook het Hb in het bloed) te laag. Het MCV is juist hoog. Deze anemie wordt macrocytair (of megaloblastair) genoemd. Het vitamine B12-gehalte in het bloed is uiteraard te laag. Dit tekort kan ook leiden tot problemen met het zenuwstelsel, met als gevolg bijvoorbeeld klachten van concentratie- en geheugenproblemen, tintelingen of een doof gevoel. Als er geen anemie is, maar het B12 in het bloed wel laag, dan komen eventuele klachten in principe niet door het B12-tekort. De voorraad vitamine B12 in het lichaam is groot. Een echt tekort ontstaat pas na langere tijd en is zeldzaam. Een oorzaak is streng vegetarische voeding. Een andere oorzaak is een darmziekte zoals de ziekte van Crohn. Hierbij wordt B12 niet goed door het darmslijmvlies opgenomen. Berucht is het tekort aan intrinsic factor, veroorzaakt door een auto-immuunziekte van de maag. De anemie die dan ontstaat, wordt pernicieuze anemie genoemd en komt relatief vaak voor. Als behandeling wordt oraal vitamine B12 voorgeschreven. In bijzondere gevallen zijn injecties met B12 beter, namelijk als het niet lukt om dagelijks oraal medicatie in te nemen, bij slikproblemen, of als de ziekteverschijnselen ernstig zijn.

Gebrek aan foliumzuur

Foliumzuur is hetzelfde als vitamine B11. De hoeveelheid foliumzuur in het lichaam is beperkt. Een regelmatige inname van groente, fruit en volkorenproducten is nodig om de voorraad op peil te houden. Foliumzuurtekort ontstaat als de voeding onvolwaardig is. In de praktijk wordt dit vooral gezien bij oude mensen en bij alcoholisten. Typerend is een rode, gladde en pijnlijke tong. Net als bij B12 is het Hb te laag en de MCV te hoog. Het foliumzuurgehalte in het bloed is te laag. Het tekort aan foliumzuur kan worden aangevuld door gezond te gaan eten en met foliumzuurtabletten. Extra foliumzuur is nodig voor vrouwen die zwanger willen worden en in het eerste deel van de zwangerschap.

Myelodysplastisch syndroom (MDS)

In het beenmerg bevinden zich zogenaamde 'stamcellen'. Uit deze stamcellen worden de bloedcellen gevormd. Bij MDS werken deze cellen niet goed. De aanmaak van rode bloedcellen, witte bloedcellen en bloedplaatjes is dan verstoord, met alle gevolgen van dien. Sommige soorten MDS kunnen overgaan in leukemie (AML, zie verder). Uiteraard is MDS ernstig. Het komt op alle leeftijden voor, maar vooral bij ouderen.

Leukemie

Bij leukemie kunnen kwaadaardige cellen de normale cellen in het beenmerg verdringen. Hierdoor daalt de aanmaak van gezonde erytrocyten (en overigens ook van gezonde leukocyten en trombocyten). Het gevolg is onder andere anemie. Leukemie wordt elders in dit hoofdstuk beschreven.

Nierinsufficiëntie

De nieren maken het hormoon erytropoëtine. Deze stof stimuleert de aanmaak van erytrocyten in het beenmerg. Als de nieren niet goed werken, leidt het tekort aan erytropoëtine tot

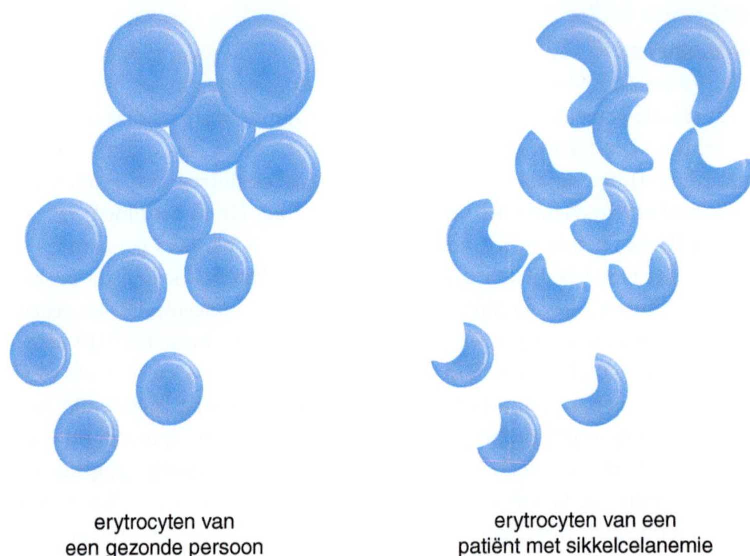

Figuur 2.2 Sikkelcelanemie. Links erytrocyten van een gezonde persoon, dus normale rode bloedcellen, rechts rode bloedcellen die zijn gaan 'sikkelen' (een sikkelvorm hebben gekregen)

anemie. In de sport wordt erytropoëtine ('EPO') misbruikt om het aantal rode bloedcellen kunstmatig te verhogen. De spieren krijgen dan extra zuurstof. Deze stof wordt bij ernstige nierinsufficiëntie als geneesmiddel gebruikt.

Anemie bij chronische ziekte

Vooral ouderen hebben nogal eens een chronische ziekte zoals reumatoïde artritis of een vorm van kanker. Er hoeft geen sprake te zijn van ijzertekort, maar het beenmerg is waarschijnlijk niet goed in staat het ijzer te gebruiken, en het kan ook zo zijn dat de rode bloedcellen wat sneller worden afgebroken. Meestal is het Hb slechts licht verlaagd. Dit geeft geen klachten. Behandeling is niet zinvol en overigens ook niet goed mogelijk.

2.1.3 Anemie als gevolg van verhoogde afbraak

Bij een verhoogde afbraak kan een auto-immuunziekte een rol spelen. Hiervoor wordt de term hemolytische anemie gebruikt. De afbraak van rode bloedcellen neemt toe. Dit is ook het geval bij erfelijke soorten anemie zoals sikkelcelanemie en thalassemie. Deze ziekten komen voor bij mensen die oorspronkelijk uit andere delen van de wereld komen, zoals Afrika of het Middellandse Zeegebied. De ernst van de bloedarmoede is heel verschillend. Bij sikkelcelanemie hebben veel erytrocyten de vorm van een C (sikkel) (zie fig. 2.2) Naast bloedarmoede kunnen in bepaalde omstandigheden (zoals infectie, of extreme lichamelijke inspanning) de abnormaal gevormde cellen bloedvaatjes verstoppen, met alle gevolgen van dien (zoals het afsterven van hersenweefsel).

Alle pasgeboren baby's worden met de hielprik op de aanwezigheid van deze ziekten getest. Bloedafbraak vindt onder andere plaats in de milt. Daardoor kan de milt vergroot zijn (splenomegalie). Omdat bij bloedafbraak bilirubine vrijkomt, kan ook sprake zijn van icterus.

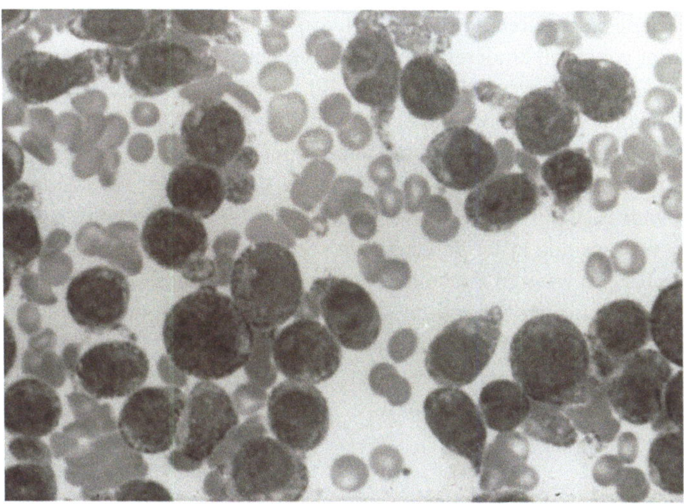

Figuur 2.3 Acute myeloïde leukemie: een ophoping van abnormale cellen in het beenmerg. Bron: J. van der Meer, C.D.A. Stehouwer (2005). Interne geneeskunde. Houten: Bohn Stafleu van Loghum

2.2 Kwaadaardige ziekten van bloed en afweersysteem

2.2.1 Leukemie

Leukemie is kanker van de leukocyten, de witte bloedcellen. De grootste groep zijn de neutrofiele granulocyten, die eenvoudigweg voor het gemak vaak 'leukocyten' worden genoemd. Daarnaast bestaan onder anderen ook de lymfocyten. De witte bloedcellen worden aangemaakt in het beenmerg. De productie van lymfocyten vindt ook plaats in de rest van het lymfatische systeem, dus onder meer in lymfeklieren, milt en lever. De oorzaken van leukemie zijn grotendeels onbekend. Soms is er een mogelijk verband met kankerverwekkende stoffen of met blootstelling aan radioactieve straling. Leukemie kan acuut ontstaan. Acute leukemie komt vooral bij kinderen voor. Het gaat dan om de gewone leukocyten in het beenmerg: acute myeloïde leukemie (fig. 2.3), afgekort als AML. Ook de lymfocyten kunnen acuut kwaadaardig worden: acute lymfatische leukemie, afgekort als ALL.

Andere soorten leukemie verlopen chronisch. Dit komt vooral bij volwassenen voor. Te onderscheiden zijn chronische myeloïde leukemie (CML) en chronische lymfatische leukemie (CLL) Myeloïde leukemie is ernstiger dan lymfatische leukemie. Dat komt doordat bij myeloïde leukemie relatief veel beenmerg in de verdrukking komt, met als gevolg dat er te weinig gezonde witte bloedcellen worden gemaakt. De weerstand kan gevaarlijk laag worden en er kunnen infecties optreden. Ook de vorming van rode bloedcellen daalt. Het gevolg is uiteindelijk een ernstige anemie. Door de afname van de vorming van bloedplaatjes kunnen ook bloedingen ontstaan. Als wordt gedacht aan leukemie, dan is het belangrijk te weten om welk type het precies gaat en om te weten in welk stadium de ziekte zich bevindt. Bloedonderzoek, beenmergpunctie en vele andere onderzoeken kunnen nodig zijn.

Bij acute leukemie ontstaan de klachten vaak in slechts enkele weken. Er kan bijvoorbeeld sprake zijn van moeheid, bleekheid, bloedingen (ook bijvoorbeeld blauwe plekken of hevige menstruaties), infecties (bijvoorbeeld koorts), en vergrote lymfklieren. Bij chronische leukemie kunnen de symptomen de eerste jaren nog afwezig of vaag zijn. Soms wordt een chronische vorm acuut. ALL komt vooral bij kinderen voor. Kinderen hebben in het algemeen een goede prognose na behandeling. Ongeveer 85 % geneest. Bij volwassenen is dat percentage lager, ongeveer 40 %. AML komt vooral voor bij mensen boven de veertig. Na vijf jaar is nog ongeveer twintig procent in leven. CLL komt (vrijwel) alleen voor bij mensen die ouder zijn dan vijftig. Na vijf jaar is nog ongeveer tachtig procent in leven. CLL verloopt vaak zo langzaam dat wordt gekozen voor rustig afwachten. CML komt vooral bij ouderen voor. Na vijf jaar is meer dan zeventig procent nog in leven. Leukemie komt iets vaker bij mannen voor dan bij vrouwen. Het is onbekend waarom dat zo is. De prognose van leukemie is beter dan vroeger. Dit komt vooral door de nieuwe behandelmogelijkheden zoals chemotherapie, stamceltransplantatie en/of bestraling en/of experimentele nieuwe behandelingen. Deze behandelingen worden uitgevoerd in gespecialiseerde centra.

2.2.2 Lymfomen

Een lymfoom is een kwaadaardige ziekte van de lymfocyten in lymfatisch weefsel. Dit weefsel bevindt zich in lymfklieren maar ook bijvoorbeeld in milt, lever, beenmerg, darmwand en amandelen. Een lymfoom kan tot uiting komen in een lymfklier maar dus ook overal elders in het lichaam. Lymfocyten verspreiden zich via bloed- en lymfevaten. Als een lymfoom is vastgesteld, volgt uitgebreid onderzoek naar hoe ver de ziekte zich in het lichaam heeft verspreid. Voorbeelden zijn X-thorax en CT-scans. Zo wordt het stadium van de ziekte vastgesteld. Ook belangrijk is wat voor cellen het precies zijn. Dat is te bepalen met weefselonderzoek. In gespecialiseerde centra behandelen hematologen (medisch specialisten voor bloedziekten) lymfomen met bestraling, chemotherapie, stamceltransplantaties en (als de patiënt daarmee instemt) ook met experimentele geneesmiddelen. Wat dat laatste betreft: er wordt veel onderzoek gedaan, en de behandelingen worden, net als bij leukemie, steeds beter.

De ziekte van Hodgkin

Dit is een voorbeeld van kanker van de lymfocyten. Deze ziekte komt voor bij oude mensen, maar ook bij jongvolwassenen. Het eerste verschijnsel is meestal een vergrote lymfeklier, vaak in de hals of in de nek (maar het kan dus ook elders zijn). Zeker in het begin doet deze lymfeklier meestal geen pijn. Later kunnen algemene ziekteverschijnselen optreden zoals vermoeidheid, koorts, nachtzweten, jeuk en gewichtsverlies. De klachten zijn verder afhankelijk van de plaatsen waarnaar de kanker zich verspreidt. Al die kwaadaardige cellen vergen veel energie en produceren stoffen die leiden tot bijvoorbeeld vermoeidheid. Kankercellen functioneren niet goed en gezonde cellen (in het beenmerg) komen in de verdrukking, met als gevolg infecties. Voor de diagnose is het nemen van een biopt heel belangrijk. In het weefsel worden dan zeer kenmerkende cellen aangetroffen (Hodgkin is de naam van de arts die dat heeft ontdekt). Uitgebreid onderzoek naar eventuele metastasering is noodzakelijk. De prognose van de ziekte van Hodgkin is goed. Behandeling kan de grote meerderheid van de patiënten geheel genezen.

Non-Hodgkin-lymfomen

De meeste patiënten met lymfoom hebben non-Hodgkin. Dit is een verzamelbegrip voor alle lymfomen die niet ('non') de ziekte van Hodgkin zijn. Voorbeelden zijn het B-cel lymfoom en het T-cel lymfoom. Er zijn rustige en agressieve varianten. Deze ziekten komen het meest bij ouderen voor, maar ook op alle andere leeftijden, zelfs bij kleine kinderen. Het eerste verschijnsel is ook hier meestal een gezwollen lymfeklier ergens in het lichaam. Verder is het verloop heel variabel. Dit hangt vooral af van de plaatsen waar de kanker zich bevindt en dat kan overal zijn. Non-Hodgkin is soms heel verraderlijk; de prognose is gemiddeld iets slechter dan die van de ziekte van Hodgkin. Dankzij de moderne behandelingen is de gemiddelde duur van overleving echter veel langer dan vroeger. Er zijn vele nieuwe ontwikkelingen. Aan de andere kant worden de meeste patiënten niet meer beter.

2.3 Stollingsstoornissen

2.3.1 Trombocytopenie

Een tekort aan bloedplaatjes treedt bijvoorbeeld op bij leukemie en aplastische anemie, zoals al beschreven. Typische verschijnselen bij trombocytopenie (ook wel trombopenie genoemd) zijn vooral petechiën en purpura. Petechiën zijn kleine puntbloedinkjes (hele kleine 'blauwe plekjes'); purpura zijn wat groter. Daarnaast kunnen allerlei andere vormen van bloedverlies optreden, zoals neusbloedingen of overmatig bloedverlies bij de menstruatie. Trombocytopenie kan ook andere oorzaken hebben, bijvoorbeeld de ziekte 'auto-immuun trombocytopenische purpura'. Hierbij worden de trombocyten in de milt versneld afgebroken. Bij kinderen verloopt deze ziekte meestal gunstig. Bij volwassenen is gespecialiseerde behandeling vaker nodig.

2.3.2 Trombocytopathie en bloedingen door geneesmiddelen

Bij trombocytopathie is het aantal trombocyten normaal. Zij werken echter niet goed. Ook dit heeft vele mogelijke oorzaken. In de praktijk is vooral belangrijk te weten dat dit een bijwerking kan zijn van geneesmiddelen. Het gaat vooral om acetylsalicylzuur, NSAIDs (pijnstillers) en SSRIs (antidepressiva). Deze geneesmiddelen kunnen dus leiden tot bloedingen. Dit geldt nog sterker voor de echte zware antistollingsmiddelen. Veel mensen zijn bij de trombosedienst bekend in verband met het gebruik van dit soort medicijnen. Deze medicijnen zijn voor hen van groot belang, maar vooral bij overdosering kunnen echter ernstige bloedingen ontstaan. Orale antistolling remt namelijk de aanmaak van stollingsfactoren in de lever.

2.3.3 Ziekte van Von Willebrand

Deze ziekte is de meest vóórkomende erfelijke afwijking van de bloedstolling (ongeveer één procent van de mensen). De overerving is meestal autosomaal dominant. Er is een tekort aan of er is een afwijking van de Von Willebrand-factor, een stof die noodzakelijk is voor het functioneren van de trombocyten en stollingsfactoren. Eventuele bloedingen duren daardoor langer dan gewoonlijk. Dit is vooral het geval na het gebruik van bijvoorbeeld acetylsalicylzuur (waardoor de bestaande trombocytopathie immers nog erger wordt). De diagnose ziekte van Von Willebrand wordt met gespecialiseerd bloedonderzoek gesteld. De bloedingstijd is meestal verlengd. Na een snee of een ander trauma duurt het bloeden langer dan gewoonlijk. Een neusbloeding kan relatief hevig zijn. Bij het tandenpoetsen kan het tandvlees opvallend bloeden. Als de patiënt valt, ontstaan snel hematomen. Vrouwen kunnen veel bloed verliezen tijdens de menstruatie of de bevalling. Het is aardig om te weten dat orale anticonceptie de productie van de Von Willebrand-factor doet stijgen; het bloedverlies neemt bij pilgebruik dus af. Meestal vallen de verschijnselen bij de ziekte van Von Willebrand erg mee. Behandeling is vaak niet nodig. Het is mogelijk met bepaalde medicijnen de productie van de Von Willebrand-factor te stimuleren. Dit kan nodig zijn als de patiënt een operatie of een tandheelkundige ingreep moet ondergaan. In ernstige gevallen komt het tot een transfusie van stollingsfactoren waaronder (uiteraard) ook de Von Willebrand-factor.

2.3.4 Hemofilie

Dit is een erfelijk tekort aan een stollingsfactor (factor 8 genoemd). Er zijn wat overeenkomsten met de ziekte van Von Willebrand, maar er zijn ook belangrijke verschillen. Het afwijkende gen bevindt zich op het X-chromosoom. Hemofilie komt daarom vrijwel alleen bij mannen (XY) voor. Vrijwel alle vrouwen (XX) hebben ook een gezond X-chromosoom in hun cellen, zodat de productie van stollingsfactor toch kan plaatsvinden. Vrouwen met het afwijkende gen zijn uiteraard wel 'draagster' van hemofilie. Lichte hemofilie geeft alleen problemen bij operaties of trauma's. Hoe ernstiger de hemofilie, hoe eerder en hoe heviger de bloedingen kunnen zijn. Zeer typerend zijn bloedingen in gewrichten of spieren. Dit veroorzaakte vroeger dikwijls invaliditeit. Hersenbloedingen kwamen toen als doodsoorzaak veel voor. De prognose van hemofilie is inmiddels sterk verbeterd. Er zijn namelijk veel meer mogelijkheden voor behandeling. Profylactisch of 'zo nodig' (bijvoorbeeld voor een operatie) is het toedienen van stollingsfactor 8 mogelijk. Bij ernstige hemofilie leren de patiënten hoe ze deze stof bij zichzelf moeten toedienen. Dit gebeurt intraveneus.

2.4 Lymfangitis, lymfadenitis en sepsis

2.4.1 Lymfangitis

Overal in het lichaam bevinden zich lymfevaten. Door deze dunne vaten stroomt lymfe naar de lymfeklieren in de buurt. Zo stroomt de lymfe uit de benen naar lymfeklieren in de liezen en lymfe uit de armen naar klieren in de oksels. Lymfe bestaat uit vocht en afvalstoffen uit weefsels. Als er ergens een wondje is, dan kunnen er veel bacteriën in de weefsels en in de lymfevaten terechtkomen. Als een lymfevat hierdoor ontsteekt, wordt gesproken van lymfangitis. Het lymfevat is dan te zien als een roodblauwe streep. Sommige mensen schrikken hier enorm van. Ten onrechte wordt vaak gesproken van 'bloedvergiftiging'. In werkelijkheid valt het erg mee en hoeft er meestal niets aan gedaan te worden. Lymfangitis is een onschuldige aandoening. Geruststelling is voldoende. De bacteriën en de afvalstoffen zullen in de lymfeklieren onschadelijk worden gemaakt. Soms ontstaat echter ook hier een ontsteking. De lymfeklieren worden dan pijnlijk en gezwollen: lymfadenitis.

2.4.2 Lymfadenitis

In de lymfeklieren komt lymfe uit de lymfevaten samen. Een infectie in de omgeving kan daarom ook in de regionale lymfeklieren terechtkomen. In de lymfeklieren bevinden zich lymfocyten. Zij hebben een belangrijke rol in de afweer. Bij een infectie neemt hun aantal toe. Er is in de lymfeklier veel activiteit. Lymfadenitis is een infectie van lymfeklieren. Typerend is dat de geïnfecteerde lymfeklieren pijnlijk of gevoelig kunnen zijn (dit is bij vormen van kanker veel minder vaak het geval). Het meest bekend zijn de ontstoken en gezwollen klieren in de hals of nek bij bovenste-luchtweginfecties. Bij klieren in de oksels kunnen er verwondingen of infecties aan de handen of de armen zijn (pijnloze verdikkingen in de oksels kunnen echter te maken hebben met borstkanker). Bij klieren in de liezen kunnen er afwijkingen aan voeten, benen of geslachtsorganen zijn. Alleen als de patiënt zich ziek gaat voelen en koorts krijgt, is het zinvol een antibioticum voor te schrijven. Als de zwelling fors wordt, de huid rood verkleurt en de pijn toeneemt, is er misschien sprake van een abces. De oorzaak is dan in ieder geval een bacterie. Dit komt vooral voor bij kinderen in de hals: lymfadenitis colli. Ook algemene virusinfecties kunnen de oorzaak zijn van gezwollen lymfeklieren. Het is een teken dat al die lymfeklieren heel actief zijn. Voorbeelden zijn cytomegalie en mononucleosis infectiosa (ziekte van Pfeiffer). De virussen die deze ziekten veroorzaken, bevinden zich immers in lymfocyten. Een bekende door een parasiet veroorzaakte infectie van lymfeklieren is toxoplasmose.

2.4.3 Sepsis

Dit is een bacteriële infectie van het bloed. Bloed is normaal gesproken vrijwel steriel. Bij sepsis zitten in het bloed heel veel bacteriën die zich bovendien vermenigvuldigen, waarop het lichaam heftig reageert. Dit is heel ernstig en bedreigend. Het zijn voornamelijk de kwetsbare patiënten die een sepsis kunnen krijgen, zoals vroeggeboren kinderen, ouderen, of patiënten die chemotherapie krijgen. Een sepsis ontstaat vaak als complicatie van een longontsteking of nierbekkenontsteking. Voor sepsis wordt ook vaak de term 'bloedvergiftiging' gebruikt. Het zijn de bacteriën zelf, of in ieder geval hun afvalproducten, die 'giftig' zijn. De patiënt voelt zich heel ziek en krijgt hoge koorts of juist een te lage lichaamstemperatuur. De huid is meestal rood en voelt warm aan. De hartslag en de ademhaling nemen toe, de bloeddruk daalt en de patiënt wordt onrustig of angstig. Als de patiënt echt in een shock raakt, is de kans op sterfte hoog. Opname op een intensive care is noodzakelijk. In de behandeling spelen antibiotica per infuus een grote rol.

2.5 Leukopenie, agranulocytose

Leukocyten zijn essentieel voor de afweer tegen ziekteverwekkers. Uit bloedonderzoek kan blijken dat het aantal leukocyten te laag of zelfs veel te laag is. Veel ziektebeelden kunnen hier de oorzaak van zijn. Door de gedaalde weerstand kunnen allerlei infecties optreden. In de praktijk is het zinnig te weten dat sommige geneesmiddelen in zeldzame gevallen kunnen leiden tot leukopenie of agranulocytose. Dit kan plotseling ontstaan. De meest voorkomende symptomen zijn keelpijn en/of koorts. Er is dan een levensgevaarlijke situatie en de patiënt moet snel worden behandeld met een antibioticum. Het gebruik van het betreffende geneesmiddel moet worden gestopt.

Praktijkvoorbeelden

Meneer A., 72 jaar, voelt zich de laatste tijd niet zo lekker en heeft weinig eetlust. Uit het bloedonderzoek blijkt een verlaagd Hb. Tot schrik van de patiënt dringt de huisarts erop aan een onderzoek te laten doen. Er moet dan een slangetje in de maag. Eerst wil meneer A. er niets van weten. Na verloop van tijd gaat hij echter akkoord. In de maag wordt gelukkig niets gevonden. De huisarts stelt vervolgens een onderzoek voor van de dikke darm. Na enige uitleg over het onderzoek vindt meneer A. dit een nog erger idee. Maar het onderzoek vindt toch plaats. Dan wordt duidelijk dat sprake is van een uitgebreide vorm van kanker. Later blijkt dat er ook al uitzaaiingen zijn in de lever. De prognose is niet goed.

Mevrouw B., 33 jaar, is bekend met hyperthyreoïdie. Ze krijgt sinds enkele weken medicijnen die de schildklierfunctie afremmen. Op een dag krijgt ze keelpijn en koorts. Hier was ze al voor gewaarschuwd. In heel zeldzame gevallen kunnen de medicijnen die ze krijgt een gevaarlijke afname van de witte bloedcellen veroorzaken. Daarom belt ze direct naar de huisartspraktijk. Haar bloed wordt met spoed onderzocht. Gelukkig is er niets bijzonders aan de hand. Er is geen agranulocytose.

De ouders van Ilse, 6 jaar, zijn doodsbang. Ilse heeft overal blauwe plekjes. Vallen kan de oorzaak niet zijn. De plekjes zitten zelfs op de buik. Het zal toch geen leukemie zijn! Onderzoek in het ziekenhuis wijst gelukkig uit dat dit niet het geval is. De ziekte van Ilse heeft zo'n moeilijke naam dat haar ouders die niet hebben onthouden. De kinderarts heeft gezegd dat het helemaal over zal gaan en dat er waarschijnlijk ook daarna geen problemen meer van zijn te verwachten.

De vriendin van Lars, een tot nu toe altijd gezonde jongen van 17, heeft gemerkt dat hij een kleine zwelling heeft in de hals. Lars doet stoer en maakt zich geen zorgen. Het doet ook helemaal geen pijn. In de loop van de tijd wordt de zwelling groter. Op aandringen van zijn vriendin bezoekt hij de huisarts. Lars is zelf stiekem toch wel een beetje ongerust geworden. De huisarts neemt het heel serieus. Hij noemt de zwelling een 'opgezette lymfeklier' en vindt nader onderzoek noodzakelijk. Na verloop van tijd komt de uitslag: ziekte van Hodgkin. Er volgt nog veel onderzoek. Gelukkig bevindt de ziekte zich in een vroeg stadium. Lars krijgt zware medicijnen. Na verloop van tijd wordt hij genezen verklaard.

Zarah, 19, voelt zich de laatste tijd vaak moe en duizelig. Ze wil graag dat haar bloed wordt onderzocht. Ze vraagt aan de doktersassistente of haar klachten misschien iets met een te laag bloedgehalte te maken kunnen hebben. De doktersassistente antwoordt dat de kans daarop heel erg klein is. Ze regelt een afspraak met de huisarts.

Het valt de ouders van Robert, 4 jaar, op dat Robert van een vrolijke kleuter in de loop van enkele weken is veranderd in een bleek en moe kind. Hij ligt voornamelijk op de bank. Zo kennen zijn ouders hem totaal niet. Vandaag heeft Robert ook nog koorts. Hij ziet er echt niet goed uit. Op zijn rechterbovenbeen zit een blauwe plek. De huisarts komt op visite en schrikt ervan. Robert moet met spoed naar het ziekenhuis. Bloedonderzoek en een beenmergpunctie wijzen uit dat het jongetje lijdt aan acute myeloïde leukemie. Ondanks intensieve behandelingen redt Robert het niet.

Aïsha, doktersassistente, groet mevrouw D., 45 jaar, hartelijk. Zij komt weer eens langs voor haar vitamine B12-injectie. Mevrouw D. vraagt: 'Aïsha, is het nou echt zo dat ik hier mijn leven lang mee door moet gaan?' Aïsha antwoordt dat dat zeker het geval zal zijn, tenzij de medische wetenschap iets nieuws bedenkt.

Meneer E., 40 jaar, is hevig ongerust vanwege een blauwrode streep op zijn been. De huisarts zoekt naar een verklaring. Het blijkt dat meneer E. een wondje heeft bij zijn voet. De patiënt is bang voor bloedvergiftiging. Dat had zijn vrouw ook al gezegd. De huisarts weet hem gerust te stellen. Het gaat slechts om een ontstoken lymfevat. Het zal vanzelf overgaan. Alleen als meneer E. koorts krijgt of zich ziek gaat voelen, is een antibioticum een goed idee, anders niet.

Bloedvaten

Samenvatting

Slagaderen vervoeren bloed door het lichaam naar de organen. Vernauwingen in slagaderen bedreigen de zuurstofvoorziening, van met name hart, hersenen en benen. Dit komt bijna altijd door atherosclerose. Stolselvorming ter plaatse is een acuut probleem. Een stolsel kan bovendien loslaten en elders vastlopen: embolie. De druk in de slagaderen is bij veel mensen te hoog, wat vele nadelige gevolgen kan hebben. Bij sommigen heeft deze hypertensie een specifieke oorzaak. Lastig en soms gevaarlijk is orthostatische hypotensie. Als door een (meestal) emotionele oorzaak de bloeddruk enkele seconden wegvalt, verliest de patiënt kortdurend het bewustzijn: flauwvallen. Diverse levensbedreigende situaties kunnen leiden tot een shock, een extreem lage bloeddruk. Velen hebben last van verwijdingen van oppervlakkige aderen, die bovendien kunnen ontsteken: spataderen, tromboflebitis. Stolselvorming in de diepe aderen kan gevaarlijk zijn als stolsels loslaten: diepe veneuze trombose (DVT) respectievelijk longembolie. Na DVT kunnen diepe aderen blijvend beschadigd zijn: chronische veneuze insufficiëntie, post-trombotisch syndroom.

E.A.F. Wentink, *Medische kennis*, Basiswerk AG, DOI 10.1007/978-90-368-1786-8_3

3.1 Hypertensie

3.1.1 Essentiële hypertensie

Hypertensie betekent: een te hoge bloeddruk in de slagaderen. Dit kan gelden voor de bovendruk en/of de onderdruk; beide zijn belangrijk. Het woord 'essentieel' betekent in het Nederlands: 'heel belangrijk, wezenlijk'. De medische betekenis in 'essentiële hypertensie' is heel anders, namelijk: 'met onbekende oorzaak'. Erfelijke belasting kan een rol spelen en hetzelfde geldt voor overgewicht, te veel zout in de voeding, overmatig alcoholgebruik en stress. Vooral in acute, spannende, emotionele situaties gaat de bloeddruk omhoog. Dat kan het geval zijn bij boosheid, schrik, verliefdheid of … als de bloeddruk gemeten wordt. Het is onbekend of stress een grote rol speelt in het ontstaan van chronische essentiële hypertensie. Patiënten denken vaak van wel, maar tot nu toe zijn alleen de genoemde risicofactoren bekend. Een duidelijke allesbepalende oorzaak is er dus niet.

Symptomen en gevolgen

Hypertensie geeft alleen klachten als de bloeddruk in heel korte tijd heel hoog wordt. Alleen dan kan de patiënt duizelig worden of hoofdpijn krijgen. Dat komt weinig voor. Het vervelende van hypertensie is nu juist dat de patiënt er vele jaren lang niets van merkt. Het is een misverstand te denken dat allerlei veelvoorkomende klachten door een te hoge bloeddruk worden veroorzaakt. Op de langere termijn heeft hypertensie echter vele gevolgen, zoals beschadigingen in de slagaderen. Langdurige hypertensie leidt daar tot vernauwingen. Het gevolg is een slechte bloedvoorziening en beschadiging op vele plaatsen, zoals de netvliezen, de nieren, de hersenen en ook het hart zelf (dat immers ook door slagaderen van bloed wordt voorzien). Het hart krijgt het ook om een andere reden zwaar te verduren. Het moet immers tegen een te hoge druk in, het bloed in de slagaderen pompen. Dat gaat heel lang goed, maar op langere termijn wordt het hart verzwakt en neemt de pompfunctie dus af. Dit heet: hartfalen. Een ander probleem is dat een zwakke slagader in de hersenen (die dan waarschijnlijk al vanaf de geboorte aanwezig was) als gevolg van de hoge druk nog verder verzwakt en uit kan zetten. Als de druk te hoog blijft, kan zo'n zwakke plek zelfs barsten. Dit geeft een ernstige hersenbloeding. Een ander voorbeeld van een vat dat kan barsten, is de aorta. Atherosclerose en de hoge bloeddruk hebben dan de wand van de aorta in de loop van de jaren verzwakt.

Gezien al deze mogelijke complicaties is het raadzaam ook bij mensen zonder klachten af en toe de bloeddruk te meten. Als die te hoog blijkt, moet het onderzoek drie tot vijf keer worden herhaald met tussenpozen van bijvoorbeeld een week en in rustige omstandigheden. De diagnose hypertensie moet zorgvuldig worden gesteld. De consequenties zijn namelijk groot.

Behandeling

Met leefregels kan de bloeddruk dikwijls aanzienlijk dalen: meer lichaamsbeweging, minder zout, veel groente en fruit (gezond eten, afvallen) en matigen van alcoholgebruik. Dit lukt lang niet altijd en het is ook niet altijd voldoende. Dan wordt medicatie voorgeschreven. De therapietrouw valt bij antihypertensiva echter vaak tegen. De medicijnen geven immers bijwerkingen terwijl de patiënt van hoge bloeddruk op zichzelf geen last heeft. Die last komt pas na vele jaren, maar dan is het vaak al te laat.

3.1.2 Secundaire hypertensie

In de overgrote meerderheid van de gevallen is hypertensie 'essentieel'. In uitzonderingsgevallen is de hoge bloeddruk duidelijk een gevolg van iets anders. Dit wordt 'secundaire hypertensie' genoemd. De arts dient bij mensen met hypertensie aan deze mogelijkheid te denken en er onderzoek naar te doen. Het gaat onder meer om hypertensie als gevolg van nierziekten, hormonale ziekten of medicijngebruik. Het spreekt voor zich dat de behandeling hier dan op gericht wordt. Een bijzondere vorm van hypertensie is de zwangerschapshypertensie. Deze aandoening is schadelijk voor de placenta en dus voor het kind (zie elders in dit boek).

3.2 Atherosclerose

Door vele oorzaken kunnen de slagaderen aan de binnenkant ruw, hard en nauw worden. De algemene term hiervoor is arteriosclerose. Bijna altijd is de sclerose te verklaren door atherosclerose. De twee genoemde termen lijken heel veel op elkaar en komen in de praktijk op hetzelfde neer. Atherosclerose komt heel veel voor en is voor veel mensen indirect de oorzaak van hun dood. Het gaat om een langzaam erger wordende achteruitgang van de kwaliteit van de slagaderwand. Hierbij ontstaat aan de binnenkant een rommelige ophoping (plaque) van onder meer bindweefsel, vet en kalk. Het resultaat is een vernauwing (fig. 3.1). Het achterliggende weefsel krijgt daardoor te weinig bloed en dus zuurstof. Dit heet ischemie. Berucht is de situatie waarbij in de atherosclerotische plaque een scheur ontstaat. Het bloed kan ter plaatse ineens gaan stollen. De trombus die daarbij ontstaat, kan de slagader compleet afsluiten. Een andere mogelijkheid is dat de trombus loslaat, met het bloed mee stroomt en elders een afsluiting geeft. Dat heet een (trombo-)embolie.

Een heel ander probleem ontstaat als een slagader door atherosclerotische verzwakking juist wijder wordt. Dit wordt een aneurysma genoemd en ontstaat gemakkelijker als er een hoge druk op de slagader staat, dus bij hypertensie. Het belangrijkste voorbeeld is het aneurysma van de aorta in de buikholte. Wanneer deze barst, ontstaat een ernstige bloeding. Ook in de hersenen komen aneurysma's voor. Waarschijnlijk spelen, zoals al beschreven, aanlegstoornissen en/of hypertensie hierbij een grote rol.

Atherosclerose leidt tot veel ziekte en sterfte. Het is helaas niet helemaal bekend hoe atherosclerose ontstaat. Het is wel zeker dat hogere leeftijd, mannelijk geslacht en erfelijke aanleg de kans op atherosclerose sterk vergroten. Aan deze zogenoemde risicofactoren is niets te doen. Er zijn gelukkig ook risicofactoren waar wel iets aan te doen is: roken, hypertensie, diabetes mellitus, een te hoog cholesterol, overgewicht en te weinig lichaamsbeweging. Of stress ook een risicofactor is, is moeilijk te zeggen. Velen denken van wel, maar het is moeilijk te bewijzen. Denk bijvoorbeeld aan het feit dat mensen met veel stress gemiddeld meer roken en minder bewegen. Als iemand de kans op een langer en gezonder leven wil vergroten, kan hij het volgende doen: niet roken (of direct en volledig stoppen), overstappen op gezonde voeding en niet te vergeten: veel meer bewegen. Vooral als dit alles niet of onvoldoende haalbaar is, kunnen geneesmiddelen worden voorgeschreven. Die kunnen de bloeddruk, het cholesterol of de bloedsuikers verlagen.

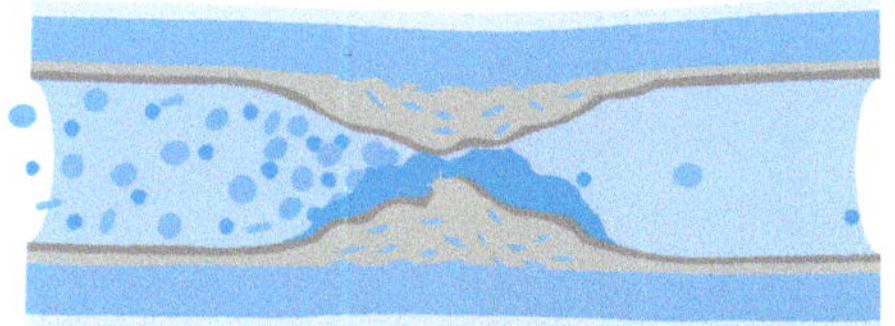

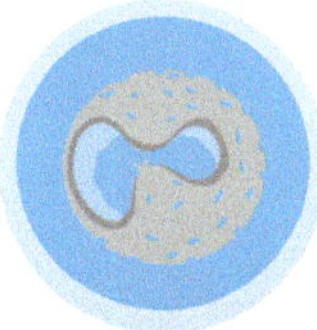

Figuur 3.1 Atherosclerose met stolselvorming in een arterie. De atherosclerose ontstaat in de loop van jaren, plotseling kan een stolsel het vat compleet afsluiten

3.2.1 Coronairsclerose

Atherosclerose is een ziekte die de slagaderen in het hele lichaam kan treffen. De kransslagaderen zijn er echter extra gevoelig voor. Dat is gevaarlijk want zij voorzien het hart van bloed. Atherosclerose in de kransslagaderen – coronairsclerose – leidt dus tot cardiale problemen: angina pectoris en hartinfarct (zie elders in dit boek).

3.2.2 Atherosclerose in de hals

Atherosclerose komt relatief veel voor in de halsslagaderen (carotiden). Bij een flinke afsluiting kan ter plaatse met de stethoscoop een geruis te horen zijn. Een eventueel stolsel kan met het bloed mee naar de hersenen stromen en daar een afsluiting geven. Dit leidt tot acute uitvalsverschijnselen, zoals verlamming of spraakproblemen. Als het snel overgaat is het een TIA. Als het niet overgaat is er hersenweefsel afgestorven en noemen we het een herseninfarct. Dit is het meest voorkomende type CVA (zie elders in dit boek).

3.2.3 Perifeer arterieel vaatlijden (PAV)

Bij veel mensen met atherosclerose loopt ook de bloedvoorziening van de benen gevaar. In het begin (stadium 1) geeft dit geen klachten. De enkel-arm-index is echter te laag: de bloeddruk gemeten aan de enkels is te laag vergeleken met die aan de armen. In stadium 2 heeft de patiënt pijn, kramp, vermoeidheid of een stijf gevoel bij het lopen, meestal in de kuiten. De klachten verdwijnen binnen enkele minuten door even stil te staan. Op de mensen in de omgeving kan dat vreemd overkomen. In sommige straten is het mogelijk om het niet zo op te laten vallen, bijvoorbeeld door voor een etalage stil te gaan staan en net te doen alsof de inhoud daarvan heel interessant is. Hier komt de naam 'etalagebenen' vandaan. De medische term voor de klachten is: claudicatio intermittens. Binnen stadium 2 van perifeer arterieel vaatlijden wordt onderscheid gemaakt tussen stadium 2a en 2b. In stadium 2a is de loopafstand zonder klachten meer dan 100 meter; in stadium 2b minder. In stadium 3 is de pijn veel erger en zijn de benen koud en bleek. Er kunnen zelfs klachten zijn in rust. In stadium 4 zijn er wonden ontstaan en dreigt er weefsel af te sterven.

In stadium 2 is het nog mogelijk de klachten te laten verdwijnen door te stoppen met roken, gedurende een lange periode vaak te wandelen (tot de pijn opkomt en dan nog even volhouden), of, als dat laatste niet lukt, enkele keren per week looptraining te doen onder

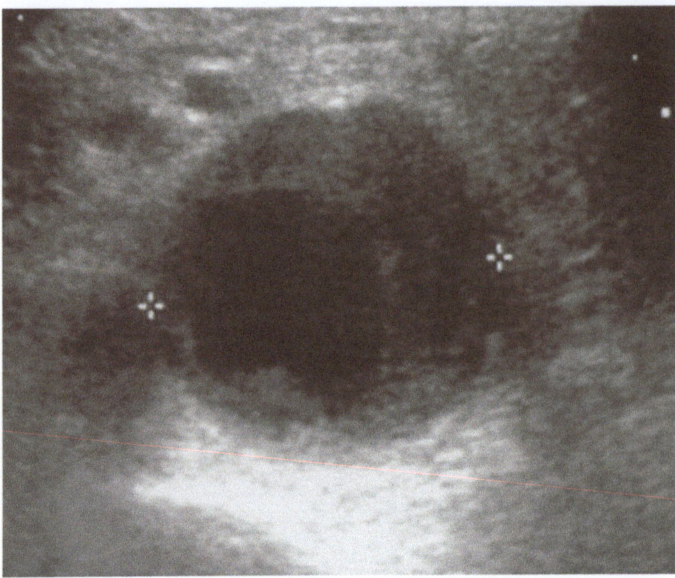

Figuur 3.2 Echogram van een aneurysma van de aorta abdominalis. Bron: J. van der Meer en C.D.A. Stehouwer (2005). Interne geneeskunde. Houten: Bohn Stafleu van Loghum

begeleiding van een fysiotherapeut. Looptraining blijkt de bloedvoorziening te verbeteren. Hoe het precies werkt is niet bekend, maar de resultaten zijn bij voldoende motivatie en discipline goed. In alle gevallen moeten de voeten goed worden verzorgd en gecontroleerd op wondjes, eventueel met hulp van pedicure of podotherapie. Niet roken en veel lopen zijn dus het belangrijkst, en verder geldt alles wat ook geldt voor anderen met atherosclerose. Ingrijpender maatregelen zijn zo vaak te vermijden. Als het niet lukt, of als de klachten al te ernstig zijn, kan worden overgegaan tot 'dotteren'. Slagaderen worden dan van binnenuit wijder gemaakt. Soms is een grote vaatoperatie niet te vermijden. Dan wordt een bloedvat van binnenuit opengemaakt en vervangen of er wordt een bypass aangelegd. Soms komt het tot amputatie van afgestorven weefsel.

3.2.4 Aneurysma van de aorta

Deze aandoening komt voornamelijk voor bij oudere mannen. In het ontstaan spelen hypertensie en atherosclerose een rol. Bij deze aandoening verwijdt de aorta zich ter hoogte van de navel. Op deze plek splitst de aorta zich in twee grote takken. Meestal ervaart de patiënt geen klachten en wordt de afwijking bij toeval vastgesteld. Bij lichamelijk onderzoek is het mogelijk door diep in de buik te drukken een kloppende zwelling te voelen. Bij dikke mensen is dat overigens heel lastig. Met een echografie kan gemeten worden hoe groot de diameter van het aneurysma is (zie fig. 3.2).

Vervolgens is regelmatige controle belangrijk. Als het aneurysma nog niet te wijd is, wordt afgewacht. Het risico van afwachten wordt dan als kleiner beoordeeld dan het risico van ingrijpen. Als de diameter groter is dan 5 of 5,5 centimeter zijn er twee mogelijkheden. De minder ingrijpende mogelijkheid is het plaatsen van een endoprothese die via een slagader in de lies wordt ingebracht tot op de plaats van het aneurysma. Het gaat dan om een opgevouwen buisje dat ter plaatse wordt opgeblazen en dan de plaats van de zwakke plek in de aorta overneemt. Ingrijpender is een grote operatie, waarbij het onderste gedeelte van de aorta en het begin van de twee grote vertakkingen compleet worden vervangen. De vorm van de nieuwe kunstvaten lijkt op een 'broek'. Zo staat de operatie in de volksmond dan ook bekend. Helaas komt een aneurysma van de aorta meestal pas aan het licht als het vat al gaat scheuren. Dit geeft een hevige pijn midden in de buik die uit kan stralen naar de rug. Bij acute buik- en/of rugpijn moet de patiënt met grote spoed worden gezien. Door het snelle bloedverlies wordt de patiënt duizelig en er kan een shock ontstaan. De patiënt ziet bleek. Soms stopt de bloeding even. Dan is er nog hoop. Meestal is het echter al te laat. Zonder een zeer snelle (en geslaagde) operatie is een gebarsten aneurysma van de aorta dodelijk.

3.3 Orthostatische hypotensie

Bij iedereen daalt de bloeddruk een beetje na het overeind komen vanuit zittende of liggende houding. Als deze daling fors is, wordt gesproken van orthostatische hypotensie. De patiënt kan last hebben van duizeligheid, 'zwart zien' of bang zijn flauw te vallen. De klachten beginnen meestal vanaf vijf tot tien seconden na het moment van opstaan – dus niet direct! Om de diagnose goed te kunnen stellen, wordt de bloeddruk gemeten nadat de patiënt al een minuut heeft gestaan; bij orthostatische hypotensie is de bloeddruk in staande houding relatief veel te laag. Orthostatische hypotensie kan bij jonge en gezonde mensen voorkomen, vooral na een zware maaltijd, bij een matige conditie, vermoeidheid of overmatig alcoholgebruik. In de praktijk is het echter vooral een probleem bij ouderen. Zij vallen soms echt en dat is voor hen een groot risico. Zij moeten voorzichtig opstaan, zo nodig eerst even blijven zitten, en zich vooral de eerste tien seconden ergens aan vast kunnen houden, om pas te gaan lopen als het echt goed voelt. Orthostatische hypotensie komt juist bij oude mensen heel veel voor. Diverse ziekten kunnen daarbij een rol spelen, zoals diabetes mellitus. Diabetes geeft op lange termijn beschadiging van zenuwen en die zijn juist belangrijk in het regelen van de bloeddruk bij het overeind komen. De voornaamste oorzaak voor orthostatische hypotensie is medicatie. Vooral antihypertensiva en ook sommige antidepressiva hebben orthostatische hypotensie als bijwerking. Antihypertensiva dienen laag gedoseerd te worden en dan, indien nodig, slechts langzaam te worden opgehoogd. Het valrisico moet worden afgewogen tegen het bestrijden van de hypertensie.

3.4 Flauwvallen (syncope, collaps)

Het is verwarrend dat de term 'flauwvallen', waar het in deze paragraaf over gaat, ook wordt gebruikt voor ernstige situaties zoals bewustzijnsverlies door hartritmestoornissen of epilepsie. Medische termen voor dit soort flauwvallen zijn syncope en collaps, maar ook hier geldt dat termen voor verschillende situaties door elkaar worden gebruikt. Bij heftige emoties of pijn kan het zenuwstelsel reageren met een vertraging van de hartslag en een kortdurende verwijding van de grote bloedvaten. Dit kan mede worden uitgelokt door oververmoeidheid, lang staan, weinig eten of warmte. De patiënt dreigt flauw te vallen. Kenmerkend is dat de patiënt het voelt aankomen. Er kan bijvoorbeeld sprake zijn van een licht gevoel in het hoofd, overmatig transpireren, misselijkheid of wazig zien. Het flauwvallen kan soms nog worden

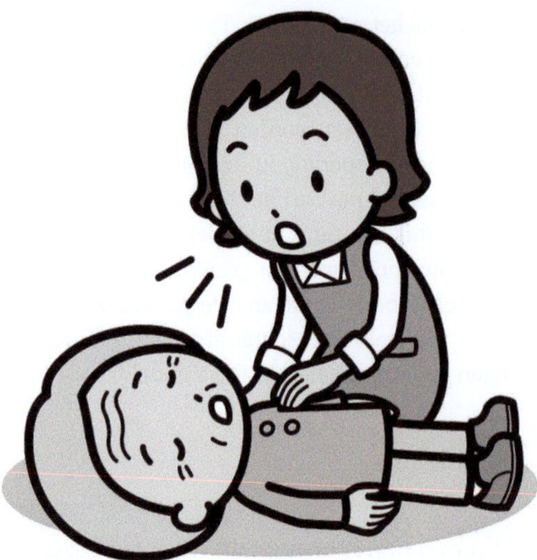

Figuur 3.3 Flauwvallen leidt tot paniek, vraagt om geruststelling, maar als de patiënt niet snel bijkomt klopt er iets niet!

voorkomen door te gaan liggen of het hoofd tussen de knieën te brengen. Als dat niet lukt, zakt de patiënt in elkaar doordat de hersenen heel even te weinig bloed krijgen. De patiënt verliest het bewustzijn, maar niet langer dan ongeveer een halve minuut. Een enkele keer is sprake van wat spiertrekkingen of zelfs van urineverlies. Na afloop voelt de patiënt zich niet zo goed, maar het bewustzijn is volledig teruggekomen en er is geen sprake meer van opvallende ziekteverschijnselen. Alleen in dat geval kan de conclusie zijn dat sprake is geweest van een onschuldige vasovagale syncope. Zo'n plotselinge, kortdurende verlaging van de bloeddruk kan dus geen kwaad. Het voorval is echter heel beangstigend voor de omgeving en na afloop vaak ook voor de betrokkene zelf. Als de patiënt bijkomt, weet hij niet wat er aan de hand is. Als eerste hulp is het belangrijk hem gerust te stellen. Daarnaast moet de patiënt niet te snel overeind komen en een beetje rustig aandoen. Uiteraard is van belang erachter te komen wat het flauwvallen heeft uitgelokt. Bij twijfel moet verder onderzoek plaatsvinden, en als de patiënt te lang buiten bewustzijn blijft, is er iets anders aan de hand en moet met spoed een arts of ambulance worden gebeld (fig. 3.3).

3.5 Shock

Het woord 'shock' wordt gebruikt voor mensen die aan een ernstig psychisch trauma zijn blootgesteld en daarna totaal in de war zijn of niets meer zeggen. Er wordt dan gezegd dat iemand in een shocktoestand verkeert of 'totaal in shock' is. De medische term 'shock' betekent iets heel anders; het betekent dat de bloeddruk zo laag is geworden dat de dood zal volgen als er niets verandert. De bloeddruk is bijvoorbeeld 70/40 of nog lager; vaak is de bloeddruk niet eens te meten. De weefsels krijgen bij een shock veel te weinig zuurstof. Een shock is levensbedreigend. Een shock ontstaat bijvoorbeeld door massaal bloedverlies, sepsis, anafylaxie of in aansluiting op een groot hartinfarct (met acuut hartfalen tot gevolg). Bij shock is er sprake van tachycardie, dalende urineproductie, koude handen, voeten, voorhoofd en neuspunt. De huid is bleek en klam. Bij septische shock is echter sprake van hoge koorts en is de huid juist warm en rood. Anders dan vaak wordt gedacht, is de patiënt in het begin niet buiten bewustzijn! Het bewustzijn is (in het begin) hooguit slechts licht gedaald. Contact met de patiënt is dan nog mogelijk. Hij kan wel angstig zijn of verward. Vooral bij ouderen is vaak weinig te merken. Als de patiënt al buiten bewustzijn is, is het vaak al te laat.

3.6 Pathologie van de oppervlakkige aderen

3.6.1 Varices

Anatomie en fysiologie

Een vene (ader) is een bloedvat waarin het bloed naar het hart toe stroomt. Vooral in staande houding heeft het bloed door de zwaartekracht de neiging in de benen achter te blijven. Dat het bloed toch omhoog stroomt, is te danken aan drie factoren:

- Bij iedere inademing wordt de druk in de borstkas tijdelijk lager. Hierdoor wordt bloed uit de benen naar boven 'gezogen'.
- Als iemand loopt, trekken de spieren in de benen samen. De spieren persen het bloed door de aderen naar boven. Dit wordt ook wel de 'spierpomp' genoemd.
- Aderen hebben kleppen. Dankzij die kleppen kan het bloed maar één kant op. Stevige kleppen vallen dicht zodra het bloed de neiging krijgt terug te zakken. Er zijn veel mensen bij wie het steunweefsel van de kleppen niet zo stevig is aangelegd. In de loop van hun leven verzwakt dit weefsel nog verder, waardoor de kleppen niet meer kunnen sluiten en er in het midden altijd een opening blijft bestaan. De functie van de kleppen neemt daardoor af. Het bloed kan door de zwaartekracht meer en meer in de benen achterblijven in plaats van terug te stromen naar het hart. De aderen bevatten daardoor te veel bloed en zetten uit. Als gevolg daarvan neemt de klepfunctie verder af en sluiten de kleppen steeds slechter. Het bloed zakt nog verder terug. Er ontstaat een vicieuze cirkel (zie ◘ fig. 3.4).

Pathologie

Varices komen veel voor. Erfelijke aanleg speelt in het ontstaan een grote rol. Spataderen kunnen eerder ontstaan of erger worden tijdens zwangerschap. De uitgezette aderen kunnen zichtbaar zijn aan de benen. Varices kunnen ook pijnlijk zijn of een zwaar en vermoeid gevoel geven. De klachten nemen toe door langdurig staan. Aan het eind van de dag zijn de klachten maximaal. Verder zien spataderen er niet mooi uit. Lopen vermindert de klachten, omdat de spierpomp het teveel aan bloed omhoog perst. Het kan ook wat schelen als de benen hoog worden gelegd. Elastische kousen bevorderen de terugstroom van het bloed. Naast elastische kousen is een mogelijke behandeling voor varices 'dichtspuiten', ofwel sclerocompressietherapie. Hierbij worden de spataderen dichtgespoten met een soort lijm, waarna drukverband of steunkousen volgen. Bij de endoveneuze lasertherapie wordt een dunne laserdraad via een kleine snede in het bloedvat gebracht. Met behulp van het laserlicht wordt het bloedvat vervolgens dichtgebrand. Trosjes spataderen kunnen ook worden weggesneden, na plaatselijke verdoving. Dit heet ambulante flebectomie. Het verwijderen van grotere spataderen door een operatie wordt 'strippen' genoemd. Hiervoor is een ruggenprik of narcose nodig.

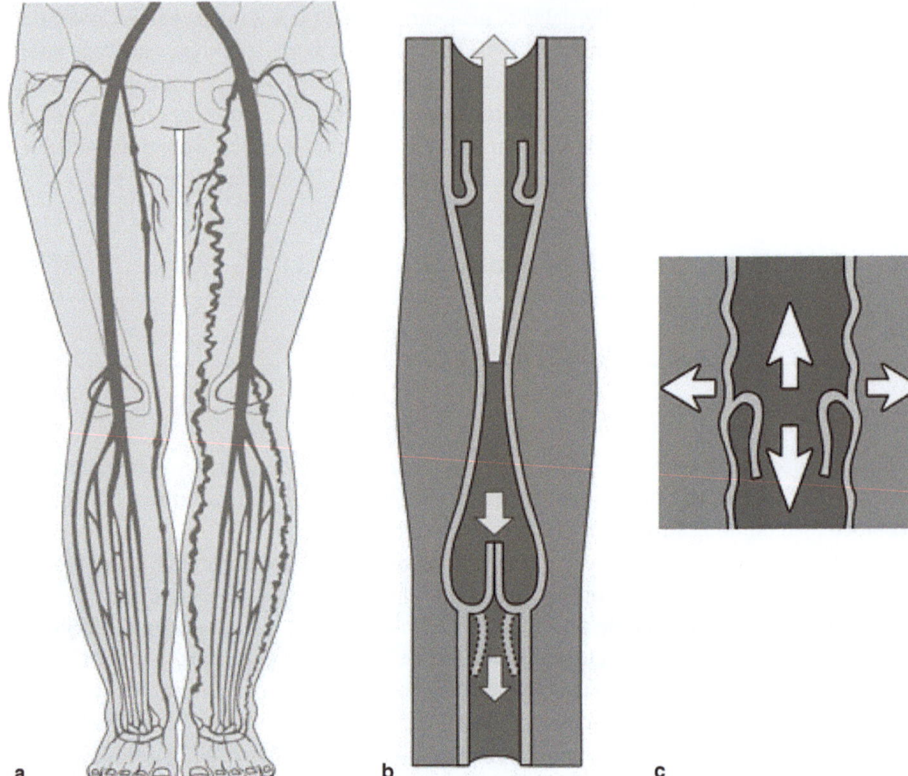

Figuur 3.4 Varices; de kleppen verzwakken, de aderen verwijden, het bloed stroomt gedeeltelijk terug. (Bron: BSL Praktijk Atlas)

De behandeling van spataderen heeft geen ernstige gevolgen voor de afvoer van bloed uit de benen. Er zijn normaal gesproken nog genoeg aderen over. Het is wel zo dat spataderen na behandeling vaak weer terugkomen. De specialist voor spataderen is soms de vaatchirurg, maar meestal de dermatoloog (daarom had dit onderwerp ook in het hoofdstuk over de huid kunnen staan).

3.6.2 Complicaties van varices

Tromboflebitis

In een oppervlakkige ader (vaak een spatader) ontstaat nogal eens een stolsel. Dit gaat gepaard met ontsteking – tromboflebitis – wat pijnlijk is. De huid boven de ontstoken ader wordt rood. Meestal hoeft er niets te worden gedaan. Een klein stolsel kan via een sneetje in de huid worden verwijderd waarna het been wordt gezwachteld. Na gemiddeld twee weken is het over. Daarna is het dragen van een elastische kous verstandig. De patiënt kan het beste zo veel mogelijk lopen. Bedrust is in ieder geval onverstandig. Uitbreiding van de stolselvorming naar diepe aderen moet worden voorkómen. Er kunnen dan verschijnselen ontstaan die passen bij diepe veneuze trombose. De kans hierop is overigens klein. Afgezien van eventueel een pijnstiller is het geven van medicatie niet zinvol.

Bloeding

Het komt niet vaak voor maar bij een beschadiging kunnen varices enorm gaan bloeden. Zij 'spatten' dan open. Daar komt de naam 'spataderen' vandaan. Het been moet in dat geval hoog gelegd worden en er moet een drukverband worden aangelegd.

3.7 Pathologie van de diepe aderen

3.7.1 Diepe veneuze trombose

Met diepe veneuze trombose (DVT) wordt stolselvorming in de diepe aderen in een kuit, (boven)been of in het bekken aangeduid. Dit wordt ook wel 'trombosebeen' genoemd. Het is een ernstige en veelvoorkomende aandoening waarvan de oorzaak niet altijd duidelijk is. De kans erop neemt toe bij bedrust, na een operatie of andere vormen van langdurige immobiliteit (gips, vliegreis). Andere risicofactoren zijn roken, het gebruik van oestrogeen (bijvoorbeeld in de anticonceptiepil, vooral in combinatie met roken), zwangerschap, kraambed of het vóórkomen van diepe veneuze trombose in de familie. Om het ontstaan van trombose te voorkómen, krijgen operatiepatiënten of mensen die om een andere reden bedlegerig zijn als profylaxe anticoagulantia toegediend.

Bij diepe veneuze trombose wordt de afvoer van bloed in het been ernstig belemmerd. Het been kan daardoor heel snel of in een paar dagen dikker worden, pijnlijk, rood en warm. In de praktijk zijn deze verschijnselen helaas vaak erg onduidelijk. Aanvullend onderzoek is in alle gevallen nodig. In het ziekenhuis kan bloedonderzoek uitsluitsel geven. Bij DVT komt namelijk een stof vrij: D-dimeer. Dit kan worden gemeten. Als de uitslag verhoogd is en sowieso als aan diepe veneuze trombose wordt gedacht, moet van de aderen en de bloedstroom ter plaatse een echogram worden gemaakt. Dit is het Duplexonderzoek. Trombusvorming wordt hiermee zichtbaar gemaakt. Een snelle behandeling is in principe noodzakelijk. Een uitzondering kan bestaan als de trombose alleen onder de knie zit. In overige gevallen kan DVT leiden tot ernstige complicaties (longembolie). De patiënt krijgt direct een injectie heparine om het aanwezige stolsel op te lossen. Daarnaast is het nodig om direct met orale antistolling te starten en dit minimaal drie maanden aan te houden. Tegenwoordig zijn er ook geneesmiddelen die direct werken en de injectie overbodig maken. Deze medicijnen moeten maandenlang gebruikt worden. De bedoeling is dat nieuwe stolselvorming wordt voorkómen. Verder is een goede compressietherapie essentieel. Het been wordt gezwachteld. Daarna is het (overdag) dragen van steunkousen aan te raden. Voor sommige mensen is dat voor de rest van hun leven een goed advies.

3.7.2 Chronische veneuze insufficiëntie

Dit is een complicatie van diepe veneuze trombose. Een andere naam is: posttrombotisch syndroom. DVT beschadigt de aderen en dus ook de kleppen. Daardoor ontstaan varices en in de loop van de maanden mogelijk zelfs chronische veneuze insufficiëntie. Bij varices is de afvoer van bloed niet optimaal. Bij chronische veneuze insufficiëntie is dat nog erger: de druk in de aderen is zo sterk toegenomen dat vocht zich in de weefsels ophoopt. Dit wordt oedeem genoemd. De huid en het onderhuidse bindweefsel komen hierdoor onder druk te staan. Dit kan leiden tot beschadiging. Er kan sprake zijn van plaatselijke verdikking, pigmentatie en eczeem. De patiënt heeft last van dikke onderbenen, jeuk of zelfs pijn. In de ergste gevallen ontstaat aan het onderbeen een zweer: een ulcus cruris venosum (open been). Preventief zijn voor dit soort problemen steunkousen zinvol.

3.7.3 Longembolie

Een grote longembolie is een ernstige aandoening en een veelvoorkomende doodsoorzaak. In principe is de longembolie een complicatie van een trombosebeen. Dat kan wel onopgemerkt zijn gebleven. De risicofactoren voor een longembolie zijn dus dezelfde als die voor diepe veneuze trombose. Bij diepe veneuze trombose kan een trombus loslaten. Op dat moment wordt het stolsel anders genoemd, namelijk embolus. Het losgelaten stolsel stroomt met het bloed mee naar het hart en vervolgens door de longslagader naar de longen. In de longen loopt het vast. Vanaf dat moment is het een longembolie. Het kan gaan om meer stolsels tegelijk. De belangrijkste klachten zijn hartkloppingen, kortademigheid, sneller ademen en pijn in de zij bij het ademen. Lichamelijk onderzoek kan extra informatie opleveren. Er wordt hetzelfde bloedonderzoek gedaan als bij diepe veneuze trombose. Bij iedere verdenking op een longembolie moet de patiënt met spoed naar het ziekenhuis. Daar kan uitvoerig onderzoek worden gedaan. Om een longembolie te behandelen, en om te voorkomen dat er een nieuwe komt, wordt direct gestart met antistolling.

Praktijkvoorbeelden

Meneer A., 60 jaar, rookt fors sinds zijn 15e. Daarnaast heeft hij hoge bloeddruk. Tien jaar geleden kreeg hij zijn eerste hartinfarct. Vijf jaar geleden kon hij nog slechts enkele tientallen meters lopen zonder pijn te krijgen in zijn linkerbeen. Hij is destijds geopereerd maar de klachten beginnen nu ook rechts. De huisarts heeft hem vorig jaar eens grondig nagekeken en een grote kloppende zwelling diep in de buik gevoeld. In het ziekenhuis bleek dat de aorta ter hoogte van de navel flink is uitgezet. De diameter is al 5,5 centimeter breed. Meneer A. staat op de wachtlijst voor een ingreep. Hij gebruikt zijn antihypertensiva trouw. Met het roken kan hij echter niet stoppen.

Peter, 22 jaar, loopt met zijn vriendin Saskia over straat. Opeens glijdt hij uit over een bananenschil en komt op zijn stuitje terecht. Geschrokken komt hij stoer en snel overeind. Hij heeft veel pijn en het wordt hem zwart voor de ogen. Dan zakt hij in elkaar. Na ongeveer vijftien seconden komt hij weer bij. Hij kijkt verbaasd om zich heen. Saskia is enorm geschrokken. Een voorbijganger was al van plan om een ambulance te bellen. Later die dag vertelt de huisarts dat Peter door de pijn is flauwgevallen.

Mevrouw B., 49 jaar, klaagt over een gespannen gevoel in de linkerkuit. Bij het lichamelijk onderzoek blijkt het linkeronderbeen duidelijk dikker dan het rechter. Zij ontkent last te hebben van kortademigheid of pijn bij het ademen. De huisarts vertrouwt het niet. Zij overlegt met de internist. Mevrouw B. wordt dezelfde dag nog onderzocht in het ziekenhuis. Zij krijgt daar bloedonderzoek en een Duplexonderzoek. Al snel is duidelijk dat zij een trombosebeen heeft. Zij wordt direct behandeld met antistolling. Verder doorvragen wijst uit dat mevrouw B. op de dag voordat de klachten waren begonnen, net was teruggekomen van een vakantie in Spanje. De busreis had meer dan een dag geduurd.

Mevrouw C., 87 jaar, is vitaal en gezond. De enige bijzonderheid is dat zij plastabletten gebruikt in verband met hoge bloeddruk. Op een dag komt zij overeind uit de stoel om naar het toilet te gaan. Zij verliest haar evenwicht en valt op de grond. Zij kan niet opstaan en heeft erg veel pijn. Haar rechterheup blijkt gebroken en ziekenhuisopname is noodzakelijk. Helaas overleeft zij de ziekenhuisopname niet; ze overlijdt als gevolg van een ernstige longontsteking.

Meneer D., 45 jaar, voelt zich kerngezond. Op een dag besluit hij bij zichzelf voor de aardigheid de bloeddruk te meten. Die blijkt veel te hoog te zijn: 170/95. Hij schrikt ervan. In de familie komt het veel voor. Zijn vader is jong gestorven. De doktersassistente meet de bloeddruk ook een aantal keren en uiteindelijk stelt de huisarts vast dat er sprake is van een forse hypertensie. Met leefregels en medicatie lukt het om de bloeddruk onder controle te krijgen. Meneer D. heeft echter grote problemen met de medicatie, want hij wordt er duizelig van en heeft problemen met zijn erecties. Hij meldt zich dus opnieuw bij de huisarts.

Hart

Samenvatting

Het hart pompt bloed door het lichaam. Daarvoor krijgt het hart zelf bloed via de kransslagaderen. Uitgerekend die slagaderen kunnen vernauwd raken door atherosclerose en trombusvorming. De gevolgen zijn angina pectoris, instabiele angina pectoris en myocardinfarct. De bekendste klacht is pijn op de borst. Als het hart door bijvoorbeeld overbelasting (door hypertensie) of littekenvorming (na infarct) niet goed meer pompt is sprake van hartfalen. Dit geeft klachten doordat in het lichaam te weinig bloed komt en omdat bloed stuwt in de longen (bij hartfalen links) of in het lichaam (bij hartfalen rechts). Hartspiercellen trekken samen doordat zij elektrisch worden geprikkeld. Als daarin iets misgaat is sprake van een ritme- of geleidingsstoornis. Een dergelijke stoornis varieert van heel onschuldig tot dodelijk. Een voorbeeld van een ander hartprobleem is het niet goed functioneren van de kleppen.

E.A.F. Wentink, *Medische kennis*, Basiswerk AG, DOI 10.1007/978-90-368-1786-8_4

4.1 Cardiale ischemie: stabiele angina pectoris

4.1.1 Anatomie en fysiologie

Het hart is een spier die het lichaam van bloed voorziet. Dit gebeurt via arteriën. Een arterie is een bloedvat waarin het bloed van het hart af stroomt. De functie van een arterie is dat het de organen van bloed (en dus zuurstof) voorziet. Ook het hart zelf moet bloed krijgen. Dit wordt aangevoerd door de coronairarteriën (kransslagaderen). Deze worden zo genoemd omdat zij als een soort krans om het hart liggen. Als het hart meer zuurstof nodig heeft dan de kransslagaderen kunnen aanvoeren, treedt ischemie op. Een gedeelte van de hartspier krijgt dan te weinig bloed en dus zuurstof. Dit wordt bijna altijd veroorzaakt door atherosclerose.

4.1.2 Symptomen

Klachten op de borst die ontstaan door zuurstoftekort in de hartspier worden angina pectoris genoemd. Dit kan worden uitgelokt door lichamelijke inspanning, emoties, een zware maaltijd of door kou. De patiënt heeft last van een zwaar drukkend gevoel of pijn, midden achter het borstbeen. In principe duurt het korter dan een kwartier. De klachten worden wisselend omschreven: een snoerend gevoel, een gevoel alsof er een zware kast op de borst staat, een vorm van kramp, een soort benauwdheid enzovoort. De klachten stralen vaak uit naar een arm (vaak links, maar rechts kan ook), hals, kaak, rug of bovenbuik. De klachten moeten op het moment van de diagnose helemaal voorbij zijn om van angina pectoris te kunnen spreken. De diagnose wordt in feite op grond van de anamnese gesteld. Vaak wordt ook een ECG gemaakt. Dit kan later nog van pas komen, bijvoorbeeld om te beoordelen of er veranderingen zijn opgetreden. Er zijn veel mensen die af en toe last van hebben van deze klachten, bijvoorbeeld bij zware inspanning. Opvallend is dat de patiënt een recidief van angina pectoris goed kan herkennen. Zolang de klachten niet duidelijk veranderen of verergeren wordt de angina pectoris 'stabiel' genoemd. Bij twijfel aan de oorzaak van de klachten op de borst is het zinvol om een inspannings-ECG te maken. Hierop kunnen veranderingen te zien zijn die te maken hebben met ischemie (zie ◻ fig. 4.1).

4.1.3 Behandeling

Mensen met regelmatig angina pectoris, krijgen adviezen om verdere toename van arteriosclerose tegen te gaan, zoals niet roken, veel bewegen en gezond eten. Een nieuwe aanval kan worden gestopt door medicatie via het mondslijmvlies. Dit kan met een spray in de mond of een tabletje onder de tong. Patiënten met recidiverende angina pectoris krijgen onderhoudsmedicatie. Door gezond te leven en medicatie te gebruiken, kan het jaren goed gaan.

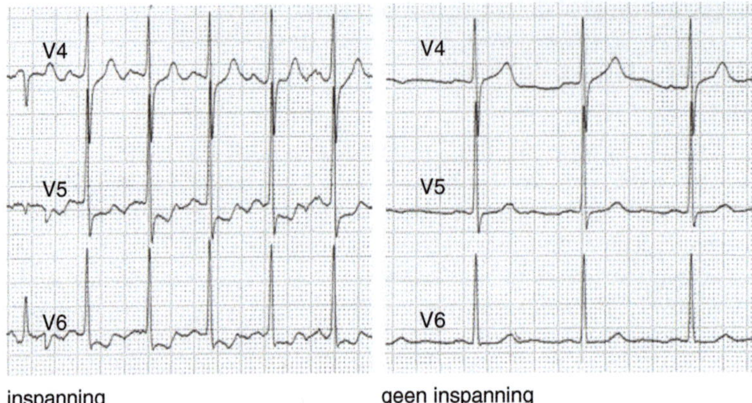

Figuur 4.1 Inspannings-ECG. (Bron: T.O.H. de Jongh, H. De Vries, H.G.L.M. Grundmeijer (2005). Diagnostiek van alledaagse klachten. Houten: Bohn Stafleu van Loghum)

4.2 Cardiale ischemie: instabiele angina pectoris

4.2.1 Definitie

Van instabiele angina pectoris is sprake als de klachten op wat voor manier dan ook veranderen. Het kan bijvoorbeeld zijn dat de frequentie toeneemt, dat een aanval langer duurt, dat één tabletje onder de tong niet meer helpt of dat het voor de patiënt duidelijk anders aanvoelt dan de vorige keer. Ook bij een eerste aanval is in feite sprake van instabiliteit. De patiënt had tevoren immers geen last en nu wel. Bij instabiele angina pectoris dienen de klachten ook voorbij te zijn op het moment dat de patiënt zich meldt.

4.2.2 Beleid en behandeling

Instabiele angina pectoris is een relatief spoedgeval. Weliswaar zijn de klachten op dat moment voorbij, maar de patiënt moet dezelfde dag, liefst zo snel mogelijk, op het spreekuur komen. Er is een kans dat binnen enkele weken een hartinfarct volgt. De huisarts kan alvast medicatie geven. De patiënt moet dezelfde dag nog naar de cardioloog. In het ziekenhuis volgt nader onderzoek. Nogal eens blijkt een opname noodzakelijk (zie fig. 4.2).

4.3 Hartinfarct

4.3.1 Oorzaak, definitie en complicaties

Bij een hartinfarct sterft hartspierweefsel af. De oorzaak is bijna altijd een stolsel ter plaatse van atherosclerose in een kransslagader of een takje daarvan. Het stolsel kan een volledige afsluiting veroorzaken. In dat geval stopt de toevoer van bloed en dus zuurstof naar een gedeelte van de hartspier. Het gevolg is een infarct. De grootte van een infarct hangt af van

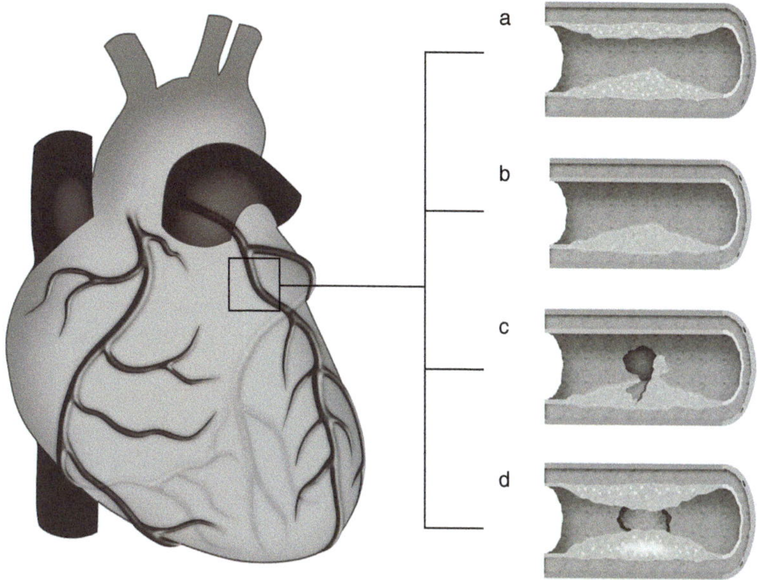

Figuur 4.2 Angina pectoris (**a**, **b**), instabiele angina pectoris (**c**) en totale afsluiting met als gevolg een hartinfarct (**d**). In **a** en **b** is arteriosclerose getekend, in **b** en **d** is ook een stolsel te zien. (Bron: BSL Praktijk Atlas)

de duur van de afsluiting en de grootte van het afgesloten bloedvat. Bij een hartinfarct is het heel goed mogelijk dat hartritmestoornissen ontstaan. Dat is een gevreesde complicatie. In het ergste geval wordt de elektrische activiteit in het hart een complete chaos en kan het hart niet meer pompen. Dit wordt 'hartstilstand' genoemd. Er stroomt dan geen bloed meer door het lichaam. Dit is snel dodelijk. De hersenen en de rest van het lichaam krijgen immers geen zuurstof. De medische termen voor ritmestoornissen die een hartstilstand tot gevolg hebben zijn ventrikelfibrilleren en asystolie. Als te veel hartspier is afgestorven, 'faalt' de pompfunctie van het hart. Dit heet in het kort: hartfalen. Dit is altijd ernstig. Als het hart veel te weinig bloed het lichaam in pompt, ontstaat een shock. De bloeddruk is dan extreem laag. Dit type shock wordt 'cardiogeen' genoemd. Ook dit is levensbedreigend.

4.3.2 Symptomen

De verschijnselen bij een hartinfarct zijn dezelfde als die bij angina pectoris maar meestal erger. Bovendien kan sprake zijn van hevig transpireren, misselijkheid en braken. De patiënt is vaak heel angstig. Hij kan kortademig zijn. De pijn of het drukkende gevoel verdwijnt niet. Dat laatste is heel belangrijk: zolang klachten die passen bij (instabiele) angina pectoris niet verdwenen zijn, moet uitgegaan worden van een hartinfarct, totdat het tegendeel is bewezen. Bij een 'hartstilstand', dus bij ventrikelfibrilleren of asystolie is de patiënt direct bewusteloos en hij zakt als gevolg daarvan in elkaar. De ademhaling is dan gestopt en de halsslagaders zijn niet te voelen. Bij cardiogene shock is de bloeddruk heel laag. De patiënt is angstig of verward. Bij ernstig hartfalen kan de patiënt erg kortademig zijn.

4.3.3 Beleid en behandeling

Een mogelijk hartinfarct is een extreem spoedgeval. Iedere seconde telt; 112 en de huisarts moeten direct worden gebeld. De sterfte is vooral hoog in het eerste uur. De patiënt moet direct medicijnen hebben. Met grote spoed moet een ECG worden gemaakt. Bloedonderzoek is noodzakelijk om de mogelijke aanwezigheid van hartenzymen aan te tonen. Dit zijn stoffen die in het bloed vrijkomen als hartspiercellen afsterven. Bij ventrikelfibrilleren moet worden geprobeerd de circulatie te herstellen. Dit kan door te reanimeren. In de ambulance en in het ziekenhuis is daarvoor een defibrillator aanwezig. In allerlei openbare gelegenheden (zoals voetbalstadions, scholen en winkelcentra) is tegenwoordig een AED te vinden: een automatische externe defibrillator. Met een defibrillator krijgt het hart een elektrische schok toegediend. De hoop is dat de elektrische activiteit daarna weer normaal op gang komt en het hart dus weer kan pompen.

Bij een hartinfarct is de behandeling in het ziekenhuis in principe een PCI met spoed. PCI betekent percutane coronaire interventie. In het dagelijkse spraakgebruik heet dit dotteren. Hierbij wordt een stolsel van binnenuit verwijderd waarna de kransslagader met een soort ballon wordt opengemaakt, met achterlaten van een stent. Deze behandeling moet zo snel mogelijk plaatsvinden, en in ieder geval binnen twaalf uur. Als PCI niet mogelijk is, dan is een (minder toegepaste, oudere) behandeling trombolyse. Hierbij worden zeer zware medicijnen toegediend die het stolsel oplossen. Het is het meest gunstig als dit binnen drie uur gebeurt. Het risico is het optreden van (hersen)bloedingen. De patiënt met een (mogelijk of dreigend) hartinfarct ligt zo lang als nodig is op de hartbewaking. De afdeling waar dit plaatsvindt heet coronary care unit, een intensive care voor hartpatiënten (CCU). Na een hartinfarct zijn leefregels (zoals niet roken) belangrijk. De patiënt krijgt medicatie (bijvoorbeeld om de kans op een nieuw stolsel kleiner te maken) en begint met revalideren.

4.4 Hartfalen

4.4.1 Anatomie en fysiologie

Het linkergedeelte van het hart pompt het bloed via slagaderen het lichaam in. In de aderen van het lichaam wordt het bloed verzameld en teruggebracht naar het rechtergedeelte van het hart. Van daaruit wordt het bloed door de longslagaderen de longen in gepompt. Door de longaderen stroomt het bloed naar het linkerhart.

4.4.2 Verschijnselen

Van hartfalen is sprake als de linker- en/of rechterkamer niet goed pompt. Als dit gebeurt bij de linkerkamer, dan zal deze kamer het bloed niet goed het lichaam in kunnen pompen. De patiënt kan dit bijvoorbeeld merken door vermoeidheid of een licht gevoel in het hoofd en concentratieproblemen (omdat er iets te weinig bloed in de spieren en de hersenen komt). Bovendien neemt de hoeveelheid bloed in het linkerhart toe. Daardoor kan het bloed uit de longen niet goed het hart instromen. De hoeveelheid bloed en daarmee de druk in de longen stijgt. In de dunste bloedvaatjes van de longen wordt vocht naar buiten geperst, rechtstreeks de longblaasjes in. Dit heet longoedeem. Men noemt dit vaak 'vocht achter de longen', maar het vocht zit dus niet achter maar in de longen. Als de rechterkamer niet goed pompt, neemt de hoeveelheid bloed daar toe. Het bloed uit het lichaam kan vervolgens niet goed het hart instromen. Daardoor stijgt de hoeveelheid bloed in de aderen van het lichaam. In de dunste vaatjes wordt vocht naar buiten geperst. Dit gebeurt vooral in de buik en in de onderbenen. Een te grote hoeveelheid vocht in de buik heet ascites. Het vocht in de onderbenen is – vooral aan het eind van de dag als gevolg van de zwaartekracht – te zien en te voelen als enkeloedeem.

4.4.3 Oorzaak en ontstaan

De voornaamste oorzaak van hartfalen is ischemische hartziekte. Een gebrek aan zuurstof heeft een negatieve invloed op de hartspier. Dit is uiteraard vooral het geval als in de loop van de tijd één of meer keren een hartinfarct is opgetreden. De hoeveelheid hartspierweefsel is dan immers afgenomen. Het afgestorven hartspiercelweefsel is veranderd in littekenweefsel (dat niet meer kan pompen). Een andere veelvoorkomende oorzaak van linkerhartfalen is chronische hypertensie. De druk in de slagaderen is dan langdurig te hoog. Het hart moet tegen een te hoge druk het bloed het lichaam inpompen. Dit gaat een hele tijd goed maar op de lange duur wordt de belasting van het hart te groot. Als hartfalen links heel lang bestaat, zal een toename van de druk in de longen ook voor het rechtergedeelte van het hart een overbelasting gaan betekenen. Hartfalen rechts kan ook het gevolg van longemfyseem zijn. Hierbij verdwijnen longblaasjes inclusief de bijbehorende bloedvaatjes. Het kost het rechtergedeelte van het hart veel moeite om het bloed kwijt te kunnen. Er zijn immers minder bloedvaten, dus er is minder ruimte. Uiteindelijk leidt dit tot hartfalen (rechts).

Acuut hartfalen links kan worden veroorzaakt door een groot hartinfarct, maar ook door het feit dat de patiënt veel zout en dus vocht vasthoudt. Dit kan bijvoorbeeld het geval zijn na een maaltijd met veel zout. Acuut hartfalen rechts kan veroorzaakt worden door een groot bloedstolsel in de longslagaderen, een longembolie.

Diagnose

Chronisch hartfalen

De eerste klacht is meestal vermoeidheid. De conditie gaat achteruit. Meestal gaat het om vrij oude mensen. Men denkt vaak dat de klachten te maken hebben met de leeftijd. Hartfalen is echter een ernstige aandoening. In het begin wordt de diagnose vaak gemist. Te weinig bloed in de hersenen kan leiden tot duizeligheid of concentratieproblemen. Longoedeem veroorzaakt een hoestprikkel en kortademigheid. Aan het einde van de dag kan zich vocht hebben opgehoopt in de enkels. Het kan dan onmogelijk zijn de schoenen aan te trekken. Ook kan er een opgeblazen gevoel zijn in de buik. Hartfalen links geeft vooral 's nachts klachten. Dit komt doordat in liggende houding de invloed van de zwaartekracht is veranderd. Vocht uit de onderbenen komt terug in het bloed. Het hart moet meer bloed rondpompen en krijgt het dus zwaarder te verduren. Hoesten en kortademigheid treden gemakkelijker op. Benauwdheid bij platliggen heet orthopnoe. Patiënten merken dit en slapen uit zichzelf al vaak met veel kussens, dus min of meer rechtop. Ook door de nieren stroomt extra bloed; de patiënt moet er vaak uit om te plassen: nycturie.

Acuut hartfalen links

Acuut hartfalen links leidt tot acuut longoedeem. De patiënt moet enorm hoesten en wordt ernstig kortademig. Typerend is dat hij rechtop in bed zit en naar adem snakt. De patiënt heeft het gevoel te stikken omdat de longen vol dreigen te lopen met vocht. Deze situatie kan dodelijk zijn.

Behandeling

Niet-medicamenteus

Het hart moet het minder zwaar krijgen. Dit wordt bereikt door het verlagen van de bloeddruk. Het gebruik van zout en vocht moet worden beperkt. Zo lang het hartfalen niet al te ernstig is, werkt lichaamsbeweging goed. Dit houdt het hart nog enigszins in conditie. Overmatig alcoholgebruik is onverstandig omdat het de hartfunctie verslechtert. Verder is het goed om af te vallen. Er hoeft dan minder vet van bloed te worden voorzien. Voor de patiënten is het belangrijk snelle gewichtsveranderingen op te merken. Een snelle gewichtstoename wijst op het vasthouden van vocht en dus op een bedreiging voor het hart.

Medicamenteus

Diuretica verhogen de uitscheiding van vocht en zout. Zij verlagen op die manier de bloeddruk. Ook ACE-remmers zijn veelgebruikte antihypertensiva. Zij verminderen de klachten en verhogen de levensverwachting. Acuut hartfalen is een spoedsituatie. Als medicatie wordt onder andere een krachtig diureticum toegediend (intraveneus).

4.5 Hartritme- en geleidingsstoornissen

4.5.1 Anatomie en fysiologie

Het hart heeft de unieke eigenschap zichzelf te laten samentrekken. Dit gebeurt door de vorming en het voortgeleiden van elektrische prikkels. Vanuit de sinusknoop verspreiden deze prikkels zich over de atria. Ter hoogte van de atrioventriculaire knoop worden zij doorgelaten naar de ventrikels. De ventrikels trekken door de elektrische stimulatie samen en pompen het bloed weg. Ergens in dit traject kunnen abnormale prikkels ontstaan. Het hart kan te snel kloppen: tachycardie. De elektrische prikkels kunnen ook totaal onregelmatig zijn: fibrilleren. Ook kan ergens een blokkade optreden. Ritme- en geleidingsstoornissen kunnen chronisch zijn of in aanvallen optreden. Zij variëren van heel onschuldig tot levensbedreigend. De oorzaken zijn niet altijd duidelijk. Het kan ouderdom zijn of een hartziekte. Bij onschuldige stoornissen kunnen stress en ongezonde leefgewoonten een belangrijke rol spelen. Het is soms mogelijk de afwijkingen snel zichtbaar te maken op een ECG. Vaak is een kastje nodig dat 24 of 48 uur gedragen moet worden om de afwijkingen niet te missen.

4.5.2 Extrasystole

Dit is de meest voorkomende oorzaak van palpitaties, onschuldige hartkloppingen. De klachten ontstaan niet als een echte aanval, maar ontstaan en verdwijnen geleidelijk. Er zijn patiënten die er regelmatig min of meer last van hebben. Bij een extrasystole trekt het hart te vroeg samen. Daarna duurt het iets langer voordat de volgende slag valt. Bij deze slag wordt extra bloed weggepompt. Dit kan bijvoorbeeld worden gevoeld als bonzen in de keel. Dit kan leiden tot angst. Als de patiënt nerveus wordt, kan er een tachycardie ontstaan, die ook weer angstklachten oproept. Zo ontstaat soms een vicieuze cirkel. Uitleg over het onschuldige karakter van de klachten is hierbij belangrijk. Soms is het zinvol aandacht te besteden aan leefgewoonten. Stoppen met roken of het verminderen van koffie of alcohol kan gunstig zijn. Stress kan de klachten in stand houden. Het kan daarnaast nodig zijn om cardiale ziekte uit te sluiten. Het belangrijkste hulpmiddel hiervoor is het ECG.

4.5.3 Paroxysmale supraventriculaire tachycardie

Dit is de meest voorkomende paroxysmale (aanvalsgewijze) tachycardie. Deze aandoening komt vooral bij jonge mensen voor. Er is niet echt sprake van een hartziekte, maar de aanvallen kunnen wel veel klachten en problemen geven. Dikwijls kan de patiënt leren de aanvallen stop te zetten. Dit kan bijvoorbeeld door aan één kant op de halsslagader te drukken of door heel hard te hoesten. Daardoor wordt een zenuw gestimuleerd die het hart afremt. De aanval is dan eerder voorbij.

4.5.4 Blocks

Dit is de algemene term voor geleidingsstoornissen in het hart. Een block (blokkade) kan de pompfunctie van het hart ernstig beïnvloeden. Bij een afgenomen pompfunctie kunnen klachten optreden zoals vermoeidheid, duizeligheid en kortademigheid. Het meest dramatisch is een compleet onverwacht, tijdelijk maar volledig verlies van het bewustzijn. Lichamelijk onderzoek en een ECG kunnen informatie geven. Een verwijzing naar de cardioloog is noodzakelijk. Medicatie alleen helpt niet. Bij ernstige blokkades is een pacemaker nodig. Dit apparaatje wordt tijdens een operatie onder de huid in de buurt van de grote borstspier aangebracht. Het is in staat om bij een blokkade de elektrische stimulatie van het hart over te nemen.

4.5.5 Atriumfibrilleren

Definitie

Atriumfibrilleren komt veel voor. Het kan chronisch zijn maar ook paroxysmaal optreden. In het laatste geval zijn de verschijnselen dus niet altijd aanwezig. Bij atriumfibrilleren ontstaan op vele plaatsen in de boezems elektrische prikkels. Dit gebeurt zo snel en chaotisch dat de boezems niet goed werken. Een gedeelte van de prikkels wordt doorgegeven aan de kamers. Deze trekken daardoor heel onregelmatig samen, met wisselende kracht en vaak in een te hoog tempo.

Oorzaak en ontstaan

De precieze oorzaak is niet bekend. Het komt meer voor op hoge leeftijd en bij mannen. Atriumfibrilleren gaat dikwijls samen met ischemische hartziekte, hartfalen, anemie, hyperthyreoïdie en COPD. In al deze situaties wordt het hart te sterk belast. Blijkbaar lokt overbelasting van het hart deze hartritmestoornis uit. Koffie, alcohol en zware lichamelijke inspanning lokken atriumfibrilleren uit. Ook is bekend dat atriumfibrilleren moeilijker overgaat, naarmate het langer bestaat.

Symptomen

Atriumfibrilleren geeft niet altijd klachten, maar soms heeft de patiënt last van hartkloppingen, een onaangenaam gevoel op de borst, kortademigheid, vermoeidheid, duizeligheid of zelfs wegrakingen. De klachten ontstaan doordat de kamers onregelmatig en vaak ook te snel samentrekken. Patiënten worden vaak ook angstig. Vooral bij ouderen gaan de klachten vaak binnen enkele dagen vanzelf over.

Diagnose

Atriumfibrilleren is goed te voelen aan de slagader in de pols. De hartslag is heel onregelmatig en vaak ook versneld. Dit is ook goed te merken tijdens het meten van de bloeddruk. Het is handig er tijdens elke bloeddrukmeting op te letten. Een ECG kan vervolgens meer duidelijkheid geven. Bij paroxysmaal atriumfibrilleren is een Holter-registratie een mogelijkheid: de patiënt krijgt een soort kastje aan een riem om zijn lijf dat 24 of 48 uur lang de activiteit van het hart registreert. Een andere mogelijkheid is de 'event-recorder'. Dit apparaat wordt door de patiënt ingeschakeld zodra de klachten optreden. Dit is vooral nuttig als de klachten relatief zelden optreden. Met dit apparaat kan ook worden onderzocht of klachten als wegrakingen door een ritmestoornis worden veroorzaakt of niet.

Boezemfibrilleren, CVA en andere complicaties

De voornaamste reden waarom atriumfibrilleren niet mag worden gemist is dat er complicaties kunnen zijn. Als de boezems fibrilleren, stroomt het bloed ter plaatse niet mooi gelijkmatig door. Het is bekend dat bloed in die situatie opeens kan gaan stollen. Vreemd genoeg lijkt alleen stolling in het linkergedeelte van het hart problemen te kunnen geven. Het stolsel wordt dan door de linkerkamer met het bloed mee het lichaam in gepompt. Bijna altijd loopt het vervolgens vast in de hersenen met een afsluiting als gevolg. Een deel van het hersenweefsel krijgt geen bloed en sterft af: een herseninfarct. Het herseninfarct is het meest voorkomende CVA (zie elders in dit boek). In zeldzame gevallen ontstaat een acute afsluiting van een grote slagader in een been. De patiënt krijgt dan acuut pijn. Het been is koud en bleek. Ernstig atriumfibrilleren leidt ertoe dat de kamers zo slecht samentrekken dat gesproken moet worden van hartfalen. Hartfalen kan zowel oorzaak als gevolg zijn van atriumfibrilleren.

Behandeling

Vooral bij ouderen kan bij klachten die nog maar net bestaan enkele dagen worden afgewacht. Het optreden van langdurige klachten, maar vooral de mogelijke complicaties zijn redenen voor behandeling. Als atriumfibrilleren nog maar relatief kort bestaat, kan geprobeerd worden de chaotische elektrische activiteit in het hart volledig stil te leggen door het onder narcose toedienen van een stroomstoot. Deze ingreep heet cardioversie. De hoop is dat de normale elektrische activiteit vervolgens weer op gang komt. Soms lukt dat, maar meestal is het nodig medicijnen te geven die het ritme van het hart beïnvloeden. Het hart klopt door deze medicijnen regelmatiger en ook langzamer, wat de patiënten minder angstig maakt. Heel belangrijk is het voorkómen van stolselvorming. Om die reden is medicatie noodzakelijk. Daarbij gaat het om orale anticoagulantia (antistolling).

4.5.6 Ventrikelfibrilleren en asystolie

Dit kunnen directe en zeer ernstige complicaties zijn van het hartinfarct. De patiënt is bewusteloos, er is geen circulatie. Een bijnaam voor deze situatie is 'hartstilstand'. Hartmassage in combinatie met mond-op-mondbeademing kan levensreddend zijn. Hiermee moet worden doorgegaan totdat professionele hulp is gearriveerd. Tegenwoordig zijn ook op steeds meer plaatsen AED's te vinden.

4.6 Klepgebreken

4.6.1 Anatomie en fysiologie

Tussen de atria en de ventrikels bevinden zich de atrioventriculaire kleppen. Rechts de tricuspidalis, links de mitralis. Ook in het begin van de arteria pulmonalis zit een klep: de pulmonaalklep. In het begin van de aorta zit de aortaklep. Kleppen kunnen vernauwd zijn (stenotisch) of lekken (insufficiënt). Bij een stenose kan het bloed niet goed doorstromen. Bij een insufficiëntie stroomt het bloed gedeeltelijk terug. Klepafwijkingen hebben gevolgen voor de functie van het hart. Van alle klepafwijkingen komt aortaklepstenose het meest voor. Een andere afwijking die nogal eens gezien wordt, is mitralisinsufficiëntie.

4.6.2 Pathologie

Klepafwijkingen kunnen aanleiding zijn tot veel klachten en complicaties. Het abnormale stromen van bloed veroorzaakt souffles. Deze abnormale geluiden zijn te horen met de stethoscoop. De arts (met name de cardioloog) kan aan de aard, de sterkte en de plaats van de souffles conclusies verbinden. Aanvullend onderzoek in het ziekenhuis is onder meer echocardiografie. Hiermee kunnen de kleppen en de bloedstroom zichtbaar worden gemaakt. Klepgebreken kunnen aangeboren zijn of een gevolg van veroudering. Een zeldzame maar belangrijke oorzaak is acuut reuma. Er zijn mensen die bij iedere streptokokkeninfectie beschadigingen van de hartkleppen kunnen oplopen, bijvoorbeeld bij streptokokkeninfectie in de keel. Als iemand acuut keelpijn heeft, duurt het te lang om uit te zoeken wat precies de oorzaak is. Meestal is dat een virus, maar het kan ook een bacterie zoals de streptokok zijn. Mensen die bekend zijn met acuut reuma, moeten daarom bij keelpijn altijd een antibioticum krijgen.

De cardioloog heeft patiënten met klepafwijkingen in behandeling. Afhankelijk van de hartfunctie, klachten en complicaties kunnen medicijnen worden voorgeschreven. Uiteindelijk volgt vaak een operatie. De zieke klep wordt dan vervangen door een kunstklep. Zowel zieke kleppen als kunstkleppen kunnen geïnfecteerd raken als er veel bacteriën in het bloed terechtkomen. Die infectie heet endocarditis en is in veel gevallen fataal. Bij alle operaties die kunnen leiden tot bacteriën in het bloed, worden preventief antibiotica voorgeschreven. Dit geldt bijvoorbeeld voor operaties in het kno-gebied, het maag-darmkanaal, de urinewegen en ook voor tandheelkundige ingrepen. Dit staat bekend als de endocarditis profylaxe.

4.7 Overgewicht en cardiovasculair risico

4.7.1 Inleiding

Van overgewicht is sprake als de *body mass index* (BMI) hoger is dan 25. Bij een BMI hoger dan 30 is sprake van adipositas ofwel obesitas; hoger dan 40 wordt morbide adipositas genoemd. Ook belangrijk is de buikomtrek. Bij mannen is de buikomvang ernstig vergroot vanaf 102 cm. Bij vrouwen ligt de grens bij 88 cm. Overgewicht is voor een deel genetisch bepaald. Verder is de oorzaak heel eenvoudig: te veel eten of drinken en te weinig lichaamsbeweging. Dit komt in westerse landen zoals Nederland bijzonder veel voor. De term 'metabool syndroom' geeft een combinatie aan van overgewicht, diabetes mellitus type 2, afwijkende bloedvetten en hypertensie. Deze aandoeningen gaan nogal eens met elkaar samen.

4.7.2 Gevolgen

Ernstig overgewicht leidt tot ziekte en sterfte. Een verklaring hiervoor is het eerder optreden van hart- en vaatziekten. Dit geldt echter alleen voor het 'appeltype'. Dit is vetzucht waarbij het teveel aan vet zich vooral in de buik bevindt. Het 'appeltype' vetzucht leidt versneld tot atherosclerose en dus tot alle gevolgen daarvan, zoals een hartinfarct. Het metabole syndroom betekent een combinatie van risico's. Deze combinatie leidt nog sneller tot hart- en vaatziekten en dus ook tot een gemiddeld lagere levensverwachting. Overgewicht heeft nog veel meer nadelige gevolgen. De patiënten hebben bijvoorbeeld meer kans op jicht, galstenen en artrose.

4.7.3 Behandeling

De behandeling van overgewicht – maar ook die van het metabole syndroom – komt vooral neer op afvallen. Dit kan worden bereikt door gezonde voeding en meer lichaamsbeweging. Eén kilo lichaamsgewicht komt overeen met ongeveer 7.000 kilocalorieën. In het begin zijn patiënten vaak heel fanatiek. De snelle gewichtsdaling op de eerste dagen zorgt voor enthousiasme. Het snelle succes is echter te verklaren door het verlies van vocht. Veel mensen bereiken geen of slechts zeer moeizaam een afname van de hoeveelheid vet. Eventueel kan hulp worden gevraagd aan een diëtist. Het afvallen moet niet te snel gaan. Te drastische pogingen worden niet lang volgehouden. Het kan helpen om te weten dat een geringe gewichtsdaling al goed is voor de gezondheid, en dat beperkte regelmatige lichaamsbeweging al verschil maakt, als men dat combineert met gezonde voeding.

Praktijkvoorbeelden

Meneer A., 57 jaar, fietst tegen de wind in naar de supermarkt. Opeens krijgt hij een beangstigend pijnlijk en drukkend gevoel, midden op de borst, uitstralend naar de linkerarm. Hij krijgt het ook een beetje benauwd. Hij stapt af en gaat op een bankje zitten. De klachten verdwijnen binnen enkele minuten. Geschrokken gaat hij lopend terug naar huis. Hij belt de huisartspraktijk. Over een uur kan hij al terecht. De huisarts denkt aan hartklachten. Meneer A. krijgt direct medicatie voorgeschreven. Bovendien krijgt hij het dringende advies om te stoppen met roken. De huisarts belt ook met het ziekenhuis.

Mevrouw B., 62 jaar, is al jaren veel te zwaar (BMI 30.2). Ze is een zware rookster, heeft longemfyseem, diabetes mellitus type II en is bovendien hartpatiënt. Vijf jaar geleden heeft ze een middelgroot hartinfarct doorgemaakt. De laatste tijd wordt ze steeds sneller vermoeid bij lichamelijke inspanning. 's Nachts kan ze niet platliggen. De huisarts denkt aan hartfalen.

Mevrouw C., 28 jaar, heeft stekende pijn, links op de borst. Bovendien heeft ze regelmatig last van hartbonzen. Ze maakt zich zorgen. Haar vader is al jaren hartpatiënt. Haar oom is op 53-jarige leeftijd overleden aan een hartinfarct. Lichamelijk onderzoek en een inspannings-ECG leveren bij mevrouw C. geen bijzonderheden op. De huisarts stelt haar gerust. Er is op dit moment geen aanwijzing voor een hartziekte.

Mevrouw D., 83 jaar, is al vele jaren bekend met hoge bloeddruk. Ze gebruikt al heel lang plastabletten. Aan het eind van de dag zijn haar onderbenen flink opgezet. 's Nachts moet ze er vaak uit om te plassen. Ze woont nog steeds zelfstandig. De laatste tijd is ze nogal vergeetachtig. Het lukt haar niet altijd om op tijd aan de medicatie te denken. Haar dochter komt regelmatig langs en probeert in de gaten te houden of haar moeder de medicijnen nog wel gebruikt. Op een middag gaat mevrouw D. op bed liggen om wat te rusten. Plotseling wordt ze hoestend wakker. Ze heeft het erg benauwd. Het lukt haar nog net om haar dochter te bellen. Helaas is mevrouw D. kort daarna overleden, nog voordat de huisarts met spoed arriveert.

Meneer E., 30 jaar, was geschrokken. Van het ene op het andere moment ging zijn hart ontzettend te keer. De huisarts dacht aan een hartritmestoornis. Hij gaf het advies de volgende keer heel hard op zijn handen te blazen of een aantal keren flink te hoesten. Het zou kunnen dat de aanval dan stopt.

Meneer F., 62 jaar, is bekend met diabetes mellitus type II. Op een dag krijgt hij midden op straat een zeer zware pijn op de borst. Even later zakt hij in elkaar. Omstanders proberen hem te reanimeren. Dat heeft helaas geen effect. Ook als de ambulance arriveert, blijkt meneer F. niet meer te redden. De huisarts legt later aan de kinderen uit dat hun vader zeer waarschijnlijk is overleden aan hartinfarct, dat een 'hartstilstand' tot gevolg had gehad.

De doktersassistente meet bij meneer G., 64 jaar, de bloeddruk. De bloeddruk is goed maar het valt wel op dat het hartritme heel onregelmatig is. Ze vraagt de patiënt of hij ooit last heeft van hartkloppingen. Meneer G. antwoordt dat hij soms wel wat voelt maar hij is typisch iemand die niet snel klaagt; volgens hem valt het allemaal erg mee. Een ECG wijst later uit dat sprake is van boezemfibrilleren. De huisarts bespreekt met meneer G. de noodzaak van antistolling.

Meneer H., 52 jaar, is bekend met angina pectoris. Bij een aanval neemt hij een tabletje onder de tong. Bovendien krijgt hij onderhoudsmedicatie om de bloeddruk te verlagen. Op een dag belt hij naar de huisartspraktijk. Hij vertelt dat hij, anders dan hij gewend is, de laatste week af en toe ook 's nachts last heeft. De doktersassistente aarzelt niet en vraagt hem dezelfde ochtend nog op het spreekuur te komen. Ze maakt in overleg met de huisarts een plaatsje op het spreekuur vrij.

Meneer I., 58 jaar, is bekend met angina pectoris. Op een dag belt hij naar de praktijk in verband met pijn op de borst, uitstralend naar de kaak. De klachten verdwijnen niet met medicatie. Hij zweet nogal en moet overgeven. De doktersassistente aarzelt niet en belt zowel 112 als de huisarts.

Mevrouw J., 52 jaar, is 1.60 m. lang en weegt 88 kg. Er is dus sprake van obesitas. De huisarts wijst haar op de vele mogelijke gevolgen. Mevrouw D. weet er alles van. Haar hele familie is te dik. Ze kan het niet laten meer te eten dan goed voor haar is. Voor lichaamsbeweging heeft ze te weinig conditie. De bloedsuikers zijn te hoog. Er is volgens de huisarts nog net geen sprake van suikerziekte. Haar heupen en haar knieën doen zeer. 'Slijtage', volgens de huisarts. Tussen haar vetplooien heeft ze smetplekken die soms branderig aanvoelen of onaangenaam ruiken. Vorig jaar had ze een galsteenaanval. Omdat dat eenmalig was, hoeft ze nog niet te worden geopereerd. Haar jongere zus is vorige week gestorven aan een hartinfarct. Ook zij was veel te dik.

Hormoonsysteem en stofwisseling

Samenvatting

Hormoonproducerende klieren kunnen te hard of te langzaam werken. Hyper- en hypothyreoïdie komen veel voor. Daarbij is de stofwisseling te snel respectievelijk te langzaam. De schildklier kan ook ontsteken, bijvoorbeeld na een zwangerschap. Teveel bijnierschorshormoon in het lichaam wordt de ziekte of het syndroom van Cushing genoemd. Bij de ziekte van Addison is er een tekort aan bijnierschorshormoon. Bij diabetes mellitus (DM) type 1 bestaat een absoluut tekort aan het alvleesklierhormoon insuline. Bij type 2 is het lichaam onvoldoende gevoelig voor de werking van dat insuline. Bij DM kan glucose onvoldoende vanuit het bloed de cellen bereiken met als gevolg hyperglykemie, met alle gevolgen van dien. Andere stofwisselingsziekten zijn jicht en vetstofwisselingsziekten (zoals erfelijke FH).

E.A.F. Wentink, *Medische kennis*, Basiswerk AG, DOI 10.1007/978-90-368-1786-8_5

5.1 Inleiding

Hormonen zijn stoffen die door klieren worden gemaakt en uitgescheiden in het bloed. Via het bloed doen zij elders in het lichaam hun werk. Hormoonproducerende organen zijn de schildklier, bijschildklieren, bijnieren, hypofyse, alvleesklier, zaadballen en eierstokken. De naam lymfeklieren is eigenlijk onjuist: zij scheiden geen stoffen uit en zijn dus geen echte klieren. In dit hoofdstuk wordt aandacht besteed aan ziekten en problemen die te maken hebben met de hormonen van de schildklier, bijnieren en alvleesklier.

- De schildklier maakt het schildklierhormoon, FT4. De hypofyse zet de schildklier aan tot het maken van FT4 met behulp van TSH: thyroïdstimulerend hormoon. Voor het maken van schildklierhormoon is jodium nodig.
- De bijnieren maken onder andere cortisol, het belangrijkste corticosteroïd.
- De alvleesklier maakt onder andere het hormoon insuline. Dit hormoon zorgt ervoor dat de lichaamscellen glucose opnemen uit het bloed.

In dit hoofdstuk worden ook enkele onderwerpen besproken die te maken hebben met de stofwisseling. Hiermee wordt het totaal aan chemische processen in ons lichaam bedoeld.

5.2 Hyperthyreoïdie

5.2.1 Inleiding

Als de schildklier te hard werkt, zal de stofwisseling in het lichaam toenemen. Hyperthyreoidie is meestal een auto-immuunziekte. In dat geval wordt gesproken van de ziekte van Graves. Dit komt vooral bij vrouwen voor. Antistoffen tegen de schildklier zorgen er gek genoeg voor dat de schildklier harder gaat werken. Het FT4 in het bloed stijgt. De hypofyse zal dit aanvankelijk ongedaan maken door minder TSH te maken. Zolang dat lukt, is het TSH verlaagd en het FT4 normaal. De hyperthyreoïdie is dan subklinisch: er zijn nog geen klachten. Uiteindelijk zal het FT4 toch stijgen en krijgt de patiënt er last van.

5.2.2 Symptomen

Vooral in het begin is hyperthyreoïdie moeilijk te herkennen. De ziekte begint met slechts één of enkele klachten, bijvoorbeeld alleen vermoeidheid of een gespannen gevoel. Uiteindelijk kan door het stijgen van de stofwisseling sprake zijn van gewichtsverlies, het snel warm hebben, trillen, overmatig transpireren, angst, hartkloppingen en/of diarree. Een deel van de patiënten met de ziekte van Graves krijgt klachten van de ogen zoals lichtschuwheid of branderigheid. Achter de ogen kan een zwelling ontstaan die de ogen naar voren drukt. Dit heet exofthalmus of proptosis. Hoe dit ontstaat, is niet precies bekend. Het gezicht van de patiënt krijgt een typische 'geschrokken' uitdrukking en de ogen lijken dan groter dan normaal. Anders dan je zou verwachten is de schildklier bij hyperthyreoïdie lang niet altijd vergroot. Als dat wel zo is, wordt gesproken van struma.

5.2.3 Behandeling

Als er veel klachten zijn, kan de schildklier worden stilgelegd met een schildklierremmer. Vervolgens wordt schildklierhormoon voorgeschreven. De dosering moet heel nauwkeurig zijn en vindt plaats in microgrammen. Als deze behandeling niet lukt, is het geven van radioactief jodium een mogelijkheid. Dit mag niet tijdens zwangerschap en na de behandeling mag een vrouw gedurende een half jaar niet zwanger worden. Een bijnaam voor deze behandeling is 'de slok'. De patiënt drinkt het radioactieve jodium namelijk op waarna de schildklier gedeeltelijk wordt vernietigd. Het komt vaak voor dat deze behandeling net iets te veel effect blijkt te hebben; in de jaren na de behandeling ontstaat dan een hypothyreoïdie. Een derde mogelijkheid is een operatie, waarbij een groot gedeelte van de schildklier wordt verwijderd. Bij struma wordt eerder voor deze behandeling gekozen. Ook na een operatie bestaat in de jaren die volgen een grote kans op hypothyreoïdie als complicatie.

5.3 Hypothyreoïdie

5.3.1 Inleiding

Een traag werkende schildklier is nogal eens een bijwerking van de behandeling van hyperthyreoïdie. Afgezien daarvan is hypothyreoïdie bijna altijd een auto-immuunziekte. Dit is de ziekte van Hashimoto. Deze ziekte komt vooral voor bij oudere vrouwen. De hypofyse zal in het begin proberen de schildklier extra te stimuleren door de aanmaak van extra TSH. Zolang dat lukt, is het TSH verhoogd en het FT4 normaal. Er zijn nog geen klachten, de hypothyreoïdie is subklinisch. Uiteindelijk lukt het niet meer, het FT4 zal dalen en de patiënt krijgt last. Bij de ziekte van Hashimoto werkt de schildklier op het laatst helemaal niet meer. Dat gaat dan nooit meer over.

5.3.2 Symptomen

Hypothyreoïdie is in het begin moeilijk te herkennen. De ziekte begint vaag. De patiënt is bijvoorbeeld alleen moe. Uiteindelijk kan door het dalen van de stofwisseling sprake zijn van traagheid, geheugenstoornissen, kouwelijkheid, obstipatie en/of een droge huid. De traagheid en de problemen met het geheugen kunnen lijken op dementie. Er kan ook een depressie zijn. Op veel plaatsen in het lichaam kunnen koolhydraatachtige stoffen worden afgezet die water vasthouden. Dit heet myxoedeem. Als dit in de stembanden gebeurt, wordt de stem hees, laag en krakerig. In de huid leidt myxoedeem tot een opgeblazen, pafferig uiterlijk. Ook de oogleden kunnen opzwellen. Myxoedeem kan leiden tot enige gewichtstoename. Het is overigens een misverstand dat obesitas wordt veroorzaakt door hypothyreoïdie. Dit komt zelden of nooit voor. Hypothyreoïdie kan nog wel veel andere symptomen geven, zoals haaruitval (vooral van de wenkbrauwen). Omdat het lichaam probeert de schildklier harder te laten werken, kan net als bij hyperthyreoïdie struma ontstaan.

5.3.3 Behandeling

De behandeling komt meestal neer op het levenslang, nauwkeurig gedoseerd gebruiken van schildklierhormoon.

5.4 Thyreoïditis

5.4.1 Postpartum thyreoïditis

Vrij veel vrouwen hebben in het eerste half jaar na de bevalling tijdelijk een ontstoken schildklier. Dit kan zowel met hyper- als met hypothyreoïdie gepaard gaan. In de eerste situatie kan tijdelijk een medicijn zinvol zijn dat de hartslag en het trillen wat vermindert. Bij een te langzaam werkende schildklier kan tijdelijk gebruik van schildklierhormoon zinvol zijn.

5.4.2 Subacute thyreoïditis (ziekte van De Quervain)

Deze ziekte is niet zeldzaam. De ontsteking komt vooral enkele weken na een bovenste luchtweginfectie voor. De oorzaak is mogelijk een virus. Er is vaak een duidelijke struma. De schildklier is pijnlijk en de patiënt is vaak moe en heeft koorts. De schildklier kan tijdelijk te hard en daarna iets te langzaam werken. Dit duurt echter niet zo lang. Gemiddeld is de ziekte na ongeveer een maand over. In de tussentijd kan een pijnstiller gebruikt worden.

5.4.3 Stille lymfocytaire thyreoïditis (ziekte van Hashimoto)

Dit is hypothyreoïdie die al eerder in dit hoofdstuk aan de orde kwam. Als behandeling moet de patiënt levenslang FT4 gebruiken.

5.5 Cushing

5.5.1 Ziekte en syndroom

Een te hoge concentratie corticosteroïden in het bloed kan tot allerlei ziekteverschijnselen leiden. Meestal komt het door een goedaardig gezwel in de hypofyse. Dit produceert een hormoon dat via het bloed de bijnierschors te hard laat werken. Dit is de ziekte van Cushing (uitgesproken als 'koesjing'). De behandeling is een operatie of bestraling. Alle andere oorzaken van een te hard werkende bijnierschors worden niet 'ziekte' maar syndroom van Cushing genoemd. Meestal gaat het dan om een bijwerking van corticosteroïden als medicijn (prednisolon). Deze medicamenteuze therapie wordt bij vele ziektebeelden gegeven. Daarnaast heeft het syndroom van Cushing nog andere mogelijke oorzaken. Uitgebreid endocrinologisch onderzoek kan nodig zijn.

5.5.2 Verschijnselen

Opvallend is de abnormale vetverdeling. In het gezicht en op de romp neemt de hoeveelheid vet toe. Vaak is er sprake van (systolische) hypertensie. De bloedsuikers kunnen verhoogd zijn: diabetes mellitus. De huid kan dun en kwetsbaar worden: blauwe plekken en striae (streepvormige littekens). De wondgenezing kan vertraagd zijn. Er kan versnelde botontkalking optreden met fracturen als complicatie (osteoporose). De patiënt kan slecht slapen en vergeetachtig worden. Kenmerkend is ook ernstige lichamelijke vermoeidheid. De spieren worden dun en zwak. Daarnaast kunnen ernstige psychische stoornissen optreden.

5.6 Addison

Bij de ziekte van Addison is de functie van de bijnierschors onvoldoende. Dit kan allerlei oorzaken hebben, maar meestal is het een auto-immuunziekte. Het lichaam maakt de bijnierschors kapot. De patiënt is moe, heeft weinig eetlust en verliest gewicht. Vaak is er een kenmerkende sterke bruinige pigmentatie van de huid en de slijmvliezen. Bij de ziekte van Addison is de bloeddruk dikwijls erg laag. De patiënt is vaak misselijk. In het bloed zijn veel afwijkingen te vinden. Soms ontstaat een ernstige crisis. De verschijnselen en de afwijkende bloedwaarden worden dan in korte tijd veel erger. Dit kan levensbedreigend zijn. De behandeling komt neer op het geven van bijnierschorshormoon (corticosteroïd).

5.7 Diabetes mellitus type 2

5.7.1 Inleiding

Deze vorm van suikerziekte komt heel veel voor. Het ontstaat vooral op volwassen leeftijd. De meeste patiënten zijn te zwaar. Vetzucht komt tegenwoordig ook steeds meer bij kinderen voor. Dit kan de verklaring zijn voor het feit dat diabetes mellitus type 2 (DM2) steeds vaker al op kinderleeftijd begint.

De lichaamscellen zijn niet gevoelig genoeg voor insuline: insulineresistentie. Erfelijke aanleg speelt hierbij een grote rol. Glucose ('suiker') kan als gevolg hiervan niet goed vanuit het bloed in de cellen terechtkomen. Daardoor stijgt het glucosegehalte in het bloed: hyperglykemie. De diagnose suikerziekte wordt gesteld door een aantal keer de bloedglucose nuchter te bepalen. Dit kan met een gewone vingerprik.

5.7.2 Symptomen

DM2 ontstaat zo geleidelijk dat de verschijnselen in het begin nauwelijks opvallen. Bijna de helft van de mensen met deze ziekte weet het niet van zichzelf. De diagnose wordt vaak bij toeval gesteld als het bloed wordt gecontroleerd op glucose. Als iemand wel iets merkt, is het eerste verschijnsel vermoeidheid. Dat komt doordat de lichaamscellen onvoldoende glucose (brandstof) binnenkrijgen. Het teveel aan glucose wordt uitgeplast met de urine, opgelost in extra water. De urineproductie neemt daardoor toe: polyurie. Door het vele vochtverlies ontstaat dorst: polydipsie. De verschijnselen zijn echter meestal heel subtiel en het duurt vaak jaren voordat de diagnose wordt gesteld. In de tussentijd kunnen er al complicaties zijn ontstaan.

5.7.3 Behandeling

Meestal is sprake van (ernstig) overgewicht. In dat geval doet de patiënt er goed aan gezond te eten en veel lichaamsbeweging te nemen. Afvallen leidt tot een afname van de insulineresistentie; de diabetes kan er zelfs van overgaan. Afvallen lukt echter vaak niet en niet alle patiënten zijn te dik. In die gevallen zijn orale antidiabetica noodzakelijk. Als deze onvoldoende helpen wordt overgestapt op subcutaan insuline. De patiënt moet zichzelf dan leren spuiten. De glucosewaarden van het bloed kunnen door de patiënt zelf worden gecontroleerd. Het bepalen van de juiste dosering insuline is ingewikkeld. Er moet rekening worden gehouden met de voeding en de lichamelijke activiteit. Bij koorts kan de behoefte aan insuline veranderen. Het is dan belangrijk om vaker de bloedglucose te controleren. Verder is de griepprik zinvol, omdat bij influenza de bloedsuikers sterk kunnen stijgen en omdat bij diabetes eerder complicaties optreden zoals longontsteking.

Acute complicaties

Diabetisch coma

Hierbij is de bloedglucose heel hoog. De patiënt is uitgedroogd. Dit komt vooral voor bij ouderen die nog niet goed zijn ingesteld op medicatie. Dit soort coma ontstaat langzaam. De patiënt wordt steeds suffer. De prognose is meestal slecht.

Hypoglykemie en hypoglykemisch coma

Een te hoge dosering medicatie zal de bloedglucose te sterk doen dalen. Hypoglykemie geeft een hongerig, slap gevoel en leidt tot hoofdpijn, trillen, overmatig transpireren en onrust of agressie. Zolang de patiënt nog wakker genoeg is om goed te kunnen drinken, kan oraal glucose worden gegeven, bijvoorbeeld in de vorm van vruchtensuiker of een zoete drank. Dit is niet meer mogelijk als de patiënt te suf is. Het is in die situatie zelfs riskant in verband met de kans op verslikken. Een te hoge dosering insuline kan zelfs leiden tot een hypoglykemisch coma. In dat geval moet glucose intraveneus of glucagon intraveneus of intramusculair worden ingespoten. Glucagon is een stof die een aan insuline tegengestelde werking heeft. De bloedglucose gaat hierdoor omhoog.

Late complicaties

Hart- en vaatziekten

Vooral wanneer diabetes mellitus samengaat met andere risicofactoren, is de kans op atherosclerose en de daaruit volgende complicaties vergroot. Op grond hiervan is te begrijpen dat stoppen met roken of het gebruik van cholesterolverlagende medicatie voor mensen met suikerziekte essentieel is.

Neuropathie

Op lange termijn worden de zenuwen in het lichaam beschadigd. Dit leidt bijvoorbeeld tot een vermindering van de sensibiliteit aan de benen. Wondjes worden dan niet goed

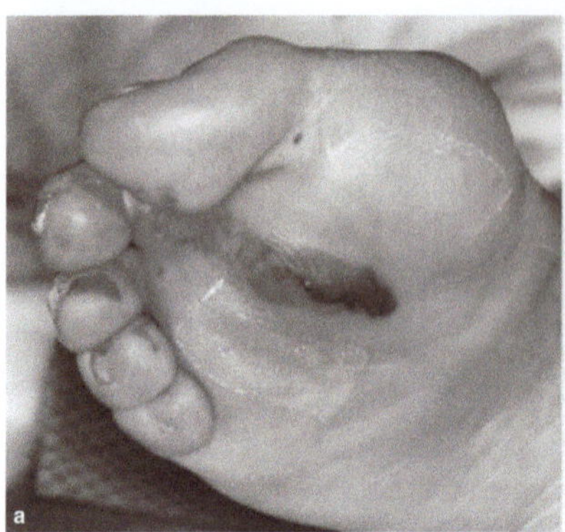
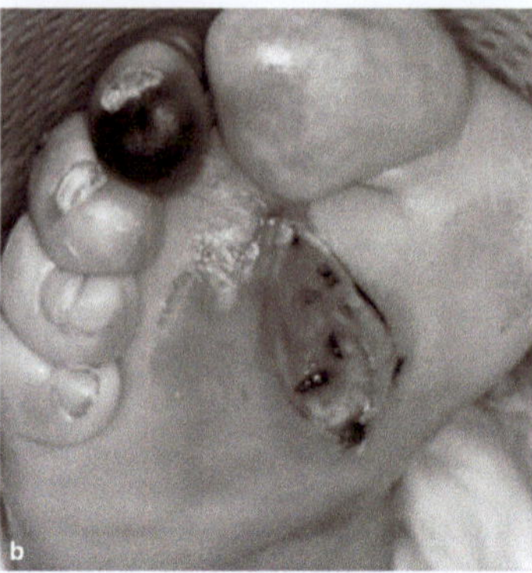

Figuur 5.1 Diabetische voet. (Bron: H.J. Bonjer (2002). Chirurgie. Houten: Bohn Stafleu van Loghum)

opgemerkt. Zenuwbeschadiging kan echter ook leiden tot pijn of tot paresthesieën: onaangename prikkelende of tintelende gevoelens. Neuropathie kan ook negatieve gevolgen hebben op erecties, het regelen van de bloeddruk en de zenuwvoorziening in het maag-darmkanaal en de urinewegen. Diabetici kunnen onder andere erectieproblemen krijgen, orthostatische hypotensie, diarree en problemen met het ledigen van de blaas.

Nefropathie

Achteruitgang van de nierfunctie is een gevreesde complicatie. Dit kan vrij goed worden voorkómen door een eventueel bestaande hypertensie krachtig te behandelen. De bloeddruk moet dus regelmatig worden gecontroleerd. Diabetische nefropathie kan op tijd ontdekt worden door de urine regelmatig te controleren op eiwit. Anders dan vaak wordt gedacht: urine hoeft dus niet te worden nagekeken op glucose maar op eiwit.

Retinopathie

Diabetes leidt tot beschadigingen van het netvlies. In de eerste jaren is hier niets van te merken, maar regelmatige controle door de oogarts is wel noodzakelijk. Het is mogelijk de achteruitgang van het netvlies tegen te gaan met laserbehandelingen. Daarmee wordt ernstige achteruitgang van het gezichtsvermogen voorkómen of in ieder geval uitgesteld. Diabetische retinopathie is in Nederland de meest voorkomende oorzaak van blindheid bij volwassenen.

Infecties

De afweer bij diabetes mellitus is relatief laag. Dat komt onder andere doordat de witte bloedcellen minder goed functioneren. Als gevolg daarvan ontstaan gemakkelijker infecties. Voorbeelden zijn urineweginfecties, Candida-vaginitis en furunkels.

Diabetische voet

Voetverzorging is bij diabetes mellitus van groot belang. De voeten zijn namelijk heel kwetsbaar (zie fig. 5.1). Het voornaamste probleem is neuropathie, waardoor wondjes niet worden opgemerkt. Bovendien is er sprake van atherosclerose en is de bloedvoorziening dus slecht. Dit bemoeilijkt de wondgenezing. Door de gedaalde weerstand ontstaan relatief gemakkelijk infecties. Uiteindelijk komt het nogal eens tot gangreen, waarbij het afgestorven weefsel moet worden geamputeerd. Om het niet zover te laten komen, moeten de voeten goed beschermd en gecontroleerd worden. De podotherapeut heeft daarbij een nuttige rol.

5.8 Diabetes mellitus type 1

Vergeleken met type 2 komt deze vorm van suikerziekte minder voor. Erfelijkheid speelt in het ontstaan een minder grote rol. Er is geen verband met overgewicht. Wel is sprake van auto-immuniteit. Antistoffen beschadigen de insuline producerende alvleeskliercellen. Deze antistoffen zijn in het bloed te meten. De ziekte ontstaat meestal op jonge leeftijd en ontwikkelt zich snel. De verschijnselen zijn duidelijk: de patiënt (vaak dus een kind) wordt erg moe, moet veel plassen en krijgt dorst, ook 's nachts. Op grond van deze verschijnselen is het noodzakelijk snel de glucose te bepalen in het bloed. Zo wordt de diagnose gesteld. Door het grote verlies van brandstof in de urine daalt het gewicht. Het lichaam breekt al snel vet af. Hierdoor verschijnen afvalstoffen (ketonen) in het bloed en in de urine. Dankzij deze verschillen is het mogelijk onderscheid te maken tussen type 1 en type 2.

Bij type 1 moet worden begonnen met insuline. Dit is voor de rest van het leven. Zonder insuline is de ziekte snel dodelijk. Er zou snel een hyperglykemisch ketoacidotisch coma ontstaan. Bij deze ernstige complicatie stijgt de glucoseconcentratie in het bloed sterk, de patiënt zal veel plassen en daarmee veel glucose verliezen. De meeste lichaamscellen krijgen dan veel te weinig brandstof en het lichaam gaat over tot de afbraak van vet om toch energie te maken. Een nadeel is dat daardoor afvalstoffen vrijkomen. Deze stoffen worden ketonen genoemd. Zij maken het bloed zuur. Deze verzuring heet ketoacidose. Hierdoor daalt het bewustzijn, de patiënt wordt suf. Hij kan daardoor zijn dorstgevoel minder goed opmerken en uitdrogen. Het bewustzijn daalt nog verder. Langzaam raakt de patiënt in coma. De dood zal volgen als de patiënt niet snel in het ziekenhuis wordt opgenomen. Als behandeling worden onder andere insuline en vocht toegediend. Voor de rest zijn de complicaties van DM type I dezelfde als die bij type 2. Omdat type 1 gemiddeld op veel jongere leeftijd begint, zullen de complicaties eerder optreden en uiteindelijk vaak ernstiger zijn. Dit kan gedeeltelijk worden voorkómen door gezond te leven, andere risicofactoren voor atherosclerose aan te pakken, een goede insulinebehandeling en goede controles. Net als bij type 2 is de griepprik zinvol.

5.9 Jicht

5.9.1 Definitie

In het lichaam worden continu cellen aangemaakt en afgebroken. In de kernen van de cellen bevinden zich purinen; bij de afbraak daarvan ontstaat urinezuur Dit wordt uitgescheiden in de urine. Bij een teveel aan urinezuur in het lichaam, is het meetbaar in het bloed: hyperurikemie. Er is dan een (kleine) kans dat urinezuur neerslaat in de weefsels en dit kan leiden tot een vorm van jicht. Hierbij zijn vooral de gewrichten betrokken: artritis urica. Jicht komt vooral bij mannen voor. Anders dan vroeger werd gedacht spelen voeding en overmatig alcoholgebruik geen duidelijke rol in het ontstaan van de ziekte.

5.9.2 Symptomen

Urinezuur veroorzaakt binnen enkele uren tot een dag een ontsteking in het betrokken gewricht. Meestal is dat in een grote teen, of elders in een voet, maar het kan ook ergens anders zijn. Het is onbekend waarom juist hier de meeste jichtaanvallen optreden. De klachten ontstaan meestal 's nachts. Het gewricht wordt rood, warm en pijnlijk. Soms zit de ontsteking in een ander gewricht of in meer dan één gewricht. Er kan sprake zijn van koorts. Zonder behandeling duren de klachten één tot drie weken. Na afloop maken de meeste mensen recidieven mee. Jicht kan leiden tot complicaties. De gewrichten kunnen blijvend beschadigd worden. Bij sommige patiënten slaat urinezuur ook neer in de onderhuid. De knobbeltjes die dan ontstaan worden tophi genoemd. Zij kunnen op vele plaatsen aan het lichaam zichtbaar worden. Het kan ook voorkomen dat urinezuur neerslaat in de nieren en urinewegen. Dit kan urinezuurstenen en/of nierinsufficiëntie tot gevolg hebben. Sommige patiënten hebben meer dan drie aanvallen per jaar. In alle genoemde gevallen is sprake van gecompliceerde jicht.

5.9.3 Behandeling

De behandeling van jicht vindt bijna altijd plaats door de huisarts. Aanvallen worden in eerste instantie bestreden met ontstekingsremmende pijnstillers. De pijn is dan meestal binnen één tot twee dagen verminderd of voorbij. Bij gecompliceerde jicht is onderhoudsmedicatie ter preventie van nieuwe aanvallen, urinestenen en verdere schade van belang. Tophi kunnen dan verdwijnen.

5.10 Vetstofwisseling

Er zijn mensen bij wie de verwerking van vetten in het lichaam verstoord is. Van alle bloedvetten is cholesterol verreweg het meest bekend. Het lichaam heeft cholesterol nodig, maar het zogenaamde LDL-cholesterol is ongezond. Hypercholesterolemie geeft op zichzelf geen klachten. De patiënt voelt er niets van. Sommige mensen merken in de loop van de tijd wel dat zich gelige massa's cholesterol ophopen, bijvoorbeeld in de pezen, bij de oogleden of in het hoornvlies. Hypercholesterolemie geeft een verhoogde kans op atherosclerose. Dit is vooral het geval in aanwezigheid van nog meer risicofactoren. Het is daarom belangrijk om het ongezonde bloedcholesterol te verlagen. Dit kan worden bereikt door vetarm te eten, waarbij vooral dierlijke vetten moeten worden vermeden. Afhankelijk van de hoogte van het cholesterol en de aanwezigheid van bijvoorbeeld diabetes mellitus of hypertensie kan het ook zinvol zijn om medicatie te gebruiken. Hierdoor kan het cholesterol nog verder worden verlaagd. Dit geeft gezondheidswinst op de lange termijn. Bij een extreem hoog cholesterolgehalte van het bloed is er mogelijk sprake van een autosomaal dominant erfelijke stofwisselingsziekte: familiaire hypercholesterolemie (FH). Medicamenteuze behandeling is dan aangewezen (naast gezond eten en veel bewegen). In de familie van deze patiënten zijn dikwijls mensen die op jonge leeftijd al aan een hartinfarct zijn overleden. De ziekte komt voor bij ongeveer één op de vijfhonderd mensen. Er zijn nog veel meer vetstofwisselingsstoornissen. Bloedonderzoek kan meestal uitsluitsel geven.

Praktijkvoorbeelden

Mevrouw A., 70 jaar, is de laatste tijd erg vergeetachtig. Haar echtgenoot is bang dat ze dement wordt. Ze wordt bovendien erg traag. Ze zit de hele dag op haar stoel en lijkt somber. Het valt op hoe hees en krakerig haar stem klinkt. Ze klaagt vaak over de temperatuur; terwijl het beslist niet koud is, wil ze toch de thermostaat omhoog zetten. Ze ziet er wat ongezond uit. Dat viel haar dochter op die sinds gisteren voor het eerst sinds jaren vanuit Amerika weer eens op bezoek is. Het is haar idee om langs te gaan bij de huisarts. De huisarts besluit onder meer tot bloedonderzoek en is benieuwd naar de werking van de schildklier.

Meneer van S., 48 jaar, wordt midden in de nacht wakker met een zeer heftige pijn in zijn linker grote teen. De teen is helemaal rood en gezwollen. Hij houdt het niet meer uit. Het is zo erg dat hij besluit de huisartsenpost te bellen. Het advies is in eerste instantie een pijnstiller te nemen (zoals ibuprofen, geen carbasalaatcalcium want dat zou de mogelijke jichtaanval alleen maar verlengen). Later die ochtend neemt meneer van S. contact op met de eigen huisarts. Zij stelt met vrij grote zekerheid de diagnose 'jicht'.

Mevrouw M., 58 jaar, gebruikt al jaren tabletten in verband met suikerziekte. Ze komt bij de diëtiste omdat zij pogingen doet om af te vallen. Dat lukt slechts gedeeltelijk. Verder komt ze bij de oogarts om te worden geholpen aan haar netvlies. Ze krijgt hiervoor een laserbehandeling. Om de drie maanden komt ze in het gezondheidscentrum voor diabetescontrole. Dan worden onder meer haar voeten heel goed onderzocht. De urine wordt telkens nagekeken op eiwit. Dat is voor de nieren. Ze houdt het boekje met bloedglucosewaarden goed bij. De laatste tijd gaat het best goed. De huisarts is tevreden. Ze wil het moeten spuiten van insuline als het enigszins kan vermijden.

Meneer K., 60 jaar, heeft een verhoogd cholesterol en hoge bloeddruk. Hij moet in verband met beide problemen medicijnen gebruiken. Dat doet hij echter niet, want hij heeft nergens last van. Over zijn gezondheid maakt hij zich geen zorgen.

Lagere luchtwegen

Samenvatting

Acute bronchitis is een virale infectie. Bij astma zijn de bronchiën ontstoken door allergie en/of hyperreactiviteit. Daarbij treden ook aanvalsgewijs vernauwingen op met benauwdheid en piepen. Chronische bronchitis komt vooral door roken en hoort bij COPD. Ook longemfyseem hoort bij COPD. Daarbij worden longblaasjes onherstelbaar vernietigd. Een pneumonie is ernstig, De oorzaak is meestal een bacterie. Pneumonie kan een complicatie zijn van influenza. Berucht is de pneumonie door Legionella. Een gaatje in de longvliezen leidt tot pneumothorax. De longvliezen kunnen ontsteken door bijvoorbeeld tuberculose. Dit is een ernstige ziekte die het hele lichaam kan aantasten, maar vooral de longen. Gevreesd is de toenemende medicatieresistentie. Het mesothelioom is snel dodelijk. In het ontstaan speelt asbest een grote rol. De prognose van bronchuscarcinoom ('longkanker') is nog steeds slecht. Verandering in het hoesten is vaak het eerste symptoom en dat valt dus meestal niet op.

E.A.F. Wentink, *Medische kennis*, Basiswerk AG, DOI 10.1007/978-90-368-1786-8_6

6.1 Acute bronchitis

Bronchiën zijn vertakkingen van de luchtpijp die samen een soort 'boom' in de longen vormen. Bronchiën horen bij de lagere luchtwegen. De allerkleinste bronchiën gaan over in het longweefsel zelf, de longblaasjes. Bronchiën kunnen door een virus geïnfecteerd worden. In de meeste gevallen is dat een gewoon verkoudheidsvirus. Acute bronchitis ontstaat vaak in aansluiting op een verkoudheid. De symptomen verplaatsen zich als het ware vanuit de neus, keel en strottenhoofd naar beneden. Soms doen er ook bacteriën mee. De patiënt heeft het bij bronchitis 'goed te pakken'. Vaak is sprake van hevig hoesten en slijm opgeven. Meestal is er geen koorts of een ernstig ziektegevoel. De patiënt kan zeggen dat hij zich benauwd voelt. Dat is te verklaren door het vele slijm. De arts dient de longen te beluisteren om vast te kunnen stellen of de patiënt een zuivere bronchitis heeft, een pneumonie of een combinatie van beide (bronchopneumonie). Pneumonie leidt tot kortademigheid. Daarbij is het ademen zelf moeilijk. Bij ernstige kortademigheid lukt het niet eens om een hele zin uit te spreken.

De totale duur van een acute bronchitis is hooguit twee weken. Bij rokers duurt het gemiddeld langer. Antibiotica zijn meestal niet werkzaam en hoeven niet te worden voorgeschreven. Hierop bestaan wel uitzonderingen, bijvoorbeeld als de patiënt een relatief zieke indruk maakt, als er mogelijk ook een echte longontsteking is of als de patiënt tot een kwetsbare groep behoort. Dat laatste is het geval als sprake is van een chronische longaandoening of een lage weerstand, om welke reden dan ook. Ook baby's en oude mensen zijn relatief kwetsbaar omdat zij niet goed kunnen hoesten.

6.2 Longinfecties

6.2.1 Pneumonie

Ontstaan

De verwekker van een pneumonie is heel vaak een bacterie. Het kan ook een virus zijn, bijvoorbeeld het influenzavirus, maar dan gaan bacteriën wel meedoen. Pneumonie ontstaat soms bij mensen die daarvoor goed gezond waren, maar meestal hebben de patiënten al zieke longen of zijn ze om een andere reden kwetsbaar. Dit laatste geldt onder meer voor mensen die heel oud zijn; zij hebben onvoldoende kracht om het slijm goed op te hoesten, zijn dikwijls ondervoed of hebben bijkomende ziekten. Pneumonie komt veel voor bij mensen met COPD, dus bij chronische bronchitis en longemfyseem. Er is hierbij veel slijm in de luchtwegen aanwezig en in dat slijm zitten altijd wel bacteriën. Vooral wanneer het slijm niet goed wordt opgehoest of als het aantal bacteriën erg groot is, kan een infectie volgen. Veel patiënten roken en de giftige stoffen die daarmee worden ingeademd, verlagen de weerstand. Soms is pneumonie het eerste teken van longkanker. Kankerweefsel kan een luchtpijpvertakking afsluiten. Achter deze afsluiting hopen bacteriën en slijm zich op en uiteindelijk volgt een infectie. Het is belangrijk te weten dat een echte pneumonie iets heel anders is dan acute bronchitis. Een longontsteking komt niet voort uit een gewone verkoudheid. Het verwarrende is echter dat de termen bronchitis en pneumonie door elkaar worden gebruikt. Wat longontsteking wordt genoemd is vaak in feite een heftige acute bronchitis.

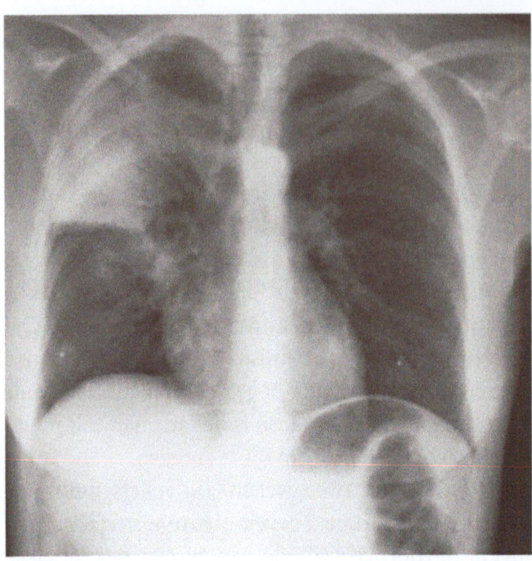

Figuur 6.1 Thoraxfoto bij een patiënt met pneumonie in de rechterbovenkwab. (Bron: T.O.H. de Jongh, H. de Vries, H.G.L.M. Grundmeijer (2005). Diagnostiek van alledaagse klachten. Houten: Bohn Stafleu van Loghum)

Symptomen

De belangrijkste ziekteverschijnselen zijn dyspnoe en koorts. Verder moet de patiënt erg hoesten. Dit gaat meestal gepaard met het produceren van sputum. Pneumonie kan ook pijnlijk zijn. Dat is vooral het geval als de pneumonie zich uitbreidt naar de longvliezen. De patiënt moet in alle gevallen worden onderzocht. Ter plaatse van de infectie zijn met de stethoscoop geluiden te horen die duiden op de aanwezigheid van ontstekingsvocht in de longblaasjes. Dit vocht is ook goed te zien op een röntgenfoto.

Beleid en prognose

Als de patiënt een niet al te zieke indruk maakt en er iemand is die voor hem kan zorgen, is het verantwoord de patiënt thuis te laten blijven. Als behandeling wordt oraal een antibioticum gegeven. Soms is een ziekenhuisopname noodzakelijk. In dat geval wordt altijd een X-thorax gemaakt om de diagnose te bevestigen (zie fig. 6.1). In ernstige gevallen wordt voor het toedienen van een antibioticum een infuus ingebracht. De prognose is vaak goed. Toch gaan ook veel mensen aan een longontsteking dood. Dit is vooral mogelijk als de weerstand laag is, als er bijkomende ziekten zijn of als de bacteriën resistent zijn tegen antibiotica.

6.2.2 Pneumonie als complicatie van influenza

Influenza is de medische term voor de gevaarlijke griep, een virale infectie die gepaard gaat met veel hoofdpijn, spierpijn, malaise en verkoudheidsverschijnselen. De meest voorkomende doodsoorzaak bij influenza is pneumonie. Deze wordt soms door het influenzavirus zelf veroorzaakt. Dit virus kan de luchtwegen ernstig beschadigen. Wat nog vaker gebeurt, is dat de aanwezige bacteriën er een infectie bovenop geven. Dit wordt 'superinfectie' genoemd.

Vele bacteriën kunnen dit veroorzaken, maar de stafylokokken zijn in dit verband extreem berucht. Door de – gelukkig zeldzame – stafylokokkenpneumonie kunnen zelfs jonge gezonde mensen snel overlijden. Het is in alle gevallen belangrijk om bij iemand met griep in de gaten te houden of kortademigheid optreedt. Dat kan immers wijzen op een pneumonie. De patiënt moet dan zo snel mogelijk een antibioticum krijgen.

6.2.3 Tuberculose

Dit is een beruchte bacteriële infectieziekte. Bekende afkortingen zijn tbc of tb. Met 'open tbc' wordt bedoeld dat de patiënt anderen kan besmetten. Dit is het geval als de patiënt erg moet hoesten en bacteriën door de lucht verspreidt. Vroeger werd (open) tbc '(vliegende) tering' genoemd. Tuberculose is in de hele wereld een zeer veelvoorkomende doodsoorzaak geweest. De situatie is in de westerse landen verbeterd toen werd begonnen met het verplegen van patiënten in geïsoleerde sanatoria. De ontdekking van de verwekker van tuberculose en het ontwikkelen van medicijnen heeft tuberculose voor een groot deel doen verdwijnen, althans uit landen zoals Nederland. De laatste jaren komt de ziekte echter weer terug. Dit komt doordat mensen zich steeds meer verplaatsen over de wereld. In landen als Turkije en Marokko komt tuberculose nog steeds veel voor. Een groot probleem is dat de bacteriën in toenemende mate resistent worden. Dit is een groot gevaar. Er zijn al bacteriën die voor geen enkel medicijn gevoelig zijn. Als juist deze bacteriën zich op grote schaal gaan verspreiden, bestaat een groot gevaar.

De verschijnselen van tuberculose zijn vooral in het begin vrij vaag. De ziekte kan heel lang in de incubatietijd blijven. Er is dan wel een besmetting maar nog geen infectie. Tuberculose zit vooral in de longen maar kan ook elders voorkomen. Mogelijke ziekteverschijnselen zijn vermoeidheid, koorts, bloed ophoesten, nachtzweten en vermagering. De diagnostiek is ingewikkeld. Geprobeerd wordt de bacteriën aan te tonen in het sputum. Een X-thorax is belangrijk. Zodra de ziekte is vastgesteld, wordt de omgeving van de patiënt onderzocht door de GGD. Mensen die in nauw contact zijn geweest met de patiënt krijgen een mantouxprik om eventuele besmetting aan te tonen. Tussen ongeveer twee weken en drie maanden na de besmetting wordt de mantouxprik positief. Bij een positieve uitslag volgt een langdurige medicamenteuze behandeling met als doel de ziekte te voorkómen. Als de ziekte er eenmaal is, wordt een nog zwaardere therapie gegeven. De patiënt krijgt gedurende vele maanden een combinatie van medicijnen voorgeschreven. Het is mogelijk tegen tuberculose te worden ingeënt. Dit is de BCG-vaccinatie. Kinderen van wie ten minste één ouder komt uit een land waarin tuberculose veel voorkomt, komen hiervoor in aanmerking.

6.2.4 Pneumonie door Legionella: Legionellose

Dit is relatief zeldzaam. De verschijnselen lijken op griep, maar dan volgt een longontsteking. Kortademigheid bij griep is een alarmsymptoom. Legionella is een bacterie die goed kan groeien in stilstaand water tussen 25 tot 55 graden Celsius. Vanaf 60 graden wordt de bacterie gedood. Besmetting is niet mogelijk door het drinken van water of door contact met iemand anders die besmet is. Het kan alleen door het inademen van kleine druppeltjes water in de lucht, bijvoorbeeld tijdens het douchen als de douche lange tijd niet is gebruikt. Dit geldt vooral op plaatsen waar de boiler niet heet genoeg staat afgesteld. De bacteriën hebben dan immers de mogelijkheid en de tijd gehad om te groeien. De helft van de patiënten heeft de ziekte opgelopen in het buitenland, bijvoorbeeld in een hotel. De eerste epidemie is beschreven tijdens een reünie van veteranen (oud-strijders) in Amerika. De ernstige vorm van de ziekte heeft als bijnaam 'veteranenziekte'. In Nederland brak in 1999 een epidemie uit onder bezoekers van een grote bloemententoonstelling. Mensen ademden besmette waterdamp in van een, zoals door onderzoek bleek, daar aanwezig bubbelbad. De ziekte begint als griep: koorts, hoofdpijn, spierpijn, ziek gevoel, vermoeidheid en hoesten. Dit gaat over in een longontsteking. De patiënt wordt dan kortademig. Vaak is ook sprake van braken, buikpijn, diarree, hoofdpijn en sufheid. De ziekte kan leiden tot de dood. De diagnose moet dus snel gesteld worden. Dit is mogelijk door onderzoek van urine waarin de bacterie kan worden aangetoond. De patiënt moet snel een specifiek antibioticum krijgen.

6.3 Astma

6.3.1 Anatomie en fysiologie

Lucht stroomt rechts en links de longen in. In linker- en rechterlong vormen de bronchiën een soort boom. De bronchiën gaan over in de longblaasjes (zie fig. 6.2).

Het probleem bij astma is dat de bronchiën aan de binnenkant als gevolg van allerlei allergische en andere prikkels voortdurend min of meer ontstoken zijn. De doorlaatbaarheid neemt af. Omdat er in de bronchiën zenuwen zitten, moet de patiënt vaak hoesten. De slijmcellen produceren te veel slijm en ook dat geeft een hoestprikkel. Het hoesten gaat gepaard met het opgeven (produceren) van slijm. Soms trekken de gladde spiercellen in de wand van de bronchiën heftig samen. In dat geval is de vernauwing heel sterk. De patiënt heeft dan een astma-aanval. Met veel kracht wordt de lucht uit de longblaasjes naar buiten geperst. Dit kan gepaard gaan met een piepend geluid.

6.3.2 Symptomen

Bij kinderen van nul tot vier jaar lijkt astma veel op recidiverende luchtweginfecties. Verkoudheden komen juist op heel jonge leeftijd vaak voor, vooral als er oudere broertjes of zusjes zijn en/of als het kind naar het kinderdagverblijf of de peuterspeelzaal gaat. Verkoudheden gaan op deze leeftijd vaak gepaard met veel hoesten en slijmproductie. Vooral baby's zitten vaak 'vol' en kunnen nogal eens piepen. De diagnose astma is nog niet met zekerheid te stellen. Boven de leeftijd van vier jaar worden de symptomen duidelijker. Er komen dan aanvallen van kortademigheid, piepen en hoesten. Typerend is dat de klachten kunnen worden uitgelokt en verergerd door allerlei soorten prikkels. Het is belangrijk die zo goed mogelijk te leren kennen.

6.3.3 Ontstaan

Mensen met astma zijn meestal allergisch. Astma maakt deel uit van het atopisch syndroom, net als constitutioneel (atopisch) eczeem en allergische rhinitis/conjunctivitis (bij allergie

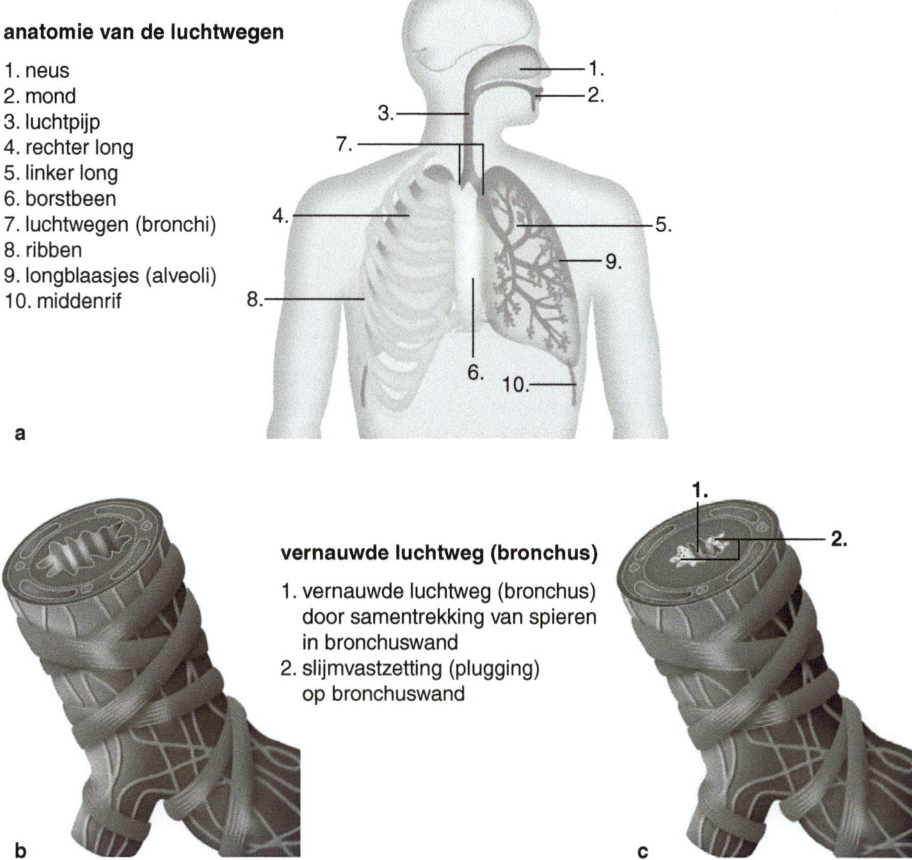

Figuur 6.2 De anatomie van de luchtwegen

voor pollen heet dit 'hooikoorts'). Aanvallen van astma worden dus vaak uitgelokt door allergenen. Een voorbeeld is slapen in een bed met veel huisstofmijt of contact met een cavia. Er zijn echter ook vele niet-allergische prikkels. Mensen kunnen bijvoorbeeld last krijgen bij blootstelling aan rook, mist of luchtverontreiniging. Ook virussen zijn een belangrijke prikkel. Bij een verkoudheid kan een astma-aanval optreden. Bekend is verder de inspanningsastma: zodra de patiënt zich flink inspant, is er sprake van hoesten, piepen en een gevoel van kortademigheid. Voor de patiënt met astma zijn de aanvallen van kortademigheid het meest belastend en bedreigend.

6.3.4 Diagnose

Bij iedereen die vaak moet hoesten en/of kortademig is, kan sprake zijn van astma. Het hebben van allergische klachten is hiervoor een extra aanwijzing. Bij lichamelijk onderzoek is vooral het piepen bij de uitademing kenmerkend. De maximale snelheid waarmee lucht wordt uitgeademd, is verlaagd. Dit is te meten met een piekstroommeter. Vanaf zes jaar kan de piekstroom eventueel twee weken lang worden bijgehouden. Bij astma is de piekstroom 's ochtends slechter dan 's avonds. Als een luchtwegverwijder verbetering geeft, is ook dat een aanwijzing voor astma. Een uitgebreider longfunctieonderzoek wordt spirometrie genoemd. Dit levert veel meer informatie dan alleen het meten van de piekstroom. Het kan zinvol zijn om onderzoek te doen naar allergie. Vanaf vier jaar is dit mogelijk door bloedonderzoek. Bij oudere kinderen en volwassenen is het doen van huidpriktesten een optie. Hierbij worden op verschillende plaatsen allergenen in de huid gespoten. Bij allergie zal ter plaatse na ongeveer een kwartier een jeukende rode plek te zien zijn.

6.3.5 Behandeling

In de eerste plaats dienen de prikkels die de klachten uitlokken zo veel mogelijk vermeden te worden. Stoppen met roken is vanzelfsprekend. Ook in de omgeving kan beter niet worden gerookt. Soms worden bepaalde (huis)dieren niet verdragen. Het kan voldoende zijn als het huisdier buiten de slaapkamer wordt gehouden, maar soms is het nodig het huisdier weg te doen. Dit ligt emotioneel uiteraard heel gevoelig. Huisstofmijt gedijt goed in stof en in vochtige huizen. Het kan worden bestreden door goed te ventileren, omdat dit de hoeveelheid vocht in huis vermindert. Ook is het belangrijk om stof en stofnesten te vermijden door bijvoorbeeld zeil en lamellen te nemen. De patiënt kan beter niet zelf stofzuigen. Stoffige knuffels kunnen bij kinderen de klachten in stand houden.

Bij het optreden van aanvallen van kortademigheid zijn luchtwegverwijders aangewezen. Zij kunnen ook preventief worden toegediend. Dit is bijvoorbeeld een mogelijkheid vlak voor het bijwonen van de gymnastiekles of het uitoefenen van sport. De essentie van astma is echter de min of meer blijvend aanwezige ontsteking. Het is met name de ontsteking die moet worden bestreden. Vooral als de patiënt vaak of recidiverend klachten heeft, worden ontstekingsremmers als onderhoudsmedicatie voorgeschreven. Deze medicijnen worden meestal tweemaal daags gebruikt. Patiënten moeten soms voor deze medicijnen gemotiveerd worden; ze geven immers niet direct verlichting van de klachten, maar werken op de lange duur. Verder moet aan de techniek van het juist toedienen van astmamedicatie veel aandacht worden besteed.

6.4 COPD

Chronische bronchitis en longemfyseem samen worden COPD genoemd. Dit is de afkorting van chronic obstructive pulmonary disease.

6.4.1 Anatomie en fysiologie

Figuur 6.3 laat zien hoe de bronchiën overgaan in longblaasjes. Verder is te zien dat zich om de longblaasjes heen heel dunne bloedvaatjes bevinden. Deze vergemakkelijken de opname van zuurstof in het bloed en de afgifte van koolzuur aan de uitademinglucht (zie fig. 6.3). Er zijn mensen bij wie de bronchiën aan de binnenkant continu ontstoken zijn. Dit heet chronische bronchitis. Verreweg de meest voorkomende oorzaak hiervan is roken. De slijmcellen produceren dan continu veel slijm. Door irritatie van zenuwcellen en door het slijm moet de

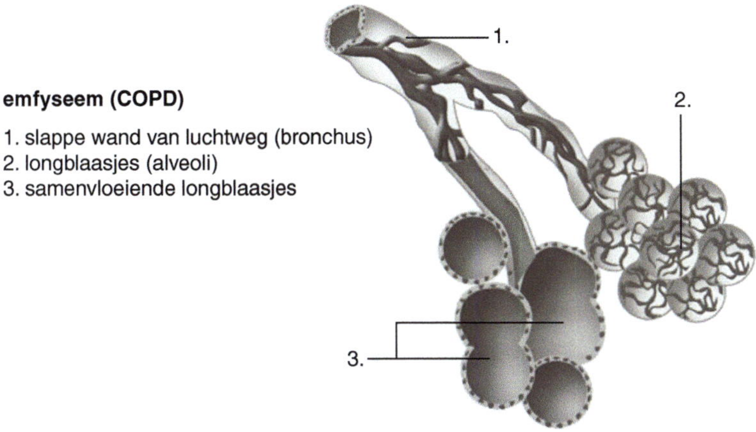

Figuur 6.3 Emfyseem (COPD)

patiënt vaak hoesten. Dit is vooral 's ochtends het geval, omdat zich in de nacht slijm heeft opgehoopt wat eruit moet. Het hoesten komt ook doordat de trilharen als gevolg van het roken niet goed meer functioneren. De bekende rokershoest is vooral 's ochtends in vele huizen te horen.

Roken is zo schadelijk dat het niet bij chronische bronchitis blijft. De longblaasjes worden langzaam afgebroken. Dit geldt ook voor de bloedvaatjes. Kleine blaasjes veranderen in grotere holten zonder bloedvoorziening. Ademhaling in deze grotere holten is bijna onmogelijk. De blijvende beschadigingen worden longemfyseem genoemd. Naarmate het longweefsel verdwijnt, wordt de patiënt toenemend kortademig. Uiteindelijk is longemfyseem niet met het leven verenigbaar.

6.4.2 COPD; chronische bronchitis

Hierbij is sprake van frequent en langdurig hoesten. Dit gaat gepaard met het opgeven van sputum. De slijmvliezen in de bronchiën zijn chronisch ontstoken en daardoor gezwollen. Ter plaatse wordt veel slijm geproduceerd. De spiercellen hebben soms de neiging sterk samen te trekken. Dit kan bijvoorbeeld het geval zijn bij een bijkomende infectie. Er treden dan echte hoestaanvallen op die gepaard kunnen gaan met piepende geluiden bij de uitademing, net als bij astma. In ieder geval is er chronisch min of meer sprake van obstructie. Voor de behandeling is het belangrijk dat wordt gestopt met roken. Bij koorts wordt een antibioticum gegeven. Tegen piepen en kortademigheid zijn luchtwegverwijders zinvol. Corticosteroïden kunnen de ontstekingen bestrijden. Dit is echter tamelijk zinloos als de oorzaak van de ontstekingen niet wordt weggenomen, bijvoorbeeld de giftige stoffen die worden geïnhaleerd door het roken.

6.4.3 COPD; longemfyseem

Longemfyseem wordt ook wel 'uitgerekte longen' genoemd. In feite is deze term niet duidelijk genoeg; de essentie van longemfyseem is namelijk dat de longen worden vernietigd. COPD

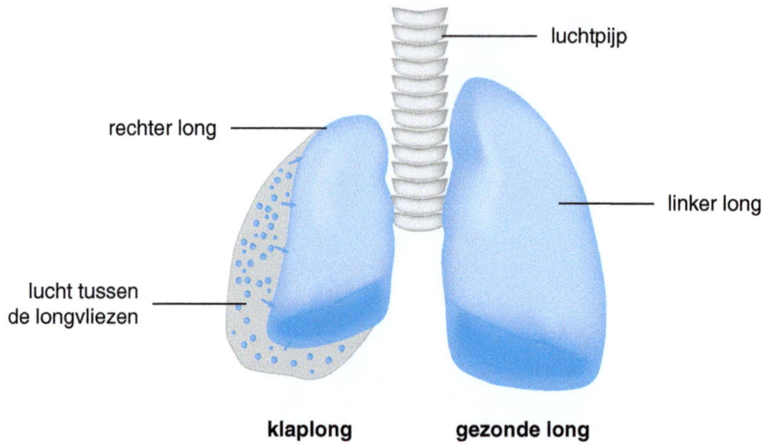

Figuur 6.4 Pneumothorax

is niet te genezen. Het overgrote deel van de patiënten rookt. Dit is verreweg de belangrijkste oorzaak. Bij het lichamelijk onderzoek blijkt dat zich veel lucht in de longen bevindt. Er is echter relatief weinig ademgeruis. Er is in de longen veel 'dode ruimte'. Dit is ruimte waarin geen zuurstof in het bloed kan worden opgenomen. Longemfyseem is ook slecht voor het rechtergedeelte van het hart. Dit moet immers bloed in de longen pompen. Hier zijn echter veel bloedvaatjes verdwenen. Op den duur kan dit leiden tot hartfalen. De patiënt met longemfyseem wordt naarmate de ziekte voortschrijdt steeds meer kortademig. In het begin is dit alleen bij inspanning, maar uiteindelijk bestaan de klachten zelfs in rust. Het is natuurlijk zinvol om te stoppen met roken. Toch krijgt niet iedereen met ernstig COPD dat voor elkaar. In het laatste stadium maakt dat voor de prognose overigens niet wezenlijk meer uit. Voor de conditie van de longen is lichaamsbeweging zinvol. Patiënten komen in aanmerking voor de griepprik. Om de klachten te verlichten worden luchtwegverwijders voorgeschreven. Zij helpen slechts een beetje. Fysiotherapie kan zinvol zijn om het slijm beter op te kunnen hoesten. Als er een longontsteking bijkomt, zijn antibiotica noodzakelijk. Bij ernstig emfyseem volgt behandeling met zuurstof. De patiënt wordt hiervan afhankelijk. Sommige patiënten met longemfyseem worden geopereerd. Tegenwoordig worden soms zelfs complete longtransplantaties uitgevoerd.

6.5 Pneumothorax

Bij pneumothorax zit er lucht tussen de longvliezen (zie fig. 6.4). Dit kan spontaan ontstaan door een scheurtje in een zwak plekje aan de rand van de longen, vlakbij de vliezen. Hierdoor wordt een open verbinding gevormd tussen de longen en de ruimte tussen de vliezen. De ingeademde lucht kan dan in deze ruimte om de long heen stromen. Dit veroorzaakt van buitenaf druk op de long. Als deze druk te hoog wordt, klapt de long gedeeltelijk in elkaar. De bijnaam voor deze aandoening is 'klaplong'. Gelukkig gaat de opening vaak snel weer dicht en vallen de gevolgen mee. Deze 'spontane' pneumothorax komt vooral voor bij jonge, lange, magere en rokende mannen. Verder is pneumothorax vaak een complicatie van andere longziekten of van verwondingen. Verschijnselen zijn hevige pijn bij het ademen en kortademigheid. Lichamelijk onderzoek en een X-thorax kunnen de diagnose bevestigen. Bij een kleine pneumothorax kan rustig worden afgewacht. Bij een grotere pneumothorax is het zinvol via een kijkoperatie de lucht af te zuigen via een drain; de vliezen moeten weer tegen elkaar aan komen te liggen zodat de long kan weer kan ontplooien. In ernstige gevallen is een operatie noodzakelijk. Als de opening zich echt niet sluit en de druk om de long alsmaar toeneemt, ontstaat een levensgevaarlijke situatie. De long klapt volledig in elkaar en het hart komt in de verdrukking. Dit wordt spanningspneumothorax genoemd.

6.6 Pleuraziekten

De longvliezen zijn zeer gevoelig en een ontsteking ervan is heel pijnlijk. Bij jonge gezonde mensen is de oorzaak meestal een virus. Ademen of bewegen gaat dan gepaard met een scherpe pijn. Bij auscultatie van de longen zijn typische geluiden te horen. Als behandeling is pijnstilling aan de orde. Bij andere oorzaken van pleuritis zit er vaak vocht tussen de longvliezen. Als dit vocht veel eiwit bevat, wordt gesproken van pleura-exsudaat. Het is in het ziekenhuis mogelijk dit vocht met een punctie op te zuigen en te onderzoeken om erachter te komen wat de oorzaak is. Dat kan van alles zijn. Vaak is het een gevolg van een pneumonie, maar er kan ook sprake zijn van kanker, bijvoorbeeld uitgezaaide borst- of longkanker. In het pleuravocht bevinden zich dan kankercellen. Berucht is de kanker van de longvliezen zelf. Dit wordt mesothelioom genoemd. Tientallen jaren na blootstelling aan asbest kan deze ziekte ontstaan. De verschijnselen zijn kortademigheid, pijn en gewichtsverlies. De behandeling is erg moeilijk. De prognose is zeer slecht.

6.7 Bronchuscarcinoom

6.7.1 Inleiding

Deze kanker wordt longkanker genoemd, maar de kanker ontstaat in de bronchiën. De belangrijkste oorzaak is roken. Iedere gerookte sigaret verhoogt de kans op het krijgen van longkanker in de toekomst. Longkanker komt bij niet-rokers heel weinig voor. Het gaat om een zeer gevreesde ziekte. Als de patiënt er iets van merkt, is het meestal al te laat. De prognose is slecht: veel meer dan de helft van de patiënten is na vijf jaar overleden.

6.7.2 Symptomen

Het eerste verschijnsel is meestal een verandering van het hoestpatroon. Naast de vaak al bestaande rokershoest komt er bijvoorbeeld een hardnekkige kriebelhoest bij. Als het kankerweefsel een bloedvaatje beschadigt kan een (kleine) bloeding optreden. Dit leidt tot hemoptoë, een beetje (een 'streepje') bloed ophoesten met het sputum. Soms ontstaat door afsluiting van luchtpijptakjes een pneumonie als complicatie. De patiënt wordt dan kortademig en krijgt koorts. Anders dan vaak wordt gedacht: kortademigheid is bij longkanker normaal gesproken geen vroeg verschijnsel. Kortademigheid treedt pas op als de kanker veel ruimte inneemt. In dat geval is de ziekte vaak allang uitgezaaid. Er kunnen algemene ziekteverschijnselen zijn zoals slechte eetlust, vermoeidheid en afvallen. Doorgroei naar de longvliezen of uitzaaiing naar de botten kan pijn veroorzaken. Hersenmetastasen kunnen veranderingen geven in het gedrag.

6.7.3 Aanvullende diagnostiek

Op een X-thorax kan een verdachte afwijking worden gezien. Vervolgens is een CT-scan noodzakelijk. Zo kan precies bekeken worden waar de tumor zich bevindt. CT wordt ook ingezet bij het opsporen van mogelijke metastasen. De patholoog kan cellen of weefsel uit een punctie onderzoeken en de definitieve diagnose stellen. Het benodigde materiaal wordt meestal verkregen via een bronchoscopie.

6.7.4 Behandeling

De belangrijkste behandeling van longkanker is chirurgie. Soms is dit nog curatief. Andere mogelijkheden zijn bestraling en chemotherapie. Deze behandelingen kunnen de levensduur verlengen of de klachten tijdelijk wat verlichten.

Praktijkvoorbeelden

Meneer A., 82 jaar, is al jaren bekend met COPD. Bovendien is hij chronisch depressief, heeft hij de ziekte van Parkinson en hypothyreoïdie. Zoals iedere ochtend komt zijn dochter ook vandaag bij hem op bezoek. Zij merkt dat haar vader koorts heeft en opvallend zwaar ademt. Hij klaagt over benauwdheid. Ongerust belt zij de huisarts. Die komt op visite. Hij luistert naar de longen en stelt vast dat meneer A. een longontsteking heeft. Het is voor zijn dochter niet mogelijk om hem de hele dag te verzorgen. In overleg met de geriater wordt de patiënt opgenomen in het ziekenhuis. Op de röntgenfoto is een groot ontstekingsinfiltraat te zien. Helaas slaan de antibiotica niet aan. Langzaam verliest meneer A. zijn bewustzijn. Na enkele dagen overlijdt hij.

Meneer B., 60 jaar, is al jaren in Nederland maar keert iedere zomer terug naar Turkije om zijn familie te bezoeken. Hij heeft een eigen bakkerij. De laatste weken voelt hij zich niet lekker. Hij heeft zoals bijna altijd last van zijn maag maar op dit moment moet hij ook veel hoesten. Gisteren zat er opeens wat bloed in zijn zakdoek. De eetlust is sterk afgenomen. Hij voelt zich zo slecht dat hij niet kan werken. Dat is niets voor hem. De huisarts vertrouwt het niet en denkt aan tuberculose. Onderzoek wijst uit dat meneer B. inderdaad deze ziekte heeft. De huisarts neemt contact op met de GGD. Alle contacten van meneer B. zullen een mantouxprik moeten krijgen. Meneer B. is vanaf nu onder behandeling bij de longarts.

Rutger, 18 jaar, is een lange magere jongeman. Op een dag zit hij rustig wat te computeren als hij een steek voelt in zijn linkerborststreek. De pijn gaat niet voorbij. Hij voelt zich benauwd worden. In- en uitademen zijn zo pijnlijk dat hij dat nauwelijks meer durft. De huisarts komt op visite. Hij luistert naar de longen, denkt aan een klaplong en belt naar het ziekenhuis om het maken van een foto te organiseren.

Dennis, 6 jaar, is bekend met astma. Hij is heel allergisch voor huisstofmijt. Als hij rent, moet hij hoesten en piepen. Vóór de gymnastiekles neemt hij zijn 'pufding'. Hij is daar zelf heel blij mee. Zonder zijn pufding kan hij immers niet meedoen.

Meneer C., 57 jaar, heeft vanaf zijn 18e jaar gerookt. In de loop van de tijd heeft hij een 'rokershoest' ontwikkeld. Vooral 's ochtends moet hij hoesten, waarbij het soms grote moeite kost de in de voorgaande nacht opgehoopte hoeveelheden slijm weg te krijgen. Op een dag ziet hij bij het slijm wat bloed zitten. Hij vreest het ergste.

Mevrouw D., 47 jaar, ligt in het ziekenhuis. Haar longemfyseem is zo ernstig dat ze zonder zuurstof niets meer kan. Ze begon met roken toen ze 14 was. Ze zou graag een longtransplantatie krijgen. De kans dat het ervan zal komen, is erg klein. Haar conditie is heel slecht. Ze heeft nog meer problemen zoals diabetes mellitus en hartfalen. Haar levensverwachting is gering.

Trudy E., 22 jaar, is al jaren bekend met astma. Vooral 's nachts wordt ze vaak hijgend en piepend wakker van de kortademigheid. Ze zit dan rechtop in bed. Ze is zo allergisch voor huisstofmijt dat de gewone maatregelen onvoldoende lijken te helpen. Ze komt regelmatig bij de longarts voor controle en gebruikt haar medicijnen zo trouw mogelijk.

Meneer F., 38 jaar, is sinds vorige week zwaar verkouden. Sinds gisteren moet hij enorm hoesten en slijm opgeven. Normaal gesproken doet hij dat nooit maar deze keer gaat hij toch maar eens naar de huisarts. Deze luistert naar de longen en zegt dat er sprake is van een flinke bronchitis. Meneer F. heeft geen koorts. De longen zelf klinken schoon. De huisarts legt uit dat antibiotica in dit geval niet zinvol zijn.

Spijsverteringsorganen

Samenvatting

Gastro-enteritis ('buikgriep') is een onschuldige, erg besmettelijke infectie in maag en darmen. Vooral bij jonge kinderen en ouderen dreigt uitdroging. Door een breukje in het middenrif is reflux mogelijk. Kanker in slokdarm of maag heeft een slechte prognose. Leefgewoonten kunnen een rol spelen bij dyspepsie en gastritis. NSAIDs kunnen de maagwand beschadigen. Ulcus ventriculi of duodeni kan specifieke, hevige klachten geven, meestal veroorzaakt door Helicobacter pylori. De ziekte van Crohn en colitis ulcerosa zijn ernstige chronische darmontstekingen. Appendicitis geeft een acute buik en is levensbedreigend. Kanker in de dikke darm heeft als vroeg symptoom vaak bloedverlies bij de ontlasting. Bij coeliakie is het darmslijmvlies beschadigd door gluten. Hepatitis is vaak een virusinfectie, soms ontstaat het door alcohol. Levercirrose is ernstig en meestal een auto-immuunziekte. Acute pancreatitis komt in principe door galstenen of alcohol, is erg pijnlijk en gevaarlijk. Chronische pancreatitis komt meestal door alcohol. Pancreascarcinoom heeft een erg slechte prognose.

E.A.F. Wentink, *Medische kennis*, Basiswerk AG, DOI 10.1007/978-90-368-1786-8_7

7.1 Gastro-enteritis

7.1.1 Oorzaak en ontstaan

Gastro-enteritis betekent letterlijk: ontsteking van maag en darmen. Meestal is dit een virale infectie. Een bekende bijnaam is buikgriep. De virussen worden uitgescheiden en verspreid via de ontlasting. Microscopische hoeveelheden komen via besmette voorwerpen en de handen of via besmet voedsel in de mond en dus in het maag-darmkanaal. Mensen zonder klachten kunnen wel besmettelijk zijn. Als de klachten voorbij zijn hoeft dat nog niet te gelden voor de besmettelijkheid. Soms ontstaat een kleine epidemie, bijvoorbeeld in een gezin of op een peuterspeelzaal.

Symptomen en gevolgen

De patiënt heeft in ieder geval last van diarree. Deze is in meer of mindere mate waterig. Daarnaast is er vaak lichte buikpijn, misselijkheid en braken. Er is meestal geen koorts. Bij gezonde mensen valt het meestal mee. De verschijnselen gaan dan vanzelf over. Bij risicogroepen kan het verlies van te veel vocht en zouten leiden tot dehydratie (uitdroging). Dit geldt vooral voor kinderen van nul tot twee jaar en voor (zeer) oude mensen. Bij jonge kinderen komt dit doordat hun lichaamssamenstelling anders is; zij kunnen bovendien niet zelf wat te drinken pakken. Oude mensen gebruiken nogal eens plastabletten. Bovendien merken zij minder snel dat zij dorst hebben waardoor zij minder goed drinken. Uitdroging treedt gemakkelijker op als de patiënt ook moet braken of als er sprake is van koorts. Er is dan veel meer vochtverlies. Signalen van uitdroging zijn bijvoorbeeld een droge mond en lippen, ingevallen ogen en een ingezakte fontanel (bij baby's). Baby's huilen dan zonder tranen. De urineproductie neemt af. De patiënt wordt prikkelbaar of suf. Het contact wordt anders. Het drinken verloopt moeizaam en is uiteindelijk onmogelijk. In dat geval is sprake van een spoedgeval. Gelukkig komt dit weinig voor. In ontwikkelingslanden is uitdroging echter een veelvoorkomende doodsoorzaak. Bij mensen uit deze landen roept diarree vaak veel angst op.

7.1.2 Behandeling en adviezen

Antibiotica zijn niet werkzaam tegen virussen en hebben bovendien ongewenste bijwerkingen. Het maag-darmkanaal moet rust krijgen. De patiënt hoeft niet per se te eten, zeker zolang de neiging tot misselijkheid en overgeven bestaat. Drinken is veel belangrijker. Het verlies van vocht en zouten kan worden bestreden door het regelmatig innemen van kleine hoeveelheden. Zo nodig kan ORS worden gekocht. ORS staat voor oral rehydration solution en bevat water, zouten en glucose, in een optimale verhouding. De patiënt kan het beter niet zelf klaarmaken, omdat dan nogal eens verkeerde verhoudingen ontstaan. In ontwikkelingslanden heeft ORS zeer vele mensenlevens gered. Het gebruik van medicijnen heeft verder geen zin. Bij kinderen vanaf acht jaar en bij volwassenen kan een 'stopmiddel' worden gegeven als de diarree te veel praktische problemen geeft. Dit zorgt ervoor dat de diarree minder erg wordt of zelfs verdwijnt. De patiënt mag het maximaal twee dagen achtereen gebruiken. Bij jonge kinderen is een dergelijk middel niet werkzaam en kan het wel schadelijke gevolgen

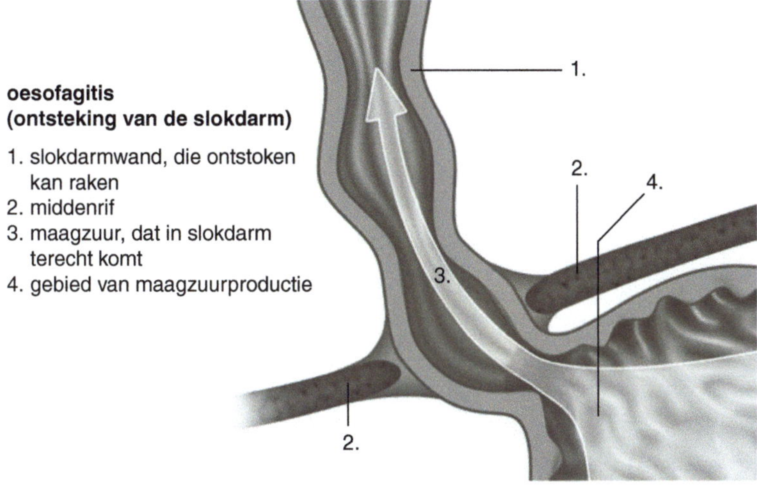

Figuur 7.1 Oesofagitis

hebben. Bij kinderen die nog bij de moeder drinken, kan de borstvoeding gewoon doorgaan. Het kind moet zelfs (zoals altijd) onbeperkt en zo lang het wil drinken aan de borst. Flesvoeding mag niet worden verdund. Het is eventueel wel mogelijk wat ORS bij te geven.

7.1.3 Preventie

Voorkomen is beter dan genezen. Bij 'buikgriep' in de omgeving is het belangrijk dat iedereen vaak en goed de handen wast, vooral na toiletbezoek. Aan oudere kinderen kan geleerd worden hoe zij zelf hun handen effectief kunnen wassen. Het gebruik van apart bestek of handdoeken kan verstandig zijn. Het is goed om te veel direct contact met patiënten te vermijden. Extra hygiëne bij het verschonen van kinderen en bij het koken is verstandig.

7.2 Oesofaguspathologie

7.2.1 Hernia diafragmatica, reflux, oesofagitis

De slokdarm gaat ter hoogte van een opening in het diafragma over in de maag. Deze plaats is zo stevig dat de inhoud van de maag normaal gesproken niet via de slokdarm naar boven komt. Bij veel mensen wordt deze plaats met de jaren steeds minder stevig en de opening wordt zwakker en groter. Dit wordt een hernia genoemd. De medische term voor een dergelijke breuk in het middenrif is hernia diafragmatica. De inhoud van de maag kan vooral in liggende houding of bij bukken terugstromen in de slokdarm. Dit wordt reflux genoemd. De slokdarm kan dit op de langere duur niet verdragen omdat het maagzuur erg schadelijk is. Het gevolg is een slokdarmontsteking, oesofagitis (fig. 7.1). De patiënt krijgt pijn achter het borstbeen.

7.2.2 Oesofaguscarcinoom

Dit is een ernstige ziekte. In het ontstaan spelen roken en alcohol vaak een rol. Het eerste verschijnsel is dikwijls dat vast voedsel niet goed naar beneden kan zakken. Dit merkt de patiënt bijvoorbeeld bij het eten van aardappels, brood of vlees. Het slikken zelf gaat goed maar de passage door de slokdarm is belemmerd en het voedsel blijft steken. De medische term voor deze klacht is dysfagie. Later treden zelfs bij het drinken passageklachten op. Voor de diagnose is een oesofagoscopie noodzakelijk. Meestal is het te laat en zijn er al uitzaaiingen. De prognose is heel slecht.

7.3 Dyspepsie

Bij veel mensen is de peristaltiek van de maag niet optimaal. Hierdoor blijft het voedsel te lang in de maag aanwezig. Dit kan een opgeblazen gevoel geven, misselijkheid, zuurbranden of zelfs lichte pijn in de bovenbuik. Vaak wordt gesproken van dyspepsie of aspecifieke maagklachten. Hiermee wordt bedoeld dat de klachten vaag zijn en niet wijzen op een duidelijke ziekte. Heel veel mensen hebben er regelmatig last van. Het kan zinvol zijn wat minder snel en minder veel te eten. Daarnaast kan medicatie de klachten zo nodig gunstig beïnvloeden.

7.4 Gastritis

7.4.1 Oorzaken en gevolgen

Een ontsteking van de maagwand kan allerlei oorzaken hebben. Een belangrijk voorbeeld is het gebruik van NSAIDs (dus niet paracetamol). NSAIDs zijn gedeeltelijk vrij te koop en worden ook vaak door een arts voorgeschreven. Zij zijn pijnstillend, remmen (gewrichts) ontstekingen maar zijn schadelijk voor de maag, waardoor zij daar juist een ontsteking veroorzaken. Andere oorzaken van gastritis zijn virussen (als bij 'buikgriep') en misbruik van alcohol. Alcohol beschadigt het slijmvlies in de maag. Ook roken is niet goed voor de maag; het verhoogt via het bloed de hoeveelheid maagzuur in de maag. Dit teveel aan maagzuur wordt door het slijmvlies niet goed verdragen. Van groot belang is de *Helicobacter pylori*. Veel mensen zijn met deze bacterie besmet. Hoe de besmetting plaatsvindt, is niet bekend. Na verloop van tijd kunnen, naast gastritis, zweren ontstaan en soms zelfs kanker. Een bijzondere gastritis is de auto-immuunvorm. Antistoffen beschadigen bepaalde cellen in de maagwand. Hierdoor daalt de hoeveelheid maagzuur. Ook ontstaat een tekort aan een stof die nodig is voor de opname van vitamine B12 (intrinsic factor). Het gevolg is pernicieuze anemie (zie ook elders in dit boek).

7.4.2 Symptomen en behandeling

De patiënt heeft last van een opgeblazen gevoel of pijn in de bovenbuik, misselijkheid en eventueel braken. De klachten lijken op acute dyspepsie maar kunnen heftiger zijn. De behandeling hangt af van de oorzaak. Het kan belangrijk zijn te stoppen met roken en overmatig alcoholgebruik. De maag wordt hierdoor minder zwaar belast. *Helicobacter* kan worden bestreden met een combinatie van medicijnen, waaronder antibiotica.

7.5 Ulcus pepticum

7.5.1 Inleiding

Er bestaan twee soorten zweren: de zweer in het maagslijmvlies en de zweer in het slijmvlies van de twaalfvingerige darm, ulcus ventriculi en ulcus duodeni. Artsen korten deze termen vaak af als UV en UD. Meestal wordt voor het gemak gesproken van een maagzweer. Het begrip 'maagzweer' kan dus betrekking hebben op een ulcus ventriculi maar ook op een ulcus duodeni. Een zweer is in feite niets anders dan een wond, een grote beschadiging van het slijmvlies. Zo'n wond geneest heel moeilijk. De meest voorkomende oorzaak van een ulcus is *Helicobacter*. Op de tweede plaats staan de NSAIDs.

7.5.2 Symptomen

Kenmerkend is vooral de soms hevige pijn in de bovenbuik. De plaats van de pijn is vaak met één vinger aan te wijzen. Bij een ulcus duodeni wordt de pijn erger als de maag leeg is. Het zuur brandt dan in de zweer, zonder dat dit neutraal gemaakt wordt door voedsel of door gal (een vloeistof die net na het eten richting twaalfvingerige darm stroomt). Een bijnaam voor deze pijn is 'hongerpijn'. Deze kan vooral 's nachts optreden en de patiënt wakker maken. Vaak wordt dan iets gegeten. Het drinken van een glas warme melk helpt ook. Bij een ulcus ventriculi kan opvallen dat de pijn net na het eten juist toeneemt. Het voedsel – en vooral het vrijkomende zuur – maken de zweer extra pijnlijk. Het onderscheid in klachten tussen ulcus ventriculi en ulcus duodeni is niet altijd duidelijk. Er is in ieder geval vaak een verband tussen de pijnklachten en het tijdstip van eten.

7.5.3 Behandeling

Het is belangrijk om de maag te beschermen. Stoppen met roken is verstandig. Verder moet de patiënt oppassen met het gebruik van ontstekingsremmende pijnstillers. Als het gebruik hiervan medisch noodzakelijk is, kan de arts tegelijkertijd een middel voorschrijven dat de maagwand beschermt. Vele jaren geleden moesten mensen met deze ziekte vele weken rust houden en op bed liggen. Uiteindelijk volgde vaak een grote operatie. Medicijnen hebben een grote verbetering met zich meegebracht. Het werd mogelijk de zweren met zuurremmers veel sneller te genezen. Het probleem was nog wel dat de zweren meestal terugkwamen. Sindsdien geven artsen combinaties van medicijnen, waaronder (als *Helicobacter* de oorzaak is) antibiotica. Dit zijn zware kuren, met veel bijwerkingen. Het doel is de *Helicobacter* volledig uit te roeien.

7.5.4 Complicaties

In het slijmvlies bevinden zich bloedvaatjes. Een zweer kan in de diepte een bloedvaatje beschadigen, met een maagbloeding tot gevolg. Soms braakt de patiënt dit bloed uit; de medische term hiervoor is hematemesis. Een andere mogelijkheid is dat het bloed er met de ontlasting uitkomt. Als het om kleine hoeveelheden gaat, valt mogelijk pas na lange tijd op dat een bloedarmoede is ontstaan. Bij veel bloedverlies is dit anders. Onderweg naar buiten wordt het bloed verteerd en zwart van kleur. Ontlasting met veel oud bloed stinkt enorm, is zwart en glibberig. Dit heet: melena. Als de zweer zo ver de diepte ingaat dat zelfs een gaatje ontstaat, volgt een perforatie. De inhoud van de maag en twaalfvingerige darm stroomt dan in de buikholte. Dit wordt 'maagperforatie ' genoemd. In de praktijk gaat het meestal om een duodenumperforatie. Het gevolg is een peritonitis. Dit is extreem pijnlijk en levensgevaarlijk.

7.6 Maagkanker

Dit komt voornamelijk voor bij oude mensen. Nogal eens bevindt deze ernstige ziekte zich in een zweer. Om die reden wordt van een maagzweer altijd een biopt genomen. Bovendien is bekend dat de Helicobacter pylori in het ontstaan van maagkanker een rol kan spelen. De verschijnselen zijn in het begin vaag: de eetlust neemt af, later ontstaat na de maaltijd snel een vol gevoel. De patiënt kan moe zijn of afvallen. Soms beschadigt het kankerweefsel bloedvaatjes. Occult bloedverlies kan leiden tot een te groot verlies van ijzer en dus tot ijzergebreksanemie. Bij een grote bloeding wordt het bloed uitgebraakt of volgt melena. Om een patiënt op maagkanker te onderzoeken, wordt een gastroscopie gedaan en van verdacht weefsel een biopt genomen. Soms is het nog mogelijk de patiënt door een grote operatie te genezen. Meestal is het echter al te laat. De kanker is dan onder meer uitgezaaid naar de lever. De vijfjaarsoverleving is laag. De hoofdverklaring hiervoor is dat de verschijnselen in het begin meestal zo onduidelijk zijn en de diagnose pas laat gesteld wordt (zie ▫fig. 7.2).

7.7 Chronische darmontsteking

7.7.1 Inleiding

Bij mensen met langdurige buikklachten of diarree kan sprake zijn van de ziekte van Crohn of colitis ulcerosa. Een bekende afkorting voor deze ziekten is IBD, de Engelse afkorting van inflammatory bowel disease. Beide ziekten beginnen meestal op jongvolwassen leeftijd. De oorzaak is niet bekend, maar erfelijkheid lijkt in sommige gevallen mee te spelen. Beide ziekten kunnen beschouwd worden als auto-immuunziekten van het hele lichaam. Dit kan verklaren waarom er ook ontstekingsverschijnselen kunnen optreden in de huid, de gewrichten en de ogen.

7.7.2 Ziekte van Crohn

Deze ziekte komt steeds vaker voor. Het gehele maag-darmkanaal kan bij deze ziekte betrokken zijn. In bepaalde gedeelten is de wand van binnen naar buiten geheel ontstoken. Dit komt

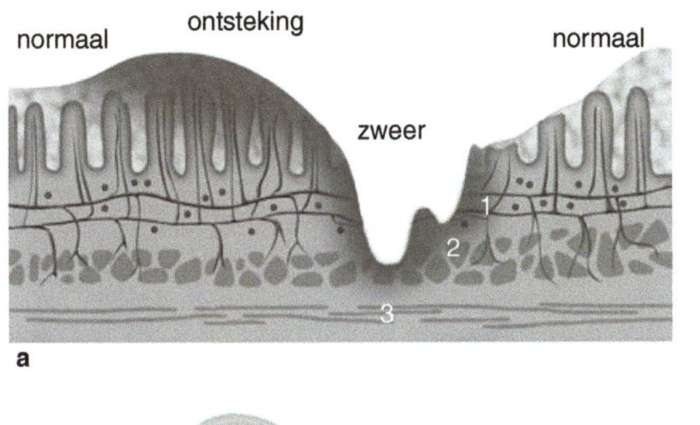

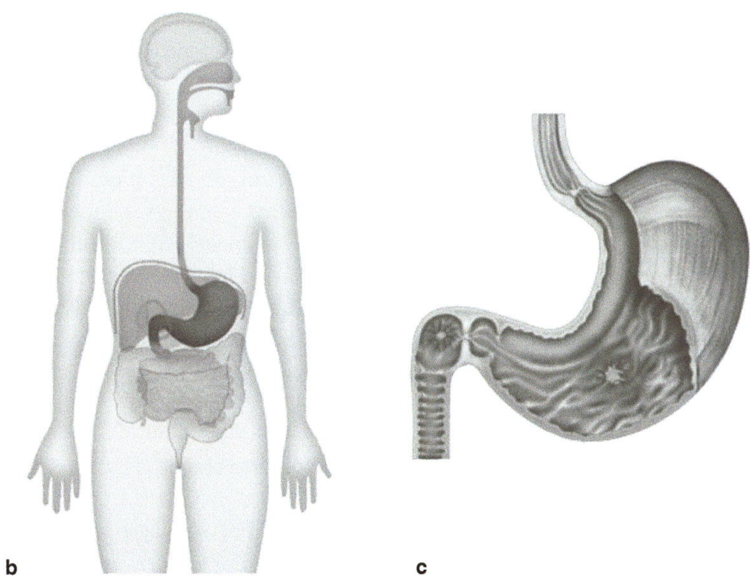

Figuur 7.2 A: Schematische voorstelling van het maagslijmvlies in verschillende stadia van de ziekte: normale mucosa, ontsteking en ulcus (1 = oppervlakkig, 2 = diep, 3 = geperforeerd). B: Anatomie. C: Maag- en duodenumzweer: meest frequente lokalisaties. (Bron: BSL Praktijk Atlas.)

het meest voor in het laatste gedeelte van de dunne darm, het eerste gedeelte van de dikke darm en het gebied rond de anus. Het rectum doet meestal niet mee. Vanuit de ontstekingen kunnen fistels worden gevormd naar de omgeving. Bekend zijn vooral de fistels bij de anus. In de darmen kunnen vernauwingen ontstaan. Voor de definitieve diagnose moet uit een ziek darmgedeelte een biopt worden genomen. Hierin bevinden zich typische afwijkingen. De patiënt kan vaak last hebben van diarree of van buikpijn, vooral rechts onderin. De verstoorde dunne darmfunctie kan leiden tot gewichtsverlies en bloedarmoede (in verband met de verminderde opname van vitamine B12 en foliumzuur). Bij darmafsluitingen treden soms koliekaanvallen op. Er kunnen klachten zijn rond de anus. Als de ziekte heel actief is, kan de patiënt zich flink ziek voelen. Typerend is dat de ziekte in golven verloopt. Er zijn exacerbaties en remissies. Bij sommige patiënten valt het mee, met anderen gaat het heel slecht en ontstaan ernstige complicaties (zoals de al genoemde vernauwingen en fistels)

7.7.3 Colitis ulcerosa

De ziekte bevindt zich in alle gevallen ook in het rectum. Een ontstoken rectum wordt proctitis genoemd. Ook andere gedeelten van de dikke darm kunnen meedoen. Het slijmvlies is ontstoken en kan gemakkelijk bloeden. Er kunnen zweren ontstaan. Voor de diagnose is een scopie noodzakelijk waarbij een biopt genomen kan worden. De proctitis geeft vooral verlies van bloed en slijm. Er kan ook loze aandrang zijn: het gevoel naar het toilet te moeten zonder dat ontlasting komt. Ontsteking in het colon geeft diarree. Deze is bijna altijd vermengd met bloed en slijm uit het rectum. Als de ontstekingsactiviteit van de ziekte toeneemt, ontstaan algemene ziekteverschijnselen zoals koorts, verlies van eetlust en vermagering. Typerend voor colitis ulcerosa is dat de ziekte in golven verloopt: perioden van hevige verschijnselen worden afgewisseld door perioden waarin het meevalt. Net als bij de ziekte van Crohn bestaan tussen de patiënten grote verschillen.

Complicaties

Na jarenlang ontstekingen in het colon is de kans op coloncarcinoom verhoogd. Dit geldt vooral voor colitis ulcerosa. De verschijnselen die door het ontstaan van een carcinoom worden veroorzaakt, vallen vaak nauwelijks op; er zijn immers al darmklachten. Om die reden wordt regelmatig een colonoscopie gedaan, ook in perioden waarin het met de klachten wel meevalt. Berucht is de toxische colitis. In korte tijd worden de ontstekingsverschijnselen zo heftig dat levensgevaar ontstaat. Dit komt voornamelijk voor bij colitis ulcerosa. De patiënt voelt zich ernstig ziek en een snelle ziekenhuisopname is noodzakelijk.

Behandeling

Ontstekingsremmende geneesmiddelen zijn belangrijk. Zij onderdrukken de activiteit van de ziekte. Bij colitis ulcerosa komt het nogal eens tot een colectomie, bijvoorbeeld in het geval van coloncarcinoom. Ook patiënten met de ziekte van Crohn worden soms geopereerd. Dit is bijvoorbeeld nodig als darmgedeelten ontstoken zijn geweest en door littekenvorming sterk zijn vernauwd.

7.8 Appendicitis

7.8.1 Ontstaan en verloop

Het wormvormig aanhangsel (appendix) van de blinde darm wordt soms in het kort 'blinde darm' genoemd. In feite is dit onjuist. De 'blinde darm' (het caecum) is een onderdeel van de dikke darm. Met "blindedarmontsteking' wordt een ontsteking van het aanhangsel bedoeld. De medische term is appendicitis. De appendix ligt meestal vrij en beweeglijk in de rechteronderbuik. Hierop bestaan echter uitzonderingen. De van binnen heel nauwe appendix kan verstopt raken. Dit komt door ingedikte ontlasting of door een zwelling van lymfatisch weefsel in het slijmvlies. Door de verstopping hoopt de inhoud met slijm en bacteriën zich op. De appendix zal gaan uitzetten en ontsteken. In het laatste geval ontstaat een appendicitis. Dit kan vanzelf overgaan. In andere gevallen breidt de infectie zich uit in de omgeving. Het buikvlies kan dan bij de ontsteking worden betrokken. Het wordt pas echt gevaarlijk als de appendix openbarst. Dit heet een perforatie. De inhoud baant zich dan een weg naar de vrije buikholte met een zeer uitgebreide peritonitis als gevolg. Dit is levensgevaarlijk.

7.8.2 Symptomen

De pijn verandert in de loop van de appendicitis van plaats. Pas bij prikkeling van het buikvlies is de pijn acuut en heftig. De plaats van deze heftige pijn is meestal (dus niet altijd) rechts onderin. Iedere beweging doet zeer. De patiënt ligt zo stil mogelijk in bed. Dit is kenmerkend. Omgekeerd: als een patiënt met acute hevige buikpijn zich niet durft te bewegen, is het heel goed mogelijk dat sprake is van een appendicitis en mogelijk ook al van een peritonitis.

7.8.3 Diagnostiek en behandeling

Lichamelijk onderzoek van de buik is noodzakelijk. Hierbij kan prikkeling van het buikvlies worden vastgesteld. Artsen noemen dit: peritoneale prikkeling. De buik voelt ter plaatse hard aan. Het is heel pijnlijk als de buik voorzichtig wordt ingedrukt en daarna losgelaten. Dit heet 'loslaatpijn'. Bij vervoer in de auto veroorzaakt iedere hobbel in de weg ook veel extra pijn, 'vervoerspijn'. Als de verschijnselen duidelijk zijn, wordt de operatiekamer alvast in gereedheid gebracht. Eventueel kan nog een echografie of een CT-scan worden gemaakt. De appendicitis is hierop bijna altijd goed te zien. De behandeling bestaat uit een appendectomie, laparoscopisch of via een snee in de rechteronderbuik.

7.9 Coeliakie

Coeliakie komt geregeld voor. Patiënten met deze darmziekte kunnen geen gluten verdragen. Gluten zijn eiwitten die zich bevinden in granen: tarwe, rogge, haver, gerst. Zij bevinden zich echter ook in allerlei voedingsmiddelen waarvan je het niet zou verwachten, zoals soep. Bij coeliakie beschadigen de gluten het slijmvlies van de dunne darm. Daardoor ontstaat chronisch diarree en vaak malabsorptie. Met malabsorptie wordt bedoeld dat noodzakelijke voedingsstoffen onvoldoende door het darmslijmvlies worden opgenomen. De patiënt heeft behalve diarree vaak weinig eetlust. Er kan sprake zijn van gewichtsverlies en vermoeidheid. De malabsorptie kan leiden tot een gebrek aan ijzer of foliumzuur, en dus tot anemie.

Coeliakie geeft in principe op zeer jonge leeftijd al verschijnselen, namelijk bij kinderen van ongeveer negen maanden en wat ouder, na de introductie van brood (en later bijvoorbeeld koekjes) in het dieet. Het kind kan diarree krijgen en onvoldoende groeien. Jonge kinderen met coeliakie gedijen vaak niet goed. Het is een probleem dat vaak niet aan het vóórkomen van coeliakie wordt gedacht. Dit komt ook doordat de symptomen (om onbekende redenen) vaak lange tijd minder duidelijk worden of zelfs verdwijnen. Op volwassen leeftijd kunnen verschijnselen terugkomen, maar dan met vagere klachten die niet snel aan een darmziekte doen denken. De diagnose wordt meestal dan pas gesteld. Het onderzoek begint met het aantonen van antistoffen tegen darmcellen in het bloed. Voor de definitieve diagnose is het nemen van een biopt van het jejunum (gedeelte van de dunne darm) is hiervoor noodzakelijk. Uit het biopt blijkt atrofie van het slijmvlies. In dat geval mag de patiënt enkele maanden lang geen gluten gebruiken. Een nieuw biopt laat vervolgens zien dat het slijmvlies is hersteld. Het bewijs voor coeliakie is hiermee geleverd. De diarree kan zijn verdwenen en de patiënt voelt zich hopelijk beter. Het glutenvrije dieet moet levenslang worden voortgezet. Dit is niet eenvoudig en de hulp van een diëtiste kan noodzakelijk zijn.

7.10 Divertikels

7.10.1 Diverticulose

Veel mensen hebben in de loop van het leven last van obstipatie. Dit wordt bevorderd door een vezelarm dieet en door gebrek aan lichaamsbeweging. De spieren in de wand van de dikke darm moeten de harde, ingedikte ontlasting naar buiten zien te krijgen. Op den duur ontstaan hierdoor zwakke plekken. In het slijmvlies worden uitstulpingen gevormd naar buiten, een soort zakjes in de wand van de darm. De medische term hiervoor is divertikels. Zij worden vooral aangetroffen in het sigmoïd, maar ook elders in de dikke darm. Divertikels komen vooral bij ouderen voor. In de divertikels kan ontlasting achterblijven. Op zichzelf veroorzaken zij echter weinig of geen klachten.

7.10.2 Diverticulitis

Als er in de divertikels te lang en te veel ontlasting ophoopt, kan een infectie volgen. Dit wordt diverticulitis genoemd. De infectie kan zich vanuit de divertikels uitbreiden naar de omgeving. De patiënt krijgt dan toenemende buikpijn, vooral links onderin. De buikpijn kan gepaard gaan met koorts, braken en ziektegevoel. Op een CT-scan is de diverticulitis zichtbaar te maken. Als behandeling krijgt de patiënt eerst kunstmatige voeding waardoor de darmen rust krijgen. Antibiotica kunnen bijdragen aan de genezing. Zelfs bij hevige buikpijn wordt meestal niet geopereerd. Dit is alleen nodig bij complicaties, zoals abcessen, fistels of ernstige littekenvorming met vernauwingen.

7.11 Darmpoliepen

Darmpoliepen bevinden zich vooral in de dikke darm. Een poliep is een goedaardige tumor van het slijmvlies. De vorm van een poliep is heel verschillend: een bolletje, gesteeld (langwerpig), of een soort paddenstoel. De omvang varieert van enkele millimeters tot vele centimeters. Ze komen veel voor bij mensen boven de vijftig jaar en kunnen overal in de dikke darm zitten. In het ontstaan van dikkedarmpoliepen spelen erfelijke factoren een rol. Soms maken zij deel uit van een echt erfelijke ziekte. Ook de voeding heeft waarschijnlijk invloed (zie fig. 7.3).

Poliepen geven vaak geen klachten, maar kunnen gaan bloeden. Er komt dan bloed bij de ontlasting. Meestal komen poliepen op deze manier aan het licht. Als er veel poliepen zijn of als zij heel groot zijn, dan kunnen zij andere veranderingen in de ontlasting veroorzaken, bijvoorbeeld obstipatie of diarree. De huisarts zal de patiënt rectaal toucheren en meestal verwijzen naar het ziekenhuis voor nader onderzoek. Dit is een colonoscopie. Dit onderzoek is onaangenaam. Poliepen worden verwijderd. Dit doet geen pijn. De redenen waarom dit wordt gedaan, is het feit dat poliepen uiteindelijk klachten kunnen veroorzaken en – nog veel belangrijker – het (kleine) risico op het ontstaan van kanker (zie fig. 7.4). Vooral adenomen staan hierom bekend. Uit het onderzoek van de patholoog zal blijken of een poliep een adenoom is en of zich hierin al kankercellen bevinden.

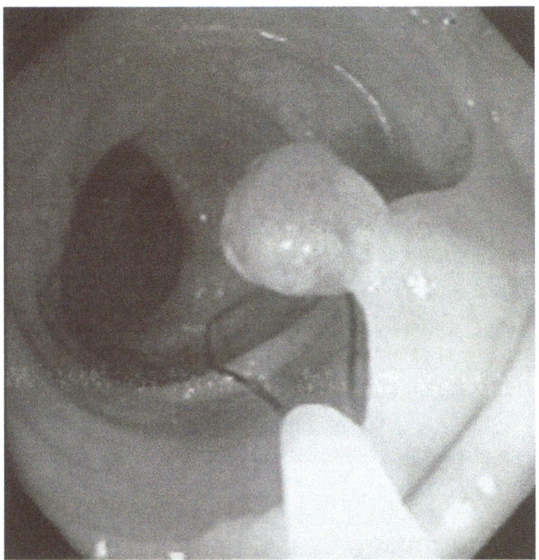

Figuur 7.3 Colonpoliep. (Bron: T.O.H. de Jongh, H. de Vries, H.G.L.M. Grundmeijer (2005). Diagnostiek van alledaagse klachten. Houten: Bohn Stafleu van Loghum.)

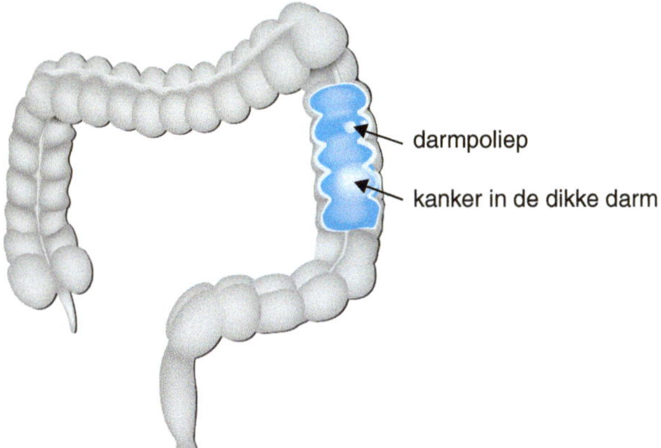

Figuur 7.4 Poliepen, uitstulpingen van het dikke darmslijmvlies, voorstadia van kanker

7.12 Coloncarcinoom

7.12.1 Inleiding

Coloncarcinoom is een veelvoorkomende doodsoorzaak, zowel bij mannen als bij vrouwen. Een bekend voorstadium is de poliep en vooral het adenoom. Ongezonde voeding kan het ontstaan van coloncarcinoom misschien bevorderen. Dat geldt vooral voor een voeding rijk aan vet en arm aan vezels. De ontlasting blijft hierdoor gemiddeld langer in het colon aanwezig en mogelijk leidt dit tot veranderingen in de cellen van het slijmvlies en uiteindelijk tot maligniteit. Verder speelt erfelijkheid een rol. In een klein percentage van de gevallen is coloncarcinoom een echt erfelijke ziekte.

7.12.2 Symptomen

De symptomen hangen af van de plaats waar de kanker zich bevindt. In het opstijgende deel van de dikke darm vallen de verschijnselen weinig op. Er is daar veel ruimte en de ontlasting is nog half vloeibaar. Als het kankerweefsel gaat bloeden, ontstaat in de loop van de tijd een tekort aan ijzer en dus ijzergebreksanemie. In het linkergedeelte van de dikke darm zal de kanker gemakkelijker veranderingen geven in het ontlastingspatroon. De patiënt kan bijvoorbeeld merken dat de ontlasting wegblijft. Ook kan vloeibare darminhoud langs kankerweefsel naar buiten stromen. Het slijmvlies van de dikke darm heeft daarbij niet de kans het teveel aan water in het bloed op te nemen. Dikkedarmkanker kan dus leiden tot obstipatie maar ook tot diarree. Rectumcarcinoom geeft drukgevoel en daardoor loze aandrang. De patiënt heeft het gevoel te moeten defeceren maar er komt niets, hooguit wat slijm of soms wat bloed. Dikkedarmkanker zaait in de eerste plaats uit naar de lever. Levermetastasen leiden vooral tot icterus (geelzucht). Soms is dit het eerste symptoom van darmkanker.

7.12.3 Onderzoek, behandeling en prognose

De arts kan een rectumtumor soms voelen bij het rectaal toucher. Als de kanker groot genoeg is, wordt een abnormale zwelling gevoeld in de buik. In alle gevallen is een colonoscopie noodzakelijk. Uit verdacht weefsel wordt een biopt genomen. De voornaamste behandeling van coloncarcinoom is operatie. De prognose valt mee als de ziekte zich in een niet al te laat stadium bevindt. Het is dus zaak alert te zijn op veranderingen in de defecatie en bij abnormaal bloedverlies, vooral bij mensen die niet meer zo jong zijn.

7.12.4 Secundaire preventie

De hoop is dat het aantal sterfgevallen door dikke darmkanker zal afnemen. Tegenwoordig krijgen alle mensen vanaf 55 jaar om de twee jaar een buisje thuisgestuurd. Dit is een bevolkingsonderzoek. De bedoeling is dat wat ontlasting in het buisje wordt gedaan. Dan wordt het opgestuurd naar een laboratorium. De ontlasting wordt onderzocht op de aanwezigheid van bloed. Op grond van de uitslag kan een darmonderzoek volgen. Dan is er een kans dat er een afwijking wordt gevonden, zoals (meestal) een poliep of (in het ergste geval) een carcinoom.

7.13 Hepatitis

7.13.1 Inleiding

Belangrijke oorzaken van hepatitis zijn virussen en alcoholmisbruik. Hierbij ontstaat icterus. De ontstoken levercellen functioneren niet goed. Zij kunnen de bilirubine niet goed verwerken. In het bloed zijn de stoffen ASAT en ALAT verhoogd. Bij een ziekteduur langer dan zes maanden wordt gesproken van chronische hepatitis. Dit kan uiteindelijk overgaan in levercirrose.

7.13.2 Virale hepatitis

Inleiding

Er zijn veel virusziekten die onder anderen gepaard gaan met hepatitis, bijvoorbeeld ziekte door het cytomegalievirus en mononucleosis infectiosa (veroorzaakt door het Epstein-Barr virus; een ziekte die ook bekend staat als de ziekte van Pfeiffer). Er zijn ook virussen die alleen hepatitis veroorzaken. Deze verschillende virussen hebben letters gekregen. Zo kennen we hepatitis A, B en C. De symptomen bij deze vormen van hepatitis zijn gelijk. Er is vooral sprake van icterus en vermoeidheid. Hepatitis A wordt vaak 'besmettelijke geelzucht' genoemd. Dit is verwarrend. Geelzucht is slechts een symptoom, geen ziekte. Er zijn nog meer soorten 'besmettelijke geelzucht'. Er zijn echter ook veel vormen van geelzucht die niet besmettelijk zijn.

7.13.3 Hepatitis A

Hepatitis A komt vooral voor bij kinderen. Het komt vaker voor in landen rond de Middellandse Zee, zoals Turkije en Marokko. Het virus wordt overgebracht via ontlasting. De incubatietijd is gemiddeld een maand. De prognose is goed. Actieve en passieve immunisatie zijn mogelijk.

7.13.4 Hepatitis B en C

Hepatitis B wordt overgebracht via bloed-bloedcontact of via onbeschermd geslachtsverkeer. Risicogroepen zijn onder andere druggebruikers, prostituees, kinderen van draagsters, homoseksuele mannen met veel wisselende contacten en mensen die werkzaam zijn in de gezondheidszorg. De laatste groep moet na een prikaccident aan de mogelijkheid van besmetting denken. Met een prikaccident wordt bedoeld dat iemand zich per ongeluk bezeert aan een gebruikte naald. De incubatietijd is maximaal zes maanden. Voor de diagnostiek is bloedonderzoek nodig. Behandeling is moeilijk. Hepatitis B kan chronisch worden en leiden tot cirrose of kanker. Vaccinatie is wel goed mogelijk, zowel actief als passief. Tegenwoordig worden alle baby's tegen hepatitis B ingeënt. Hepatitis C wordt bijna alleen overgebracht via bloed-bloedcontact. Vaccinatie is niet mogelijk. Hepatitis C kan chronisch worden en leiden tot levercirrose of kanker.

7.14 Levercirrose

Bij deze ziekte verandert de lever in bindweefsel. De diagnose is te stellen met echografie, laparoscopie en een biopt. Levercirrose kan een gevolg zijn van chronisch alcoholmisbruik. De ziekte kan dan tot stilstand komen door volledig met het alcoholgebruik te stoppen. Levercirrose is ook vaak het gevolg van een auto-immuunziekte. Verder kan levercirrose een complicatie zijn van hepatitis B of C. Levercirrose is uiteindelijk een dodelijke ziekte omdat de leverfunctie steeds verder achteruitgaat. Sommige patiënten komen uiteindelijk in aanmerking voor een levertransplantatie.

7.15 Ziekten van de pancreas

7.15.1 Inleiding

De alvleesklier bevindt zich achter in de bovenbuik, in de buurt van de maag en het duodenum. Dit orgaan maakt het hormoon insuline aan. Insuline wordt afgegeven aan het bloed. Een ander gedeelte van de alvleesklier maakt stoffen die nodig zijn voor de afbraak van vetten en koolhydraten, dus voor de spijsvertering. Het gaat onder meer om amylase. Via afvoerkanalen stromen deze stoffen naar het duodenum.

7.15.2 Acute pancreatitis

Het gedeelte van de alvleesklier dat spijsverteringssappen maakt, is hierbij ontstoken. Er zijn vele mogelijke oorzaken. De schadelijke prikkel is bijvoorbeeld een virus of een geneesmiddel. Vaak is het een complicatie van galstenen of van alcoholmisbruik. Meestal verloopt de ziekte vrij gunstig, maar soms hopen de spijsverteringssappen zich in de alvleesklier op. Dan breekt de alvleesklier zichzelf als het ware af. De pancreatitis is dan heel ernstig. De patiënt krijgt ernstige pijn in de bovenbuik die uitstraalt naar de rug. Typerend voor de pijn is dat de patiënt rechtop zit en voorovergebogen. Hij voelt zich ziek en misselijk en moet braken. Opname in het ziekenhuis is nodig. Bij onderzoek blijkt het amylase in het bloed sterk verhoogd te zijn. Ernstig zieke patiënten worden opgenomen op de intensive care. Kunstmatige voeding is noodzakelijk om de alvleesklier rust te geven. De patiënt krijgt zware pijnstilling en eventuele galstenen worden verwijderd. Een gedeelte van de patiënten overlijdt.

7.15.3 Chronische pancreatitis

De oorzaak hiervan is niet altijd bekend, maar meestal is er sprake van alcoholmisbruik. De alvleesklier is daardoor min of meer blijvend ontstoken. Dit veroorzaakt een wisselende pijn in de buik of in de rug. De pijn kan afnemen als de patiënt rechtop zit en voorover. Het tekort aan spijsverteringssappen kan de oorzaak zijn van vettige ontlasting. Het vet wordt immers niet goed afgebroken en daardoor niet goed opgenomen in het bloed. Uiteindelijk worden ook de endocriene cellen aangetast. Dan volgt diabetes mellitus. Pijnbestrijding is bij chronische pancreatitis belangrijk. Sommige patiënten worden geopereerd, maar dit is een grote en riskante ingreep.

7.15.4 Pancreascarcinoom

Dit is een zeer ernstige vorm van kanker. De oorzaak is niet precies bekend. Roken en alcohol zouden de kans erop kunnen verhogen. De ziekte komt bijna altijd pas aan het licht als het al te laat is. Het eerste verschijnsel is vaak icterus. Deze wordt veroorzaakt doordat galwegen worden dichtgedrukt. Er kan ook sprake zijn van pijn in de bovenbuik of in de rug. De icterus kan gepaard gaan met jeuk. Later ontstaan een gebrek aan eetlust en gewichtsverlies. Het eerste aanvullende onderzoek is een echografie van de bovenbuik. Later volgen bijvoorbeeld

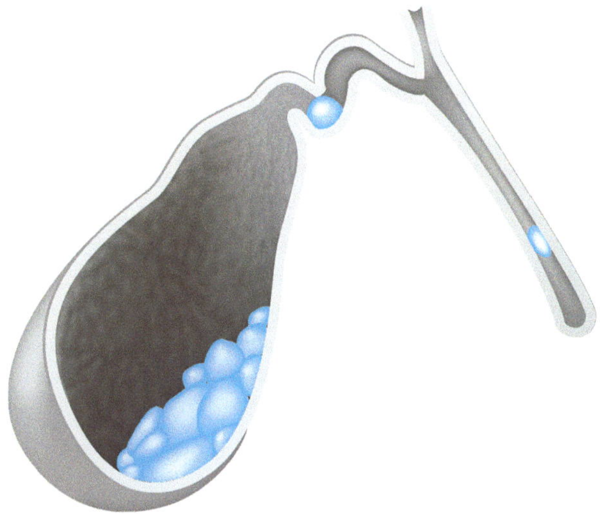

Figuur 7.5 Galstenen

een CT-scan en een punctie of een biopt. Een zeer klein gedeelte van de patiënten kan nog worden geopereerd. De gemiddelde overlevingsduur is slechts zes tot negen maanden.

7.16 Cholelithiasis

7.16.1 Inleiding

De lever maakt gal aan. In de gal wordt bilirubine uitgescheiden. Deze stof ontstaat bij de afbraak van hemoglobine. In de gal bevindt zich ook cholesterol. Vanuit de lever stroomt de gal via afvoergangen naar de galblaas. Deze zit in de rechterbovenbuik, vlakbij de lever. In de galblaas wordt de gal opgeslagen. In de gal bevinden zich stoffen die nodig zijn voor de vertering van vet. Na het eten van voedsel trekt de galblaas samen. Dit gebeurt vooral na een vetrijke maaltijd. De gal stroomt dan naar de darmen.

7.16.2 Ontstaan en gevolgen

Om onbekende redenen kunnen in de galblaas stoffen neerslaan. Zo ontstaan galstenen (zie fig. 7.5). Galstenen bestaan meestal voornamelijk uit cholesterol of uit bilirubine. Zij zijn goed zichtbaar op een echo. De aandoening komt relatief vaak voor bij vrouwen vanaf de leeftijd van veertig jaar en bij overgewicht. Soms probeert het lichaam een galsteen kwijt te raken. Dan komt een galsteen van zijn plaats. Als dat niet goed lukt, trekt het spierweefsel zich krampachtig samen. Dit is pijnlijk. Soms wordt een grote afvoergang afgesloten en ontstaan er nog meer symptomen. Soms krijgen aanwezige bacteriën de kans zich sterk te vermenigvuldigen. Dit kan leiden tot een cholecystitis. Soms wordt door de stuwing van gal de alvleesklier beschadigd. Dan volgt mogelijk een pancreatitis. Als een grote galweg wordt afgesloten, kan bilirubine uit de gal via de lever teruglekken naar het bloed.

7.16.3 Symptomen

Galstenen geven dikwijls geen symptomen. Een galsteenaanval is niet altijd heftig. Sommige patiënten hebben alleen wat vage pijn of worden misselijk na het eten van een vetrijke maaltijd. Anderen krijgen heftige pijnaanvallen die gepaard gaan met veel bewegingsdrang. Dit zijn kolieken. De pijn zit in de rechterbovenbuik maar kan uitstralen naar de rug en schouder. De patiënt is vaak misselijk en moet braken. Bij een cholecystitis ontstaat koorts. De patiënt voelt zich hierbij erg ziek en de pijn is continu aanwezig. Ook pancreatitis kan een ernstig ziektegevoel geven en hevige pijn, ook als de koliekaanval voorbij is. Bij een grote afsluiting en het lekken van bilirubine naar het bloed ontstaat icterus.

7.16.4 Behandeling

Als er geen klachten zijn, hoeft er niets te worden gedaan. Als er weinig klachten zijn, helpt het voldoende als de patiënt niet te veel vet binnen krijgt. Als de patiënt merkt dat ook andere producten de klachten uitlokken, kan hij ook die vermijden. De voeding moet gezond en evenwichtig zijn en overgewicht moet worden bestreden. Bij een galsteenaanval is pijnbestrijding belangrijk. Dit kan bijvoorbeeld met een NSAID rectaal of intramusculair. Bij cholecystitis of pancreatitis is opname in het ziekenhuis noodzakelijk. In acute gevallen en bij ernstige afsluitingen is het soms mogelijk een steen te verwijderen via een oraal ingebrachte scoop in de twaalfvingerige darm. Als dat niet lukt, volgt een spoedoperatie. Als eenmaal een galsteenkoliek is opgetreden, kan worden gekozen voor het verwijderen van de galblaas. Vaak is dit mogelijk via een kijkoperatie, een laparoscopische cholecystectomie. In de gevallen waarin dit niet mogelijk is volgt een grotere ingreep; het herstel van een dergelijke operatie duurt langer. Het louter openmaken van de galblaas en verwijderen van galstenen heeft geen zin. Er zouden in korte tijd nieuwe galstenen ontstaan. Bovendien kan een mens goed zonder galblaas. De lever maakt immers nog steeds gal. De gal wordt alleen niet meer opgeslagen in de galblaas.

Praktijkvoorbeelden

Roy, 2 jaar, groeit niet goed vanaf ongeveer zijn eerste verjaardag. Hij zit niet lekker in zijn vel. Als baby was hij best vrolijk, tegenwoordig is hij voortdurend humeurig. Hij lacht bijna nooit. Hij heeft meestal wel twee of drie keer per dag een grote hoeveelheid ontlasting. Via het consultatiebureau komen de ouders bij de huisarts en vervolgens bij de kinderarts. Zij hebben al informatie gezocht op internet en denken aan coeliakie. De kinderarts vindt dat geen vreemde gedachte. Roy krijgt een bloedonderzoek. Uit de dunne darm wordt een biopt genomen. Daaruit blijkt dat het slijmvlies er zeer afwijkend uitziet. Roy krijgt op proef een glutenvrij dieet en voelt zich al snel beter. Hij speelt meer en wordt vrolijk. Na enkele weken is hij een heel ander kind. Het weefsel van de dunne darm ziet er goed uit. Later worden weer gluten toegevoegd aan het dieet. De ziekteverschijnselen komen terug. Roy moet nu levenslang een glutenvrij dieet volgen.

Mevrouw K., 45 jaar, krijgt op een dag een hevige pijn in de rechterbovenbuik, uitstralend naar de rug en naar de schouder. Zij moet hevig braken. Vlak voor de aanval heeft ze nog boerenkool gegeten met een grote worst en veel jus. Ze kronkelt van de pijn. De huisarts komt met spoed op visite en denkt aan een galsteenaanval. Hij schrijft een pijnstiller voor in de vorm van een zetpil. De pijn zakt en is daarna alleen nog wat zeurderig aanwezig. Korte tijd later worden op een echo galstenen gezien. Het advies is de gehele galblaas via een kijkoperatie te laten verwijderen.

Meneer L., 67 jaar, gaat niet snel naar de dokter. De laatste tijd merkt hij dat de ontlasting niet altijd zo gemakkelijk komt. Bovendien heeft hij af en toe vies vocht in zijn ondergoed. Dat kan hij niet tegenhouden. Hij heeft ook een wat vaag en vervelend drukgevoel links in de buik. Gisteren zag hij wat bloed bij de ontlasting. Dit was een maand geleden ook al een keer zo. Hij voelt zich moe en zijn vrouw zegt dat hij bleek ziet. Uiteindelijk meldt hij zich bij de huisarts. Later blijkt dat hij kanker heeft in de dikke darm. In het ziekenhuis wordt een grote operatie uitgevoerd. Helaas zijn er al uitzaaiingen in de lever. Dat betekent dat meneer L. niet meer beter wordt.

Meneer N., 42 jaar, rookt veel en drinkt veel alcohol. Hij heeft al jaren regelmatig last van zuurbranden en een vol gevoel in zijn maag. Daarnaast heeft hij vaak hoofdpijn. De maagmiddeltjes en de pijnstillers van de supermarkt en de drogist werken meestal wel even. Op een dag is hij erg misselijk. Hij moet overgeven en het braaksel is bruin. Hij voelt zich heel slap. Hij bezoekt de eerste hulp in het ziekenhuis. De maag-darmlever-arts doet een scopie. Het maagslijmvlies blijkt heftig ontstoken te zijn en is gaan bloeden. Er is geen zweer te zien. Meneer N. krijgt het dringende advies gezonder te gaan leven.

Meneer P., 88 jaar, is de laatste tijd vermoeid. Hij heeft 'niks geen trek', zo zegt hij tegen de huisarts. Bovendien zitten zijn broeken de laatste tijd steeds ruimer. Of hij is afgevallen, vindt hij moeilijk te beoordelen. Zijn dochter denkt van wel. Zij vindt dat haar vader er slecht uitziet. De huisarts voelt boven het rechtersleutelbeen een vreemde opgezette lymfeklier. Hij is bang dat er iets ernstigs aan de hand is. In het ziekenhuis blijkt dat de maag vol zit met kanker. Er wordt nog een operatie gedaan, maar tijdens de operatie treden complicaties op en is meneer P. overleden.

Meneer S., 52 jaar, is altijd goed gezond geweest. Op een dag krijgt hij binnen een uur heftige pijn midden in de bovenbuik. Hij zit recht voorover op de bank en schreeuwt het uit. Zijn vrouw belt ongerust naar de huisartspraktijk. De doktersassistente vindt dat hier sprake is van een spoedgeval. De huisarts is het daarmee eens. In overleg met de chirurg mag meneer S. meteen langskomen op de spoedeisende hulp. Dan wordt veel onderzoek gedaan. Uiteindelijk blijkt een acute pancreatitis de oorzaak te zijn van de klachten. De oorzaak is onbekend. Meneer S. gebruikt weinig alcohol en heeft geen galstenen. Misschien komt het wel door een virus.

Mevrouw B., 46 jaar, heeft last van ernstig overgewicht. Ze heeft enkele jaren geleden een cholecystectomie ondergaan. De laatste tijd komt de inhoud van de maag vaak naar boven. Dit gebeurt vooral als ze voorover moet buigen, bijvoorbeeld tijdens het schoonmaken.

In bed kan ze niet goed platliggen. De huisarts denkt aan een 'gaatje in het middenrif'. Hij geeft adviezen zoals slapen met het hoofdeinde omhoog en als het enigszins kan: afvallen.

Mevrouw D., 50 jaar, heeft al sinds jonge leeftijd vaak last van aambeien. Dit geeft bloedverlies bij de ontlasting. Het lukt haar de laatste tijd vrij aardig om de ontlasting soepel te houden. Ze hoeft minder hard te persen. De aambeien bloeden minder snel. Toch komt ze vaak op het spreekuur. Ze heeft ook allerlei andere klachten en maakt zich snel zorgen. Op een dag belt ze weer. Ze heeft, toch weer, bloed bij de ontlasting. De doktersassistente vraagt nog even door. De klachten zijn er sinds gisteren. Bovendien komt er soms bloed en slijm als ze ten onrechte het gevoel heeft dat er ontlasting komt. De assistente vertrouwt het helemaal niet. Dit is op zijn minst een abnormale vorm van bloedverlies.
In alle gevallen moet mevrouw D. op het spreekuur komen. De huisarts doet een rectaal toucher en voelt een vreemde onregelmatige weerstand. In het ziekenhuis wordt een scopie verricht. Er blijkt een rectumcarcinoom te zijn. Korte tijd later wordt het rectum in zijn geheel verwijderd.

7

Meneer H., 46 jaar, heeft de laatste tijd iedere dag in meer of mindere mate een hevige pijn precies midden in de bovenbuik. De pijn treedt vooral 's nachts op. Iets eten of het drinken van een glas warme melk geeft verlichting. Daarnaast heeft hij al maanden een min of meer opgeblazen gevoel in de buik en vaak is hij misselijk. De huisarts besluit tot het laten uitvoeren van een gastroscopie. In het ziekenhuis blijkt dat meneer H. verschijnselen heeft van gastritis. Bovendien zit in de twaalfvingerige darm een grote zweer. Later blijkt dat er sprake is van een besmetting met Helicobacter pylori. Met verschillende soorten medicatie is het uiteindelijk gelukt de klachten te doen verdwijnen.

Mevrouw V., 37 jaar, gebruikt in verband met hoofd- en rugpijn al jaren grote hoeveelheden pijnstillers. Paracetamol helpt niet meer. Op een dag heeft ze van het ene op het andere moment een zeer heftige buikpijn. De huisarts denkt aan een buikvliesontsteking. In het ziekenhuis wordt de buik met spoed opengemaakt. Er blijkt sprake te zijn van een maagperforatie, vrijwel zeker als gevolg van het gebruik van NSAIDs.

Jan, 12 jaar, komt vanochtend zijn bed niet uit. Hij heeft buikpijn. Zijn moeder vindt het maar vreemd. Hij heeft wel vaker buikpijn maar nu is het veel erger. Jan ligt stilletjes te kreunen. Een uur later lijkt de pijn nog veel heviger te zijn geworden. De huisarts komt met spoed op visite. Hij onderzoekt de buik. Volgens hem is er mogelijk een acute appendicitis. In het ziekenhuis wordt dat ook gedacht. Jan wordt met spoed geopereerd; de appendix wordt verwijderd.

Meneer Z., 62 jaar, heeft al jaren last van obstipatie. Het lukt hem met laxeermiddelen van de drogist de klachten een beetje te verminderen. Sinds gisteren heeft hij pijn links in de buik. De pijn wordt alsmaar erger. Bovendien heeft hij koorts. In het ziekenhuis wordt een CT-scan gemaakt. Meneer Z. heeft een acute diverticulitis. Hij mag een tijdje niets eten en drinken, houdt bedrust in het ziekenhuis en krijgt antibiotica. Na een week gaat het veel beter en wordt hij uit het ziekenhuis ontslagen.

Monica, 20 jaar, heeft net als haar vriendin Tasja, 19 jaar, vaak buikpijn, obstipatie en diarree. Tasja zegt dat ze 'prikkelbare darmen' heeft. Monica denkt daar ook last van te hebben.
De laatste tijd voelt ze zich echter iedere dag min of meer ziek. De temperatuur is soms verhoogd. De eetlust is heel matig. Ze is twee kilo afgevallen. Normaal gesproken zou ze dat niet erg vinden maar ze voelt zich beroerd en vindt het allemaal vreemd. De huisarts besluit tot het doen van bloedonderzoek en een verwijzing naar de internist. Uiteindelijk blijkt Monica te lijden aan de ziekte van Crohn. Ze heeft medicijnen nodig, moet op haar voeding letten en wordt regelmatig gecontroleerd. De laatste tijd gaat het vrij goed.

Urinewegen en mannelijke geslachtsorganen

Samenvatting

Bij cystitis bestaan mictieklachten. Door reflux kan pyelonefritis volgen, acute pyelonefritis kan overgaan in sepsis. Chronische pyelonefritis is schadelijk voor de nieren. Mogelijke oorzaken van glomerulonefritis zijn auto-immuun, hypertensie en DM. Symptomen komen pas bij een sterk gedaalde nierfunctie. De prognose varieert sterk. Bij chronische nierinsufficiëntie kan naast een dieet dialyse of transplantatie nodig worden. Urolithiasis leidt tot zeer pijnlijke kolieken. Een eerste verschijnsel van nier- of blaaskanker is pijnloos bloed in de urine. Blaasdisfunctie leidt tot aspecifieke mictieklachten, vooral bij ouderen, heel soms is benigne prostaathyperplasie de oorzaak. Andere mictieproblemen zijn nycturie en acute retentie. Prostaatkanker kan aan het licht komen door pijnlijke uitzaaiingen. Epididymitis en prostatitis zijn pijnlijk en kunnen gepaard gaan met koorts. Vooral bij baby's en oude mannen komen liesbreuken voor. Inklemming is zeer pijnlijk en vereist spoed. Dat geldt ook voor torsio testis. Erectiele disfunctie is mogelijk door psychologische en/of (vooral) lichamelijke oorzaken.

E.A.F. Wentink, *Medische kennis*, Basiswerk AG, DOI 10.1007/978-90-368-1786-8_8

8.1 Cystitis

8.1.1 Inleiding

De blaas bevindt zich in het kleine bekken, onder het buikvlies. In de blaas verzamelt zich urine. Hierin zitten normaal gesproken weinig tot geen bacteriën. Vanuit de blaas mondt de urethra uit in de buitenwereld. Bij vrouwen is de lengte van de urethra ongeveer vier centimeter en dus veel korter dan bij mannen. Bij vrouwen kunnen darmbacteriën vanaf de huid gemakkelijk in de blaas terechtkomen. De kans hierop neemt toe bij geslachtsgemeenschap. Om die redenen komt blaasontsteking bij jonge vrouwen veel meer voor dan bij jonge mannen. Het ontstaan hiervan wordt bevorderd door weinig te drinken en het plassen uit te stellen. De bacteriën hebben dan de kans zich te vermenigvuldigen. Bij mannen komt blaasontsteking ook veel voor, maar dan vooral op latere leeftijd. De afvloed van urine is verstoord en na de mictie blijft urine in de blaas achter. Zowel bij mannen als bij vrouwen is de blaas op latere leeftijd minder krachtig. Bij vrouwen kan dit ook worden veroorzaakt door een verzwakking van de bekkenbodem. De blaas kan naar beneden uitpuilen in de vagina. Ook dit maakt goed uitplassen moeilijk. Blaasontsteking komt ook bij vrouwen boven de zestig jaar veel voor.

8.1.2 Symptomen

Cystitis is in principe een onschuldige urineweginfectie. De blaas is ontstoken en daardoor zeer geprikkeld. De patiënt kan pijn hebben in de onderbuik en moet vaak kleine beetjes plassen. Er kan loze aandrang zijn: het gevoel te moeten plassen maar er komt niets. Het plassen is meestal pijnlijk. Soms zit er bloed bij de urine. De urine kan bovendien troebel zijn en stinken.

8.1.3 Diagnostiek

De bacteriën die tot blaasontsteking leiden, produceren nogal eens nitriet. Een teststrookje ('stickje') in de urine kan dit eenvoudig aantonen. Dit is het eerste urineonderzoek in de huisartspraktijk. Als de uitslag positief is, mag je ervan uitgaan dat er een blaasontsteking is. Bij een negatieve uitslag is er te weinig zekerheid en volgt aanvullend een dipslide (fig. 8.1).

Een dipslide is in feite een urinekweek. De urine wordt gedurende 18 uur in een broedstoof bewaard of 24 uur bij kamertemperatuur. De bacteriën zullen dan groeien. Bij de beoordeling is te zien of er zoveel bacteriën zijn dat gesproken kan worden van een blaasontsteking. De dipslide is goedkoop en tamelijk betrouwbaar. Een nadeel is dat de uitslag lang op zich laat wachten. Een andere mogelijkheid is het maken van een sediment. Hierbij tel je onder de microscoop het aantal leukocyten en het aantal bacteriën. Vooral het aantal bacteriën is een aanwijzing. Het maken en beoordelen van een sedimentje is behoorlijk ingewikkeld. Bij kinderen tot twaalf jaar en in andere bijzondere gevallen voldoen dipslide of sediment niet, en wordt de urine opgestuurd naar het laboratorium voor een kweek met resistentiebepaling. Vaak wordt gekozen voor de eerste ochtendurine of urine die liefst vier uur in de blaas heeft gezeten. Noodzakelijk is dat echter niet. Het voordeel is wel dat de bacteriën dan meestal lang genoeg in de blaas hebben gezeten. De kans op een fout-negatieve uitslag is dan lager.

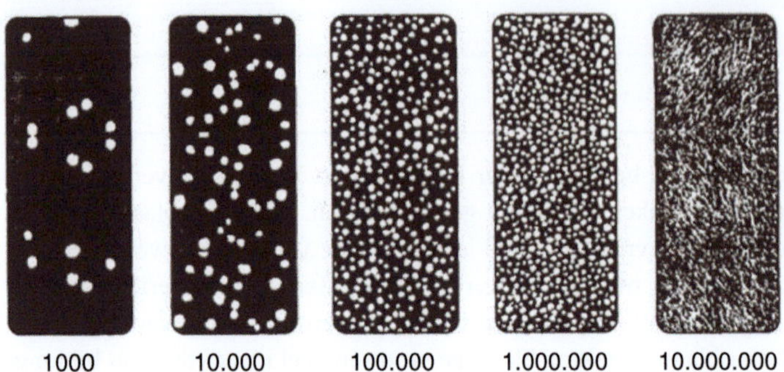

Figuur 8.1 Groei van bacteriën op de dipslide; de rechter vier afbeeldingen passen bij een urineweginfectie. (Bron: T.O.H. de Jongh, H. de Vries, H.G.L.M. Grundmeijer (2005). Diagnostiek van alledaagse klachten. Houten: Bohn Stafleu van Loghum.)

Het nadeel is dat vaak onnodig tijd voorbijgaat voordat diagnostiek en behandeling kunnen plaatsvinden. Bij het opvangen van de urine lijkt het spreiden van de schaamlippen of (bij mannen) het terugtrekken van de voorhuid weinig voordelen op te leveren. Hetzelfde geldt voor de gewoonte alleen het middelste gedeelte van de urinestroom (midstream urine) te onderzoeken. Bij urine op kamertemperatuur moet het onderzoek wel binnen twee uur plaatsvinden.

8.1.4 Beleid en behandeling

Bij een mogelijke blaasontsteking wordt de urine meestal onderzocht. Bij een positieve uitslag worden medicijnen voorgeschreven. De klachten gaan dan sneller voorbij en complicaties worden beter voorkomen. Middelen tegen blaasontsteking worden snel door de nieren uitgescheiden en kunnen dus in de blaas hun werk goed doen. Het is daarnaast goed om veel water te drinken. De bacteriën worden dan sneller uitgeplast. Bij veel patiënten moet nader onderzoek worden gedaan naar de manier waarop de blaasontsteking is ontstaan. Dat geldt bijvoorbeeld voor alle mannen en voor kinderen.

8.2 Pyelonefritis

8.2.1 Inleiding

De nieren bevinden zich hoog achter de buikholte, links en rechts van de wervelkolom. Tussen de blaas en de nieren loopt links en rechts een ureter. Enkele keren per minuut stroomt een beetje urine vanuit de nieren naar de blaas. De uitmonding van de ureter in de blaas is zo gebouwd dat de urine slechts één kant op stroomt. Bij sommige mensen functioneert dit niet goed. In dat geval stroomt urine tijdens het plassen niet alleen naar buiten maar ook naar boven, in de richting van de nierbekkens. Dit wordt reflux genoemd. Dat is niet te voelen, maar een eventuele blaasontsteking kan op die manier opstijgen naar de nieren. Een pyelonefritis (nierbekkenontsteking) is vaak een complicatie van een cystitis. De symptomen ontstaan dikwijls acuut, nog voordat de symptomen van cystitis goed zijn opgemerkt. Pyelonefritis heeft ook andere oorzaken, zoals urolithiasis (urinestenen).

8.2.2 Symptomen

Er is aanhoudend pijn in de zij of in de rug. Deze kan heftig zijn en treedt soms aanvalsgewijs op. Er is bovendien koorts. Er kunnen koude rillingen optreden. De patiënt voelt zich vaak ziek, is misselijk en moet braken. De urine toont tekenen van infectie. Er kunnen symptomen zijn van cystitis. Bij urolithiasis kunnen kolieken optreden.

8.2.3 Complicaties

Als de bacteriën vanuit het nierbekken massaal het bloed bereiken volgt een urosepsis. De patiënt heeft hoge koorts en maakt een ernstig zieke indruk. Vooral bij ouderen kunnen de verschijnselen echter ook onduidelijk zijn. Urosepsis is een frequente doodsoorzaak. In sommige gevallen wordt pyelonefritis chronisch. In dat geval bestaat vaak andere urologische problematiek. De klachten worden vaag. Het gevaar bestaat dat de nierfunctie achteruitgaat: nierinsufficiëntie.

8.2.4 Beleid en behandeling

Bij acute pyelonefritis kan de patiënt meestal thuis worden behandeld. Als de patiënt een te zieke indruk maakt, volgt opname in het ziekenhuis. In alle gevallen wordt de urine onderzocht. Er wordt snel een antibioticum gegeven. De urine wordt na het gewone onderzoek opgestuurd naar het laboratorium. Daar kan worden bepaald voor welke antibiotica de bacteriën gevoelig zijn. Op grond van de uitslag kan zo nodig worden overgestapt op een ander middel. Bij patiënten met chronische pyelonefritis moet de nierfunctie goed in de gaten gehouden worden. Sommigen komen uiteindelijk in aanmerking voor dialyse of niertransplantatie.

8.3 Glomerulonefritis en glomerulopathie

8.3.1 Inleiding

Dit zijn verzamelbegrippen voor ziekten waarbij sprake is van een ontsteking of aantasting van de nierschors. Er zijn vele mogelijke oorzaken, zoals diabetes mellitus en hypertensie. Dit wordt diabetische respectievelijk hypertensieve nefropathie genoemd. Glomerulonefritis kan ook een auto-immuunziekte zijn. In veel gevallen wordt de oorzaak niet duidelijk.

8.3.2 Symptomen en gevolgen

In het begin zijn er geen klachten. Wel is er al vroeg hematurie en/of proteïnurie. Bij mensen met suikerziekte moet de urine regelmatig worden gecontroleerd op eiwit. Het meten van de bloeddruk is ook belangrijk. Hypertensie kan niet alleen een oorzaak maar ook een gevolg zijn van nierziekte. Bij een te sterk gedaalde nierfunctie wordt de patiënt door de zich ophopende afvalstoffen moe, de eetlust neemt af en er kan jeuk optreden. In het bloed zijn het creatinine en het ureum verhoogd. Dit zijn stoffen die normaal worden uitgescheiden in de urine.

8.3.3 Beleid

De bloeddruk mag niet te hoog zijn. De nieren mogen niet te zwaar worden belast. Het dieet moet daarom relatief weinig eiwit bevatten. Afhankelijk van de nierfunctie komt de patiënt uiteindelijk in aanmerking voor dialyse of niertransplantatie.

8.4 Urolithiasis

8.4.1 Inleiding

Steenvorming in de urinewegen heet urolithiasis. Deze aandoening komt veel voor. Mannen hebben het vaker dan vrouwen. De klachten zijn er meestal vanaf de middelbare leeftijd. Om onbekende redenen slaan zouten in de urinewegen neer. Er zit meestal hoofdzakelijk calciumoxalaat in, een verbinding van kalk en oxaalzuur. Calcium is goed te zien op een gewone röntgenfoto. Soms is een stofwisselingsziekte de oorzaak van de steenvorming. Het bekendste voorbeeld is jicht.

8.4.2 Symptomen

Als een urinesteen loslaat en van zijn plaats komt, ontstaat pijn. Pijn kan ook optreden als urine niet goed kan passeren. De pijn kan optreden als een echte aanval en wordt vaak hoog in de zij gevoeld. Er kan uitstraling zijn naar de lies en de balzak. Vaak is sprake van misselijkheid, braken en bewegingsdrang. De typische aanvallen worden kolieken genoemd. In de urine zit dikwijls bloed. Soms ontstaat als complicatie een infectie: pyelonefritis. De patiënt krijgt dan ook koorts. De meeste steentjes worden uiteindelijk vanzelf uitgeplast. Dit merkt de patiënt niet altijd.

8.4.3 Behandeling

Tijdens de aanval is goede en snelle pijnbestrijding heel belangrijk. Dit is het snelst mogelijk met een NSAID intramusculair. De patiënt hoeft verder niets te doen en kan de spontane lozing van het steentje op geen enkele manier versnellen. De patiënt mag gewoon eten en drinken, ook in de periode na de aanval. Soms is een definitieve behandeling nodig, bijvoorbeeld als stenen niet van hun plaats komen, recidiverend klachten geven of aanleiding zijn tot complicaties zoals infectie, stuwing en achteruitgang van de nierfunctie. Tegenwoordig is behandeling met een vergruizer mogelijk. Met dit apparaat worden schokgolven opgewekt waardoor de stenen uiteenvallen. Het overblijvende gruis wordt vanzelf uitgeplast. Tijdens of na de behandeling kan de patiënt pijn hebben die kan worden bestreden met pijnstillers. Sinds de komst van de vergruizer zijn operaties nog maar zelden nodig.

8.5 Nierinsufficiëntie

8.5.1 Acute nierinsufficiëntie

Nieren verwijderen overtollig vocht en afvalstoffen uit het bloed. Zij regelen de bloedconcentratie van zouten zoals natrium, kalium, calcium en fosfaat. Door vele, vaak ernstige oorzaken kan de nierfunctie opeens snel achteruitgaan. Dit kan bijvoorbeeld voorkomen bij ernstige vergiftigingen. Vaak gaat het dan om patiënten die al een andere ziekte hebben. Bij een acute nierinsufficiëntie neemt de urineproductie meestal snel af en de patiënt wordt erg moe. In het bloed zijn vele afwijkingen te vinden. Ziekenhuisopname is noodzakelijk. Bijna de helft van de patiënten overleeft deze situatie niet. Een mogelijke doodsoorzaak is het stijgen van het kaliumgehalte in het bloed. Dit is gevaarlijk voor het hart. Acute nierinsufficiëntie kan vervolgens chronisch worden. Bij ernstige oligurie of anurie is acute dialyse noodzakelijk.

8.5.2 Chronische nierinsufficiëntie

De voornaamste oorzaken zijn diabetes mellitus, hypertensie, infecties (pyelonefritis) en auto-immuunziekte (glomerulonefritis). Een andere mogelijkheid is acute nierinsufficiëntie die irreversibel blijkt te zijn. Een bijzondere oorzaak zijn cystenieren. Bij deze erfelijke afwijking worden in de nieren cysten gevormd. Het gezonde nierweefsel verdwijnt. Chronische nierinsufficiëntie geeft pas klachten als de nierfunctie heel laag is geworden. In het begin verliezen de nieren het vermogen vocht vast te houden. De patiënt moet er 's nachts nogal eens uit om te plassen. Later neemt de urineproductie af. In het bloed hopen zich afvalstoffen op met als gevolg dat de patiënt bijvoorbeeld moe en zwak wordt. De eetlust daalt. Er kunnen problemen zijn met het geheugen en de concentratie. De trombocyten werken minder goed. Dit kan leiden tot bloedingen. Het tekort aan erytropoëtine leidt tot anemie. In het bloed zijn vele afwijkingen te vinden. Op de echo is te zien dat de nieren klein zijn. De bloeddruk is hoog. In de urine zit eiwit. Om meer duidelijkheid te krijgen, kan van de nieren een biopt worden genomen. Nierinsufficiëntie maakt een aangepast dieet noodzakelijk. Bij zout- en eiwitbeperking worden de nieren minder zwaar belast. Als de nieren bijna niet meer werken, is er ook weinig of geen urineproductie meer. Dit leidt uiteindelijk tot de dood. Dialyse of niertransplantatie is dan een levensreddende behandeling.

8.5.3 Dialyse

Dialyse zorgt ervoor dat afvalstoffen en vocht uit het lichaam worden verwijderd. Bij hemodialyse wordt bloed uit het lichaam naar een apparaat gepompt. Dat gebeurt bijvoorbeeld drie keer per week gedurende een aantal uren. Het bloed wordt gezuiverd met behulp van een kunstnier. Tussen de behandelingen in hopen vocht en afvalstoffen zich weer in het lichaam op. De patiënt voelt zich dan steeds slechter. Na de dialyse gaat het weer even wat beter. Een andere mogelijkheid is de peritoneale dialyse. Hierbij wordt dialysevloeistof via een kunstmatige opening in de buikholte gebracht. Afvalstoffen uit het bloed komen ook in de buikholte. Zij mengen zich met de dialysevloeistof. Deze vloeistof wordt regelmatig ververst. Dialyse is een zware behandeling die een enorme inbreuk op het dagelijkse leven heeft. Veel mensen staan op de wachtlijst voor een niertransplantatie.

8.6 Kanker in de urinewegen

8.6.1 Nierkanker

Deze vorm van kanker is relatief zeldzaam. De oorzaak is onbekend. Het komt wat vaker voor bij mannen en bij rokers. De klachten zijn vaag en daarom wordt nierkanker vaak bij toeval gevonden. Het eerste symptoom is bloed bij de urine. Later kan de patiënt pijn krijgen in de flank of plaatselijk een zwelling ontdekken. Aanvullende onderzoeken zijn de echografie en de CT-scan. De kanker is hierop goed te zien. Als behandeling wordt de gehele nier inclusief de bijnieren en nabije lymfeklieren verwijderd. Als er uitzaaiingen zijn, is de prognose heel slecht.

8.6.2 Blaaskanker

Risicofactoren voor blaaskanker zijn onder andere man zijn, hogere leeftijd, erfelijke aanleg en de inwerking van kankerverwekkende stoffen. Wat dat laatste betreft: rokers scheiden kankerverwekkende stoffen uit in de urine. Het belangrijkste symptoom van blaaskanker is bloed bij de urine. Daarnaast kunnen andere blaassymptomen optreden zoals pijn bij het plassen, een hogere mictiefrequentie of loze aandrang. Urineonderzoek is in ieder geval noodzakelijk. In de urine kan bloed worden aangetoond. Soms zitten in de urine kankercellen. Cystoscopie is noodzakelijk. Bij dat onderzoek kan een biopt worden genomen of de tumor in zijn geheel worden verwijderd. De behandeling van blaaskanker is meestal een operatie, bestraling, chemotherapie of een combinatie daarvan. De prognose van blaaskanker is gemiddeld vrij slecht.

8.7 Blaasdisfunctie

Met het toenemen van de leeftijd functioneert de blaas minder goed. De blaas kan bijvoorbeeld minder urine bevatten, trekt minder goed samen of is juist prikkelbaar. Dit kan klachten veroorzaken zoals een zwakke straal, nadruppelen, het gevoel niet uit goed uit te kunnen plassen, vaak moeten plassen, nycturie (in de nacht er vaak uit moeten om te plassen) of incontinentie. Zeer pijnlijk is acute retentie: de blaas is geheel afgesloten en loopt vol, terwijl de patiënt niet kan plassen. Bij mannen werd gedacht dat de oorzaak vaak was gelegen in benigne prostaathyperplasie. Inmiddels is gebleken dat dat niet vaak de verklaring kan zijn. Uitzonderingen daargelaten is een ingreep aan de prostaat dus niet nodig.

8.8 Prostaatcarcinoom

8.8.1 Inleiding

Prostaatkanker bevindt zich meestal aan de zijkant van de prostaat, ver weg van de plasbuis. Om die reden geeft deze ziekte niet snel symptomen. Vanaf de leeftijd van veertig tot vijftig jaar moeten mannen alert zijn op klachten die met de prostaat te maken hebben. Met het stijgen van de leeftijd komt prostaatkanker steeds meer voor. Zeer oude mannen hebben het heel dikwijls. Bij hen heeft dat gelukkig meestal geen consequenties. Behandeling is niet altijd nodig. Prostaatkanker groeit namelijk niet zo snel. Uiteindelijk zaaien de kankercellen echter via het bloed uit naar de botten. Op relatief jonge leeftijd kan prostaatkanker wel degelijk een doodsoorzaak zijn. De prognose is gemiddeld genomen echter goed.

8.8.2 Klachten

In het begin zijn er meestal geen klachten. Prostaatkanker geeft niet vaak klachten van het plassen. De ziekte komt meestal aan het licht door pijn in de botten als gevolg van uitzaaiingen. Dan bestaat bijvoorbeeld hevige rugpijn.

8.8.3 Onderzoek

Het PSA in het bloed kan sterk verhoogd zijn. Prostaatkanker kan bij rectaal toucher te voelen zijn als harde, onregelmatige knobbels. De zwellingen kunnen met echografie (via de endeldarm) in beeld worden gebracht. Vervolgens worden biopten genomen. In bijna de helft van de gevallen wordt hierin kanker aangetroffen. In die gevallen volgt onderzoek naar het bestaan van eventuele uitzaaiingen.

8.8.4 Behandeling en prognose

Als de ziekte beperkt is tot de prostaat wordt deze geheel verwijderd. Dit is een grote operatie. Bij uitzaaiingen is deze ingreep niet zinvol meer. Door zenuwbeschadiging tijdens de operatie kan tijdelijk of blijvend een stoornis in de zaadlozing, erectiestoornis of incontinentie optreden. In een deel van de gevallen is het mogelijk de prostaatkanker af te remmen met geneesmiddelen. De prostaat kan ook worden bestraald. Bestraling van de botten kan bij uitzaaiingen in het skelet heel goed werken als pijnbestrijding. Bij oude patiënten met langzaam groeiende kanker wordt ervoor gekozen niet te behandelen maar de ziekte wel te volgen. Dat kan door PSA-bepalingen in het bloed, rectaal toucher en echografie.

8.9 Epididymitis, prostatitis

8.9.1 Epididymitis

Acute epididymitis ontstaat in aansluiting op een urethritis (dus een soa) of een cystitis. De patiënt heeft heftige pijn in de balzak en er zit een zwelling. Het plassen kan pijnlijk zijn en er is vaak koorts. De pijn kan worden bestreden met koeling (ijsblokjes in een plastic boterhamzakje in een washandje). Het snel geven van een antibioticum is noodzakelijk. Zo mogelijk wordt de urine eerst gekweekt. Als na enige tijd bekend is welke bacterie de oorzaak is, kan zo nodig worden overgestapt op een ander antibioticum.

8.9.2 Prostatitis

Deze ziekte gaat gepaard met hoge koorts, plaatselijke pijn en pijn tijdens mictie en defecatie. Het rectale toucher is pijnlijk, maar meestal is dat onderzoek niet nodig. In de urine bevinden zich veel bacteriën. De urine moet worden gekweekt. De patiënt doet er goed aan veel te drinken en zodra aandrang komt te plassen. Als behandeling wordt langdurig een antibioticum gegeven. Soms wordt de prostatitis chronisch. De klachten zijn dan vaag. De man moet bijvoorbeeld wat vaker dan gewoonlijk plassen, hij kan pijn hebben in de rug of in het perineum. Bacteriën zijn lang niet altijd aan te tonen. De oorzaak van chronische prostatitis is vaak onbekend en de behandeling is moeilijk.

8.10 Torsio testis

In het scrotum bevinden zich de testes. In de testes worden zaadcellen gemaakt. De testes zijn beide bevestigd aan een zaadstreng in het lieskanaal. In de zaadstreng bevinden zich de bloedvaten die de zaadballen van bloed voorzien. Bij sommige jongens liggen de zaadballen een beetje te los. Het weefsel is niet stevig genoeg. In zeldzame gevallen draait een zaadbal om een zaadstreng heen. Dit is een torsie. Het gevolg is dat de zaadbal geen bloed meer krijgt. Dit gaat gepaard met erg veel pijn. De pijn zit meestal in het scrotum, maar soms in het lieskanaal of zelfs in de onderbuik. In alle gevallen is de pijn acuut en heftig en kan gepaard gaan met misselijkheid en braken. Meestal is de patiënt een jongen in de puberleeftijd. De aandoening komt echter ook op andere leeftijden voor (ook bij pasgeborenen). Zoals in principe altijd is ook hier acute, heftige pijn een spoedgeval. Bij het lichamelijk onderzoek is de balzak rood, gezwollen en heel pijnlijk. Een spoedoperatie kan de zaadbal redden. Dit moet binnen vier tot zes uur gebeuren. Als er langere tijd voorbijgaat, is er kans op afsterven. Dit kan leiden tot verminderde vruchtbaarheid. Tijdens de operatie worden beide zaadballen stevig vastgemaakt. De patiënt hoeft dan niet bang te zijn dat het nog eens zal gebeuren.

8.11 Urethritis

Zowel mannen als vrouwen kunnen een infectie krijgen van de plasbuis. Dit kan gepaard gaan met afscheiding. Bij vrouwen valt dit vaak nauwelijks op. Bij hen vermengt de afscheiding zich met de normale fluor. De belangrijkste klacht van urethritis is branderigheid of pijn bij het plassen. De acute vorm wordt meestal veroorzaakt door een seksueel overdraagbare aandoening. De meest voorkomende verwekker is chlamydia. Bij urethritis door deze bacterie komt wat waterig vocht uit de plasbuis naar buiten. Een andere verwekker is de gonokok. Het vocht uit de urethra is bij gonorroe vaak etterend. Bij mannen heeft urethritis als bijnaam 'druiper'. De diagnose kan bij mannen soms worden gesteld door het vocht of de pus uit de urethra te onderzoeken. Het aantonen van chlamydia is mogelijk met behulp van onderzoek van bloed of urine. De behandeling komt neer op het geven van een antibioticum. Eventuele seksuele partners van het afgelopen half jaar moeten worden gewaarschuwd. Met name bij vrouwen kan als complicatie de infectie opstijgen via de vagina en later aanleiding geven tot infecties in het kleine bekken en mogelijk verminderde fertiliteit.

8.12 Hernia inguinalis

Liesbreuken komen veel voor. Bij een liesbreuk 'breekt' de inhoud van de buik door een opening in de lies in het lieskanaal, soms tot in de balzak aan toe. Bij jonge jongetjes kan dit gebeuren als de verbinding tussen de buikholte en de balzak nog open is. De zaadballen dalen meestal nog vóór de geboorte vanuit de buikholte door het lieskanaal in. De open verbinding in het lieskanaal gaat daarna dicht. Dat is bij de geboorte echter niet altijd afgerond. Bij volwassenen worden liesbreuken vooral veroorzaakt door erfelijke bindweefselzwakte. Bij rokers neemt de kans op een liesbreuk toe. Chronisch hoesten verhoogt immers de druk in de liezen. Liesbreuken worden vooral gezien bij (oudere) mannen. Een bekend symptoom is de zwelling in de lies en (eventueel) de balzak. Dit kan gepaard gaan met een zwaar gevoel of met lichte pijn. Lichamelijk onderzoek is bijna altijd voldoende om de diagnose te kunnen stellen. Soms worden de bloedvaten in de liesbreuk afgeklemd. Dit wordt een beklemde breuk genoemd. De pijn wordt dan hevig, de huid boven de liesbreuk is rood, de patiënt wordt misselijk en moet braken. Er is dan sprake van een spoedgeval. De behandeling van een liesbreuk komt in alle gevallen neer op een operatie. De klachten worden daarmee opgeheven. Bovendien is er geen kans meer op beklemming. Bij een beklemming moet de operatie met spoed plaatsvinden. Bij de operatie wordt de anatomie hersteld. De bedoeling is dat de klachten verdwijnen en dat een recidief niet mogelijk is. Desondanks treden recidieven regelmatig op.

8.13 Erectiele disfunctie

Dit wordt ook wel 'impotentie' ' genoemd. Bij seksuele opwinding wordt de penis niet stijf genoeg of is de stijfheid te snel voorbij. Dit kan uiteenlopende oorzaken hebben, zowel psychisch als lichamelijk. Er is verschil tussen een verlaagd libido en een verstoorde erectie. Een verlaagd libido is een ander probleem. Hierbij heeft de patiënt geen zin om te vrijen. Ook dit kan vele oorzaken hebben. Erectiestoornissen kunnen een bijwerking zijn van medicatie. Veroudering, atherosclerose, hypertensie,diabetes mellitus, overgewicht, roken en alcoholmisbruik zijn belangrijke factoren. In het bijzonder moet worden gezocht naar cardiovasculaire risico's. Daarom worden bijvoorbeeld het cholesterol en de glucose bepaald. Voorbeelden van psychische oorzaken zijn overbelasting, stress, faalangst, depressie of een relatieprobleem. Er kan gemakkelijk een vicieuze cirkel ontstaan. Soms heeft de man niet-realistische verwachtingen. Erectiestoornissen komen veel voor. Voor veel mannen is het probleem erg moeilijk te bespreken en zij komen er niet snel mee op het spreekuur. Bij degenen die wel komen, zijn een uitvoerige anamnese en lichamelijk onderzoek nodig. Een verbetering van leefgewoonten kan soms helpen: afvallen, meer lichaamsbeweging, niet roken, weinig alcohol. Tegenwoordig krijgen veel mensen medicatie. Meer dan de helft van de patiënten heeft daar baat bij. De medicatie zorgt ervoor dat het gladde spierweefsel in de bloedvaten van de penis ontspant. Hierdoor neemt de hoeveelheid bloed in de penis tijdens de erectie toe. Veel mensen denken dat medicatie zorgt voor 'meer zin' dus meer libido. Dat is een misverstand. Wel kan vermindering van faalangst de drempel verlagen. In gecompliceerde gevallen is verwijzing nodig naar een specialist, bijvoorbeeld een uroloog. Bij ernstige relatie- of seksuele problemen kan de hulp van een seksuoloog zinvol zijn.

Praktijkvoorbeelden

Meneer A., 54 jaar, kijkt de dokter angstig aan en zegt dat hij denkt dat het mis is. Hij heeft zowel een broer als zijn vader verloren aan prostaatkanker. Meneer A. merkt dat het plassen niet meer zo soepel gaat de laatste tijd. De dokter doet een rectaal onderzoek en vraagt een bloedonderzoek aan. De prostaat voelde niet verdacht aan. De bloeduitslag is gunstig. Meneer A. kan op dit moment worden gerustgesteld. De klachten zijn voor hem verder niet zo erg. Hij kan er prima mee leven.

Tanja, 16 jaar, heeft sinds kort een vriendje. Ze hebben het leuk samen. Vanochtend belt ze op met als klacht dat het plassen nogal pijnlijk is. Sinds gisteren moet ze vaak naar het toilet en dan komt er vaak maar heel weinig urine. Ze heeft ook pijn in de onderbuik. Ze vraagt zich af of ze misschien blaasontsteking heeft. In de huisartspraktijk blijkt dat de nitriettest positief is. Tanja krijgt medicijnen en het advies veel water te drinken.

Meneer B., 50 jaar, komt bij de huisarts met klachten die te maken hebben met de stoelgang. Hij maakt een vrij sombere indruk. De huisarts vraagt wat er aan de hand is. Meneer B. antwoordt letterlijk dat het allemaal niet zo lekker meer gaat. Daarop biedt de huisarts een extra en dubbele afspraak aan, op een middag, als er meer tijd is. Dan komt het hoge woord eruit. Er is iets mis met de erecties. De relatie staat onder druk. De huisarts neemt een uitvoerige anamnese af en doet wat lichamelijk onderzoek. Bovendien wordt het bloed onderzocht op glucose en cholesterol. Meneer B. Krijgt op proef medicijnen. Hij moet op korte termijn wel terugkomen op het spreekuur, samen met zijn vrouw.

Meneer C., 33 jaar, is vertegenwoordiger. Hij is veel onderweg. Op een dag belt hij naar de huisartspraktijk. Het plassen is pijnlijk. Hij verwacht medicijnen. Het laten nakijken van de urine vindt hij niet zo nodig. Daar heeft hij ook geen tijd voor. Tot zijn verbazing maakt de doktersassistente echter een afspraak voor hem op het spreekuur. Zij zegt dat blaasontsteking bij mannen zeldzaam is en dat het belangrijk is om te weten te komen wat er precies aan de hand is.

Rutger, 11 jaar, krijgt tijdens het voetballen opeens heftige pijn. Hij schreeuwt het uit. Vader belt geschrokken naar de huisartsenpost. Het is moeilijk te zeggen waar de pijn zich bevindt. Waarschijnlijk in de buik. Het is niet duidelijk of Rutger een blessure heeft opgelopen. Het advies van de huisartsenpost is dat Rutger zo snel mogelijk door een arts moet worden gezien. Rutger vertelt dat de pijn in de balzak zit. Bij het lichamelijk onderzoek blijkt de balzak links rood, gezwollen en extreem pijnlijk bij aanraking. Enkele uren later ligt Rutger in de operatiekamer.

Meneer G., 62 jaar, merkt op een dag dat zijn urinestraal gedeeltelijk rood gekleurd is. In de toiletpot ziet hij bloed liggen. Dit maakt hem erg ongerust. De huisarts vindt dat hij naar de uroloog moet. Meneer B. Krijgt een cystoscopie en aansluitend een biopt. De diagnose is blaaskanker.

Meneer H., 78 jaar, heeft sinds een week toenemend pijn in de rug. Hij kan er niet van slapen. De verpleeghuisarts vertrouwt het niet. In de prostaat zijn harde knobbels te voelen. Bloedonderzoek en foto's leiden uiteindelijk tot de diagnose prostaatcarcinoom.

Meneer K., 43 jaar, heeft enorme pijn links in de rug, uitstralend naar de lies. Hij moet overgeven en kan niet stilzitten. De aanval duurt nu een kwartier. De huisarts wordt met spoed ingeschakeld. Meneer K. krijgt direct pijnbestrijding. Later die dag zit in de urine wat bloed. De volgende dag klettert een steentje in de toiletpot.

Mevrouw M., 50 jaar, heeft al jaren diabetes mellitus. Enige tijd geleden is eiwit in de urine aangetroffen. Het creatininegehalte in het bloed is verhoogd. Ze heeft daarnaast hypertensie. De nierfunctie is licht gedaald. Ze heeft hier echter geen klachten van en ze maakt zich weinig zorgen.

Meneer N., 72 jaar, is onrustig. Hij heeft koorts. Verder geeft hij geen duidelijke klachten aan. Hij heeft de ziekte van Alzheimer en is al jaren bekend met een vergrote prostaat. Onderzoek van de urine wijst op een infectie. Meneer N. lijkt veel pijn te hebben. Bij het lichamelijk onderzoek zit de pijn vooral in de linkernierstreek. De patiënt krijgt snel een antibioticum. Hij wordt echter steeds zieker. De temperatuur wordt nog hoger. Er is een tachycardie. De bloeddruk daalt. Er wordt bloed afgenomen. Uiteindelijk overlijdt meneer N. De doodsoorzaak is waarschijnlijk urosepsis.

Vrouwelijke geslachtsorganen

Samenvatting

Borstkanker is soms autosomaal dominant erfelijk. Vaak komt de ziekte aan het licht door mammografie. In de baarmoeder kunnen poliepen of myomen bloedverlies geven. In de baarmoeder kunnen verschillende soorten kanker ontstaan, met als vroeg verschijnsel abnormaal vaginaal bloedverlies. Voor de diagnose endometriumcarcinoom is curettage nodig. De soa's *Chlamydia* en gonorroe kunnen overgaan in PID. Hinderlijk maar geen soa zijn Candida-vaginitis en -vaginose. Endometriose kan heel pijnlijk zijn. Vooral bij oudere vrouwen leidt een prolaps tot last bij mictie, defecatie en vrijen. Miskramen zijn niet te voorkomen. Buitenbaarmoederlijke zwangerschap leidt tot hevige pijn en vereist spoed. Een ernstig ziektebeeld bij zwangerschap is de zwangerschapshypertensie (PIH), het kan leiden tot pre-eclampsie, HELLP-syndroom en eclampsie. Het streven naar natuurlijk bevallen verlaagt de kans op complicaties. Bevallen in het ziekenhuis is nodig bij (dreigende) vroeggeboorte, een liggingsafwijking of loslaten van de placenta of als de bevalling te lang dreigt te gaan duren.

E.A.F. Wentink, *Medische kennis*, Basiswerk AG, DOI 10.1007/978-90-368-1786-8_9

9.1 Mastitis

In de eerste week na de bevalling kan de melk bij borstvoeding pijnlijk stuwen in de borsten. Dit is onschuldig. Na de eerste week kan een infectie ontstaan en kunnen er bacteriën in de moedermelk terechtkomen. De baby loopt hierbij geen gevaar en de borstvoeding kan gewoon doorgaan. De vrouw zelf heeft last van een pijnlijke zwelling. Bij koorts en algemeen ziektegevoel is een antibioticum noodzakelijk. Soms ontstaat een abces. Als het pus doorbreekt naar de moedermelk, loopt de baby wel risico. De borstvoeding moet worden gestaakt. Via een incisie kan het abces worden ontlast.

9.2 Mammacarcinoom

In Nederland krijgt ongeveer een op de acht à negen vrouwen in de loop van haar leven borstkanker. De oorzaak is onbekend. Soms speelt erfelijkheid een grote rol, vooral als de ziekte op jonge leeftijd ontstaat of als er in de familie nog meer vrouwen zijn met borstkanker. Dit kan een goede reden zijn voor klinisch-genetisch onderzoek. De genen die een rol kunnen spelen heten BRCA 1 en BRCA 2. De overerving is autosomaal dominant. De kans op borstkanker is dan heel groot. Bij mannen die een dergelijk gen hebben geërfd, is de kans op borstkanker ook aanwezig. Mannen hebben namelijk ook een klein beetje borstklierweefsel. Borstkanker is het terrein van de algemene chirurg, niet van de gynaecoloog. De belangrijkste risicofactor voor borstkanker is hogere leeftijd.

9.2.1 Symptomen en diagnostiek

Borstkanker wordt dikwijls ontdekt bij het bevolkingsonderzoek. Vrouwen vanaf vijftig jaar krijgen regelmatig een mammogram om de ziekte zo vroeg mogelijk op te sporen. Dit is een voorbeeld van secundaire preventie. Daarnaast zou het voor vrouwen met veel borstkanker in de familie verstandig kunnen zijn hun borsten regelmatig zelf te onderzoeken. In hoeverre dat uiteindelijk de prognose gunstig beïnvloedt is onduidelijk. Borstkanker wordt ook vaak bij toeval ontdekt. Belangrijke vroege verschijnselen van borstkanker zijn een voelbare knobbel en verandering van vorm of asymmetrie. Het kankerweefsel kan de huid (als een kuiltje) of de tepel naar binnen trekken. Soms ontstaat er abnormaal bloedverlies. Uit de tepel komt dan gekleurd vocht naar buiten. In dergelijke gevallen kan een mammogram of echogram meer duidelijkheid geven (zie ◘ fig. 9.1).

Bij gevonden afwijkingen volgt een punctie. De patholoog onderzoekt de opgezogen cellen onder de microscoop. Als hij kankercellen ziet, betekent dat automatisch dat een behandeling nodig is. Vaak wordt als voorbereiding hierop eerst een lymfeklierscan gemaakt met scintigrafie. Het onderzoek vindt plaats op de afdeling nucleaire geneeskunde. Er wordt een radioactieve stof in de huid of bij de tepel gespoten, in de buurt van het gezwel. De volgende dag wordt met een speciale camera een opname gemaakt en wordt de radioactiviteit gemeten. Beoordeeld wordt met welke lymfeklier het gezwel in contact staat. Deze wordt de poortwachter- of schildwachtklier genoemd. Het onderzoek zelf wordt schildwachtklieronderzoek genoemd. Met dit onderzoek kan niet worden vastgesteld of zich in de schildwachtklier al echt kankercellen bevinden. Daarvoor

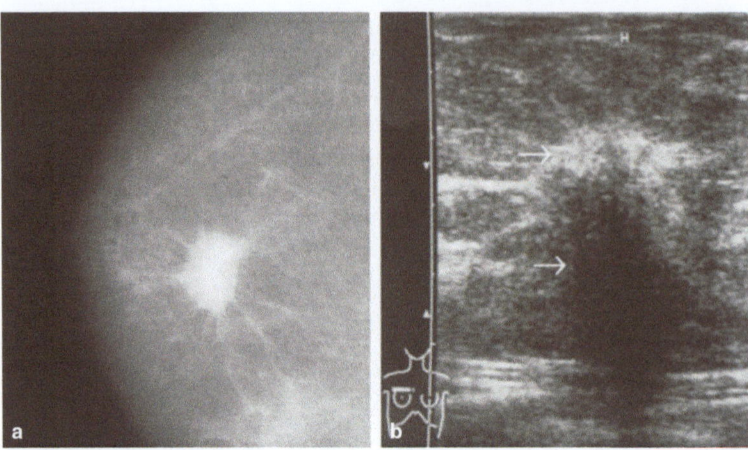

Figuur 9.1 Mammacarcinoom. A: mammogram; B: echogram. De afwijking is onregelmatig van vorm en niet scherp begrensd. (Bron: T.O.H. de Jongh, H. de Vries, H.G.L.M. Grundmeijer (2005). Diagnostiek van alledaagse klachten. Houten: Bohn Stafleu van Loghum.)

is vervolgonderzoek noodzakelijk. Voorafgaand of tegelijk met de borstoperatie kan de schildwachtklier worden verwijderd. De patholoog kan dan onderzoeken of er in die lymfeklier een uitzaaiing zit. Bij een positieve uitslag betekent dat een gemiddeld veel slechtere prognose.

9.2.2 Behandeling

Als dat verantwoord wordt geacht, wordt een mammasparende behandeling uitgevoerd: de lumpectomie. Er kan ook worden besloten de borst geheel te verwijderen. Meestal wordt de ingreep gecombineerd met het nemen van een biopt uit de schildwachtklier. Bij een positieve uitslag worden vervolgens alle okselklieren verwijderd. Dit is het zogenaamde okselkliertoilet. Na afloop wordt de borst bestraald. Aanvullende behandeling komt neer op chemotherapie en/of hormonale therapie. Bij hormonale therapie wordt de groei van de kankercellen met hormonen tegengaan. Dit werkt alleen als de kankercellen gevoelig zijn voor die hormonen. Dat wordt vooraf door onderzoek bepaald. Soms wordt de groei van de kanker versneld door een eiwit dat door de kankercellen wordt gemaakt. Er zijn tegenwoordig geneesmiddelen die de groei van dat eiwit kunnen afremmen.

9.2.3 Tot slot

De prognose hangt vooral af van het tijdstip waarop de ziekte is ontdekt en van het stadium waarin de ziekte zich dan bevindt. Als een vrouw genezen wordt verklaard is de kans dat de ziekte toch terugkomt ongeveer 5 % in de eerste vijf jaar. Zo lang blijft zij onder specialistische controle.

9.3 Goedaardige tumoren in de baarmoeder

9.3.1 Endometriumpoliep

Dit is een gesteelde zwelling in het slijmvlies aan de binnenkant van de baarmoeder. Een poliep kan bloeden en zo de oorzaak zijn van abnormaal vaginaal bloedverlies of bloederige afscheiding. Tijdens de menstruatie kan de poliep door het samentrekken van het spierweefsel naar buiten worden gedreven en extra veel pijn (dysmenorroe) geven. De poliep kan worden gevonden bij hysteroscopie of door een curettage. De poliep moet worden verwijderd omdat er later kanker in kan ontstaan. Vervolgens is controle door de gynaecoloog noodzakelijk. Soms wordt de baarmoeder in haar geheel verwijderd. Het risico op endometriumcarcinoom is dan verdwenen.

9.3.2 Myoom

Myomen zijn benigne tumoren van spiercellen in de wand van de baarmoeder die groeien onder invloed van oestrogeen. Zij komen veel voor, vooral boven de leeftijd van dertig jaar. Na de overgang worden zij kleiner. De kans op maligne ontaarding is vrijwel afwezig. Er zijn niet altijd klachten. Als de vrouw wel last heeft, gaat het meestal om overmatig bloedverlies bij de menstruatie. In ernstige gevallen kan dit leiden tot anemie. Daarnaast kan er onregelmatig bloedverlies tussen de menstruaties door zijn. Soms bestaat een drukgevoel, buikpijn, dysmenorroe of dyspareunie. Grote myomen kunnen ook druk uitoefenen op de blaas, met mictieklachten als gevolg. Bij het vaginale toucher is de vergrote en hobbelige uterus te voelen. Met echografie kan de omvang van de baarmoeder worden vastgesteld en vervolgd. De klachten kunnen afnemen door hormonale beïnvloeding met medicijnen. Goede redenen voor een operatie zijn snelle groei, een zeer grote uterus en het bestaan van ernstige klachten of complicaties. De operatie komt neer op een volledige uterusextirpatie (hysterectomie). Soms is het mogelijk alleen een myoom te verwijderen, bijvoorbeeld als de vrouw een kinderwens heeft. De vruchtbaarheid is meestal niet aangetast, maar de myomen kunnen bij zwangerschap of bevalling wel complicaties geven.

9.4 Kanker in de baarmoeder

9.4.1 Endometriumcarcinoom

Dit is kanker in het slijmvlies aan de binnenkant van de baarmoeder. Deze ziekte komt vooral bij oude vrouwen voor. De meest voorkomende klachten zijn abnormaal bloedverlies of bloederige afscheiding. Dit neemt toe naarmate de ziekte verder voortschrijdt. Vooral bij postmenopauzale vrouwen moet bij deze klachten als eerste aan endometriumcarcinoom worden gedacht. Het lichamelijk onderzoek levert geen bijzonderheden op. Een transvaginaal echogram van het endometrium is noodzakelijk. Als het endometrium dik is, volgt een curettage. Het verkregen weefsel wordt onderzocht door de patholoog. Bij een positieve uitslag wordt door onderzoeken zoals een MRI vastgesteld in welk stadium de ziekte zich bevindt. Dit is

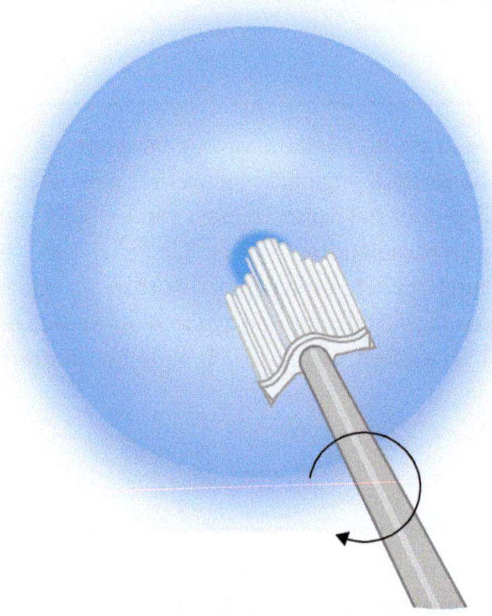

Figuur 9.2 Afname celmateriaal met cervixbrush. Bron: Fysische diagnostiek (2e druk). Red. T.O.H. de Jongh e.a. Houten: Bohn Stafleu van Loghum, 2015

belangrijk om de prognose te kunnen bepalen. De behandeling komt meestal neer op een abdominale uterusextirpatie. Hierbij worden niet alleen de baarmoeder maar ook de eileiders en de eierstokken verwijderd.

9.4.2 Cervixcarcinoom

Voorstadia van baarmoederhalskanker komen al voor bij jonge vrouwen. De ziekte zelf wordt vooral gezien bij vrouwen van middelbare leeftijd. Door de secundaire preventie (uitstrijkje in combinatie met het bepalen van de aanwezigheid van hrHPV, ofwel hoogrisico-HPV, is het aantal sterfgevallen door cervixcarcinoom sterk afgenomen (zie fig. 9.2). HrHPV is kankerverwekkend virus. Dit kan worden overgebracht door een onbeschermde coïtus. Primaire preventie is mogelijk met een vaccin tegen hr-HPV, dat de meeste gevallen van cervixcarcinoom veroorzaakt. Meisjes mogen dit vaccin krijgen in het jaar waarin zij dertien jaar worden. Het meest voorkomende vroege symptoom is abnormaal vaginaal bloedverlies, bijvoorbeeld na seksueel contact. Dit laatste wordt ook wel contactbloeding genoemd. Als het cervixcarcinoom zich uitbreidt in de omgeving kunnen ernstige klachten en problemen ontstaan. Zo kunnen zenuwen in de buurt worden aangetast met heftige pijn als gevolg. Grote bloedvaten kunnen gaan bloeden. Het kankerweefsel kan ook in de darmen of in de blaas infiltreren met alle gevolgen van dien. De diagnose kan soms met het blote oog worden gesteld na het inbrengen van een speculum in de vagina. De baarmoedermond ziet er vaak afwijkend uit. Voor de definitieve diagnose is een uitstrijkje niet voldoende, maar is het nemen van een biopt noodzakelijk. Met colposcopie wordt het afwijkende gebied eerst goed in beeld gebracht. Vroege stadia van cervixcarcinoom kunnen plaatselijk worden behandeld,

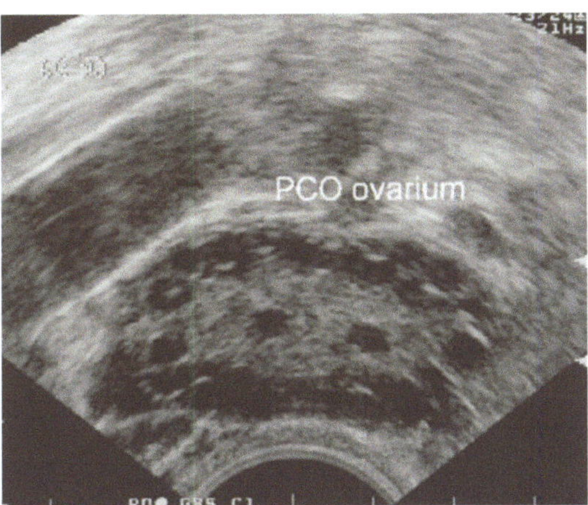

Figuur 9.3 Echografie van een polycysteus ovarium. (Bron: T.O.H. de Jongh, H. de Vries, H.G.L.M. Grundmeijer (2005). Diagnostiek van alledaagse klachten. Houten: Bohn Stafleu van Loghum.)

bijvoorbeeld door het verwijderen van een gedeelte van de baarmoeder of door het kankerweefsel te bevriezen of te behandelen met laser.

9.5 Polycysteus ovariumsyndroom

Dit wordt vaak afgekort als PCO. Bij PCO is de hormonale regulatie van de menstruele cyclus verstoord. In de eierstokken ontstaan vele kleine cysten. Er zijn echter weinig of geen ovulaties. Het gevolg is een verminderde vruchtbaarheid en een afname van de menstruaties. Bovendien maken de eierstokken geringe hoeveelheden mannelijk hormoon aan. Daardoor neemt de lichaamsbeharing toe (hirsutisme). Opvallend is dat PCO vaak samengaat met overgewicht en diabetes mellitus type II (zie fig. 9.3). Op een echo zijn de cysten in de ovaria te zien. In het bloed zijn hormoonafwijkingen aantoonbaar. De afwijkingen kunnen verdwijnen als de patiënt met overgewicht sterk afvalt. Als dat niet lukt, vindt behandeling plaats met een geneesmiddel dat de eisprong stimuleert. Het probleem waar de vrouw meestal mee komt, is namelijk dat het niet lukt zwanger te worden.

9.6 Ovariumcarcinoom

Kanker in de eierstokken is tamelijk zeldzaam. De oorzaak van deze ziekte is onbekend, maar soms speelt erfelijkheid een rol. Zo hebben vrouwen met een mutatie in het BCRA-1-gen niet alleen een hoge kans op mammacarcinoom, maar ook op ovariumcarcinoom. De eierstokken bevinden zich vrij in de buikholte. Zij kunnen enorm in omvang toenemen voordat er klachten ontstaan. De patiënte krijgt bijvoorbeeld last van een opgeblazen gevoel, misselijkheid of vage darmklachten. Druk op de blaas geeft problemen met de mictie. De vrouw merkt pas laat dat de buik in omvang toeneemt. Zodra aan de ziekte wordt gedacht, zijn lichamelijk en aanvullend onderzoek zoals echografie noodzakelijk. Op het moment van de diagnose zit de buik vaak vol met kanker en is de ziekte uitgezaaid. De prognose is meestal erg slecht. De ziekte heeft als bijnaam 'silent killer'. De meest toegepaste behandelingen zijn chirurgie en chemotherapie.

9.7 Vaginose en vaginitis

9.7.1 Bacteriële Vaginose

De vagina is van binnen normaal gesproken zuur. Bij vaginale klachten is vaak sprake van vaginose: de gewoonlijk in de vagina aanwezige bacteriën zijn vervangen door andere micro-organismen. Er is daardoor een abnormale vaginale afscheiding met een witgrijze kleur en een onaangename geur. Hoe vaginose ontstaat, is niet goed bekend. Het is in ieder geval geen soa. De diagnose is te stellen op grond van de klachten en door inspectie van de fluor, een pH-strip in de fluor (de pH is bij vaginose hoger dan 4,5) en door een druppel KOH aan de fluor toe te voegen (bij vaginose gaat de fluor dan nog veel erger stinken dan die bij deze aandoening toch al doet).

9.7.2 Candida-vaginitis

Candida is een schimmel (eigenlijk een gist) die bij veel vrouwen normaal in de vagina aanwezig is. Normaal gesproken geeft dit geen klachten. Door diverse omstandigheden kan de hoeveelheid Candida in de vagina sterk toenemen. Dit is bijvoorbeeld het geval bij zwangerschap, vlak voor de menstruatie, bij pilgebruik en bij diabetes mellitus. In dat geval wordt Candida een schadelijke prikkel die kan leiden tot een ontsteking (zie ◘ fig. 9.4). Vrouwen ontwikkelen dus geen infectie als gevolg van een besmetting door een seksuele partner en Candida is dus geen soa. De man kan door seksueel contact wel wat klachten krijgen aan de penis. Vrouwen hebben jeuk als meest opvallende klacht. De aandoening kan ook pijnlijk zijn en leiden tot dyspareunie. De fluor is wit, geurloos en in heel duidelijke gevallen korrelig of brokkelig. Met speculumonderzoek is goed te zien dat de vagina rood is en ontstoken. De typische klachten en (zeker als de klachten voor het eerst optreden) lichamelijk onderzoek zijn in principe voldoende voor de diagnose. De behandeling van Candida-vaginitis kan bestaan uit plaatselijk een antimycoticum aan te brengen. Dit kan onder meer in de vorm van vaginale tabletten.

9.7.3 Vaginitis door soa's (seksueel overdraagbare aandoeningen)

Chlamydia en gonorroe

Deze soa's worden veroorzaakt door bacteriën. De incubatietijd van Chlamydia is minimaal een week, die van gonorroe twee dagen tot twee weken. De bacteriën infecteren vooral de cervix en de urethra en kunnen beide gepaard gaan met fluorklachten en een branderige mictie. Door de fluor wordt ook de vagina bij de infectie betrokken. Bij gonorroe is de fluor geelgroen en etterig; bij chlamydia zijn de klachten veel minder duidelijk of

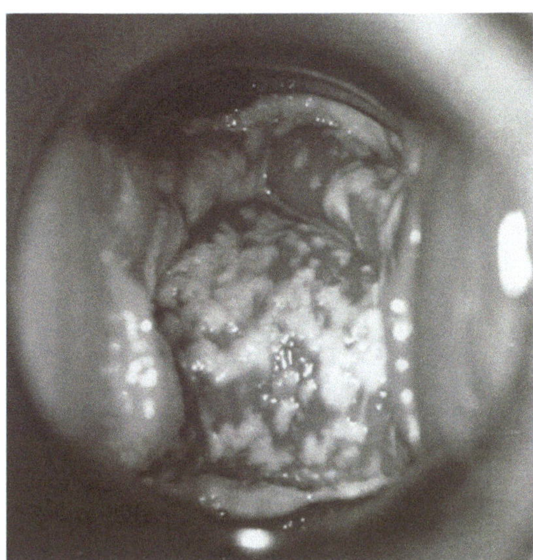

Figuur 9.4 Macroscopisch beeld van candidiasis vaginalis. (Bron: T.O.H. de Jongh, H. de Vries, H.G.L.M. Grundmeijer (2005). Diagnostiek van alledaagse klachten. Houten: Bohn Stafleu van Loghum.)

zelfs afwezig. De behandeling bestaat uit een antibioticum, zowel voor de patiënt als voor de partner(s).

Trichomonas

Trichomonas is een amoebe die onder de microscoop goed te herkennen is aan de zweepdraden. Besmetting vindt bijna altijd plaats door seksueel contact (maar bij uitzondering op een andere manier). De incubatietijd is minimaal een week. De fluor is in het typische geval geelgroen, dun, schuimend en weeïg van geur. Er kunnen ook mictieklachten zijn. Behandeling is goed mogelijk met een geneesmiddel tegen Trichomonas. De partner moet ook behandeld worden.

9.8 Pelvic inflammatory disease

Dit wordt afgekort als PID. Het gaat om een infectie in het kleine bekken. De oude term 'eileiderontsteking' klopt niet helemaal, want niet alleen de eileiders maar ook de weefsels in de omgeving kunnen bij de ziekte betrokken zijn. De oorzaak van PID is vaak een soa. De infectie stijgt vanuit de vagina op naar de baarmoeder en de eileiders. De meest frequente verwekker is de bacterie Chlamydia. Omdat Chlamydia meestal weinig of geen klachten geeft wordt PID vaak gemist. Als de vrouw al iets merkt, is dat vooral pijn in de onderbuik, er kan wat abnormale fluor zijn en de mictie kan pijnlijk zijn. Bij gonorroe zijn de klachten veel duidelijker. De pijn is dan hevig en de vrouw kan zich erg ziek voelen. Zij kan koorts krijgen, vaginaal bloedverlies hebben en abnormale fluor. Het vaginale toucher is pijnlijk. De behandeling bestaat uit het geven van een antibioticum.

9.9 Endometriose

9.9.1 Inleiding

Endometriose komt veel voor bij vrouwen in de vruchtbare leeftijd. Bij deze ziekte groeit endometrium op abnormale plaatsen. Hoe de ziekte ontstaat, is niet goed bekend, maar vrouwelijke geslachtshormonen hebben invloed op die groei. Vóór de menarche en na de menopauze komt endometriose niet voor. De meeste 'haarden' (plekken met endometriose) zitten in het kleine bekken, zoals op de eierstokken, de eileiders of achter de baarmoeder. Verder kan endometriose zich onder meer bevinden op het buikvlies, in de darmen of de blaas. Net als het gewone endometrium zullen ook endometriosehaarden tijdens de menstruatie gaan bloeden.

9.9.2 Symptomen

Endometriose geeft aanleiding tot veel pijn tijdens en ook voorafgaand aan de menstruatie. Later wordt de pijn chronisch. De pijn zit meestal vooral in de buik, de rug en/of in het kleine bekken. Bij de coïtus kan een diepe pijn gevoeld worden: diepe dyspareunie. Behalve met pijn gaat endometriose nogal eens gepaard met een verminderde vruchtbaarheid. Hoe dit precies te verklaren is, is niet goed bekend. Soms is de verminderde vruchtbaarheid het enige symptoom. Er zijn ook vrouwen met endometrioseplekken die helemaal geen klachten hebben.

9.9.3 Diagnostiek

Bij het vaginale toucher kunnen soms pijnlijke endometrioseplekken worden gevoeld. Vaak is het nodig een laparoscopie te doen.

9.9.4 Behandeling

Endometriose kan niet worden genezen. Milde pijnklachten reageren goed op NSAIDs. Als er meer klachten zijn, kunnen diverse hormonale behandelingen worden toegepast. De arts geeft dan meestal een progestageen of een combinatie van progestageen met oestrogeen in de vorm van de anticonceptiepil (zonder stopweek). Dergelijke behandelingen zijn meestal min of meer effectief. Bij uitgebreide afwijkingen, veel klachten of onvoldoende reactie op hormonale therapie kan worden besloten tot een operatie. Dit is ook een mogelijkheid als hormonale behandeling onvoldoende aanslaat. Soms blijft het bij een kleine ingreep. Er zijn ook vrouwen die uiteindelijk grote en riskante operaties moeten ondergaan waarbij veel weefsel wordt weggenomen.

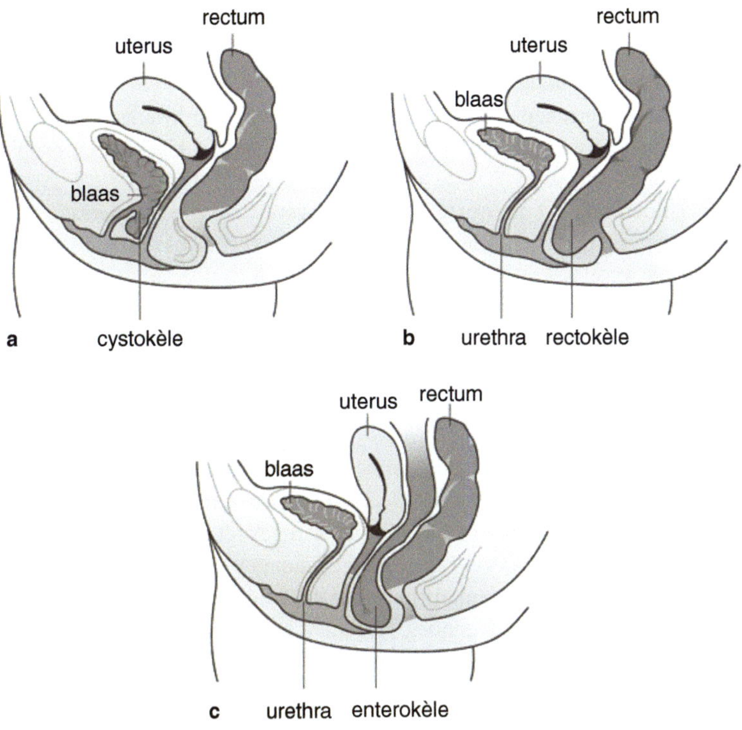

Figuur 9.5 Verschillende soorten vaginale verzakkingen; A: cystokèle; B: rectokèle en C: enterokèle. (Bron: T.O.H. de Jongh, H. de Vries, H.G.L.M. Grundmeijer (2005). Diagnostiek van alledaagse klachten. Houten: Bohn Stafleu van Loghum.)

9.10 Prolaps

Prolaps betekent verzakking. Oudere vrouwen krijgen vaak last van verzakkingen in de bekkenbodem, als de stevigheid van het weefsel is afgenomen. De meest voorkomende oorzaak is het hebben doorgemaakt van (zware) bevallingen. Obesitas verhoogt het risico. De grote hoeveelheid vet in de buik belast de bekkenbodem. Hetzelfde geldt voor roken. De belasting wordt in dat geval veroorzaakt door het hoesten. Een verzakte blaas wordt ook cystokèle genoemd, een verzakte darm rectokèle of enterokèle (zie fig. 9.5). Bij verzakkingen kunnen vrouwen klachten krijgen bij de mictie en defecatie. Vooral stressincontinentie voor urine komt veel voor. Hierbij verliest de vrouw druppels urine als de druk in de buik stijgt. Dat is bijvoorbeeld het gevoel als zij moet hoesten. Het woord 'stress' betekent dus in dit geval: verhoogde druk in de buikholte. Veel vrouwen hebben door verzakkingen van onderen een zwaar gevoel, of zelfs een 'balgevoel'. Als behandeling kan fysiotherapie geprobeerd worden. Een andere mogelijkheid is een steungevend pessarium (een 'ring') . Voor een blijvende oplossing is een operatie nodig. Hierbij wordt de anatomie van de bekkenbodem hersteld.

9.11 Ziekte tijdens de zwangerschap

Een zwangere vrouw lijkt vaak ziek maar is het meestal niet.

In Nederland wordt zwangerschap niet als ziekte beschouwd. Een zwangere vrouw is meestal gezond. Dat neemt niet weg dat een gewone zwangerschap veel klachten en problemen kan geven:

- In de eerste drie maanden gaat het om misselijkheid, overgeven, smaakverandering, gespannen borsten, slaperigheid, stemmingswisselingen en trekkende of zeurende pijn in de liezen.
- Tijdens de gehele zwangerschap kan de vrouw last hebben van veel plassen door een toegenomen urineproductie, overvloedige vaginale afscheiding en obstipatie.
- In de laatste maanden van de zwangerschap kan de vrouw vaak niet goed tegen de warmte. Zij slaapt slecht en heeft pijn in haar rug of in haar bekken. Het lopen kan hierdoor worden bemoeilijkt.
- In de tweede helft van de zwangerschap kan sprake zijn van aspecifieke maagklachten, zoals zuurbranden en een opgeblazen gevoel. De huid kan vet worden en acne kan ontstaan. De vrouw kan sneller ademen en soms zelfs een gevoel hebben van ademnood. Er kan lichte pijn of in ieder geval een onaangenaam gevoel optreden als gevolg van harde buiken. De baarmoeder oefent als het ware voor het echte werk. Tegen het eind ontstaan voorweeën. Als die vaak genoeg optreden, en in kracht toenemen, is sprake van echte weeën en is de bevalling begonnen. Belangrijk is dat acute buikpijn ook bij zwangere vrouwen kan wijzen op appendicitis en andere oorzaken. De diagnose is bij zwangerschap moeilijker zodat extra voorzichtig moet worden gehandeld. Er kunnen vele pijnklachten zijn maar echt buikpijn hoort niet bij de gewone zwangerschap.

Veel van deze klachten en verschijnselen passen bij allerlei ziekten en aandoeningen, maar kunnen ook worden veroorzaakt door zwangerschap.

9.11.1 Een zwangere vrouw kan vele ziekten hebben

Alle ziekten en problemen die vrouwen kunnen hebben, komen ook bij zwangere vrouwen voor. Candida-vaginitis wordt relatief vaak gezien en kan goed behandeld worden. Nierstenen, galstenen, appendicitis, prikkelbaredarmsyndroom, ziekte van Crohn: dit zijn stuk voor stuk aandoeningen die ook zwangere vrouwen kunnen treffen. Zwangere vrouwen krijgen nogal eens diabetes mellitus. Dit kan leiden tot overgewicht van de foetus (en dus tot een zwaardere bevalling), en tot allerlei aangeboren afwijkingen (bijvoorbeeld van het hart). De vrouw zelf heeft na afloop van haar zwangerschap een verhoogde kans op suikerziekte in de rest van haar leven. De bloeddruk is in de zwangerschap verlaagd. Hypertensie is zeer ongewenst. Het beschadigt de placenta en leidt daardoor tot verminderde groei van de vrucht. Zwangerschapshypertensie komt elders in dit boek aan de orde.

9.11.2 Miskraam

De medische term abortus staat voor miskraam. Abortus provocatus staat voor het kunstmatig beëindigen van de zwangerschap. In het dagelijkse spraakgebruik wordt de term abortus gebruikt voor deze kunstmatige beëindiging. De medische term abortus houdt in dat de zwangerschap in de eerste zestien weken op natuurlijke wijze ten einde komt. Minimaal één op de tien zwangerschappen eindigt op deze manier. Miskramen treden vaak ongemerkt op; de vrouw weet bij onverwacht vaginaal bloedverlies niet altijd dat ze zwanger is (was). De oorzaak van een miskraam is meestal het feit dat de vrucht (door een chromosomale afwijking) niet (meer) levensvatbaar is. Medisch gezien is dit onschuldig. In emotioneel opzicht is een miskraam echter een heel ingrijpende gebeurtenis die vraagt om verwerking. Er is dan sprake van rouw. Deze periode kan heel moeilijk zijn en lang duren. Veel vrouwen zijn niet tevreden met de nazorg die ze krijgen. Een miskraam kondigt zich aan als vaginaal bloedverlies. Lichamelijk onderzoek is nuttig. Vaginaal bloedverlies kan immers ook een heel andere oorzaak hebben. Bovendien is het belangrijk om te weten of de miskraam wel of niet zal doorzetten. Dat is vrij zeker wel het geval als de baarmoedermond openstaat en een vruchtblaas te zien is. In de overige gevallen zal het in de komende dagen tot (ruim) een week vanzelf duidelijk worden. De kans op een miskraam is dan ongeveer vijftig procent. Medicijnen of bedrust hebben in die situatie overigens geen nut, in tegenstelling tot wat vroeger gedacht werd. Het enige wat de vrouw kan doen, is afwachten. Bij een dreigende abortus wordt tegenwoordig steeds vaker ook een echo gemaakt. Hiermee kan worden aangetoond of er wel of niet een levende vrucht in de baarmoeder aanwezig is. Dit is zinvol vanaf een zwangerschapsduur van zes weken. Vanaf dat moment is de hartactie van de vrucht zichtbaar te maken. Een echo kan een eind maken aan de onzekerheid rond een miskraam. De indicatie hiervoor is psychologisch, niet medisch.

Vanaf een zwangerschapsduur van tien weken is het nodig om de bloedgroep van de vrouw te bepalen, tenzij die al bekend is. Resusnegatieve vrouwen krijgen anti-D toegediend om problemen tijdens een mogelijke volgende zwangerschap te vermijden. Een klein deel van de vrouwen met een (dreigende) miskraam wordt verwezen. Dit is nodig bij te lang of te heftig bloedverlies, als de vrouw opvallend veel pijn heeft of als koorts optreedt. In deze gevallen volgt een curettage. Dit wordt echter vermeden als het enigszins mogelijk is. Een curettage kan namelijk leiden tot verklevingen. Als een vrouw meer dan één miskraam heeft doorgemaakt, is het verstandig bij beide ouders chromosoomonderzoek uit te voeren. Er is dan een kleine kans dat vader of moeder in de chromosomen een afwijking heeft. In dat geval is erfelijkheidsvoorlichting mogelijk. Een klein deel van de vrouwen met recidiverende miskramen heeft bepaalde antistoffen in het bloed. Zij kunnen met medicijnen worden behandeld om de kans op een recidief te verkleinen. Het is altijd verstandig om de bij zwangerschap verstandige leefregels in acht te nemen. In hoeverre dat een miskraam kan voorkómen, is moeilijk te zeggen. In principe is preventie van een miskraam niet of nauwelijks mogelijk.

9.11.3 Extra-uteriene graviditeit

De bevruchting vindt plaats in de eileider. De bevruchte eicel wordt vervolgens naar de baarmoeder getransporteerd. Soms blijft de vrucht onderweg steken en volgt er een innesteling in het slijmvlies van de eileider. Dit is een buitenbaarmoederlijke zwangerschap ofwel extra-uteriene graviditeit (EUG). De meest voorkomende oorzaken zijn littekens en verklevingen na een doorgemaakte infectie (PID). Tegenwoordig wordt vaak een zwangerschapsecho gemaakt en dan kan een EUG per toeval al vroeg worden ontdekt. Als dat niet zo is, zullen meestal rond de vijfde of zesde week van de zwangerschap symptomen ontstaan. De vrouw is dan nog maar net over tijd. Vaak is zij zich er nog niet eens van bewust zwanger te zijn. In het begin zijn de klachten vaag of afwezig. De vrucht in het slijmvlies van de eileider kan enige tijd groeien. Dit kan echter niet goed blijven gaan en uiteindelijk volgt een bloeding of wordt de vrucht afgestoten. Het bloed stroomt dan in de buikholte en de vrouw krijgt pijn in de onderbuik. Als het bloed in aanraking komt met het buikvlies, wordt de pijn zeer hevig. Er ontstaat dan een peritonitis. Als een EUG symptomen geeft, is de zwangerschapstest meestal al positief. Met echografie kan de arts beoordelen of zich in of buiten de baarmoeder een zwangerschap bevindt. Uiteindelijk volgt een laparoscopie. De diagnose kan dan met zekerheid worden gesteld. De EUG wordt vervolgens meestal operatief verwijderd. Pijn in de onderbuik kan bij vruchtbare vrouwen een teken zijn van EUG. Bij hevige pijn moet met spoed onderzoek volgen. Zonder behandeling kan een EUG door bloedverlies en peritonitis leiden tot de dood.

9.11.4 Placenta praevia

In de tweede helft van de zwangerschap kan blijken dat de placenta zich geheel of gedeeltelijk voor de uitgang van de baarmoeder bevindt. De oorzaak hiervan is niet bekend. Tegen het eind van de zwangerschap rekt de baarmoeder steeds meer op, als voorbereiding op de bevalling. Vroeg of laat kan de placenta min of meer losscheuren. Dit gaat gepaard met pijnloos bloedverlies. Uiteindelijk gaat de baarmoeder echt open en wordt het bloedverlies heftig. Dit is gevaarlijk voor moeder en kind. De abnormale locatie van de placenta kan zichtbaar worden gemaakt met echografie. Als de zwangerschap nog niet zo ver is gevorderd en als het bloedverlies is gestopt, zal worden afgewacht. De bevalling wordt meestal een keizersnee.

9.11.5 Solutio placentae

Een enkele keer laat de placenta in de tweede helft van de zwangerschap plotseling geheel of gedeeltelijk los. Deze ernstige aandoening komt relatief vaak voor bij vrouwen die roken en vrouwen met hoge bloeddruk. De vrouw krijgt vaginaal bloedverlies en veel pijn. Na een (grote) solutio placentae zijn zowel moeder als kind in levensgevaar en acute ziekenhuisopname is noodzakelijk. Het kind wordt vaak dood geboren. In een deel van de gevallen is een keizersnee nog mogelijk.

9.11.6 Zwangerschapsbraken

De meeste vrouwen zijn in het begin van de zwangerschap misselijk. Vooral 's ochtends hebben zij daar last van en soms ook van overgeven. In zeldzame gevallen worden de klachten in de loop van enkele weken tot enkele maanden heel ernstig. De vrouw moet dan de hele dag door braken, voelt zich erg ziek en kan dagenlang niets of bijna niets binnenhouden. Het dagelijkse functioneren wordt er sterk door beïnvloed. Het gewicht daalt en er dreigt uitdroging. De urineproductie neemt af en in het bloed zijn afwijkingen aantoonbaar. In de urine komen ketonen voor. Soms ontstaat een ernstig vitaminetekort. Deze aandoening heet hyperemesis gravidarum. Hormonen spelen in het ontstaan hiervan waarschijnlijk een rol. Ook psychische factoren lijken mee te spelen. Dat geldt vooral voor overbezorgdheid in de omgeving. Dat lijkt de klachten te bevorderen en in stand te houden. Bij extreem braken moet de vrouw met spoed worden opgenomen in het ziekenhuis, ook al om andere oorzaken van de klachten uit te sluiten. Bij hyperemesis is het opvallend dat de verschijnselen snel na de opname verbeteren, ook zonder behandeling. Dit kan door de afgenomen aandacht vanuit de omgeving. Soms zijn kunstmatige voeding en correctie van afwijkingen in de elektrolytenbalans en aanvulling van vitaminetekorten noodzakelijk. In de loop van de zwangerschap kunnen de klachten één of meer keren terugkomen. De aandoening duurt vaak drie tot vier maanden.

9.11.7 Zwangerschapshypertensie

Verouderde termen voor deze aandoening zijn: zwangerschapsvergiftiging en toxicose. Deze termen zeggen niets over wat er in werkelijkheid aan de hand is. Zwangerschapshypertensie is een veelvoorkomende aandoening in de tweede helft van de zwangerschap. De bloeddruk is hierbij te hoog. Dit leidt tot beschadiging van bloedvaten in de placenta. De foetus kan hierdoor groeivertraging oplopen, te weinig zuurstof krijgen en zelfs afsterven. Dat laatste wordt intra-uteriene vruchtdood genoemd. Niet alleen de vrucht maar ook de vrouw loopt bij deze aandoening gevaar. De vrouw houdt vocht vast en wordt zwaarder. Het oedeem wordt het eerst zichtbaar aan de benen. De nieren kunnen beschadigd raken. Als gevolg hiervan komt er eiwit in de urine (proteïnurie) en stijgen het creatinine en het ureum in het bloed. De combinatie hypertensie, proteïnurie en oedeem wordt pre-eclampsie genoemd. Soms wordt te veel bloed afgebroken, daalt het aantal bloedplaatjes en wordt de lever beschadigd. Dit is het HELLP-syndroom: Hemolysis, Elevated Liver enzymes, Low Platelet count. Hierbij is de bloeddruk niet altijd verhoogd. Bij pre-eclampsie en het HELLP-syndroom kan de vrouw klachten krijgen. Belangrijke en beruchte voorbeelden zijn hoofdpijn, tintelingen in de vingers, een bandgevoel of pijn in de bovenbuik, oedeem (niet alleen in de benen maar ook onder meer in het gezicht), misselijkheid, braken en visusklachten, zoals uitval van delen van het gezichtsveld, het zien van flikkeringen en zwarte vlekken voor de ogen. Deze klachten zijn ernstig en kunnen de voorbode zijn van eclampsie. Eclampsie houdt in dat plotseling epileptische aanvallen optreden. Zij duren zo lang en kunnen zo frequent zijn dat hersenbeschadiging optreedt, waarbij de vrouw in coma kan raken en zelfs kan overlijden. Een andere doodsoorzaak is het optreden van ernstige bloedingen, vooral in de lever en in de hersenen.

Pre-eclampsie en eclampsie kunnen nog tot enkele dagen na de bevalling optreden. Om zwangerschapshypertensie op tijd vast te stellen, worden tijdens de zwangerschap de bloeddruk en de urine gecontroleerd. Als alleen de bloeddruk is verhoogd, is het enige zinvolle advies het nemen van extra rust. Ziekenhuisopname wordt noodzakelijk als de bloeddruk sterk is verhoogd of als proteïnurie wordt vastgesteld. De behandeling is ingewikkeld en bestaat onder meer uit het geven van een speciaal antihypertensivum. Uiteraard wordt de conditie van het kind goed gecontroleerd. Wanneer het verantwoord is, wordt de zwangerschap kunstmatig beëindigd. De verschijnselen verdwijnen dan snel. De kans op een recidief in de volgende zwangerschap is gemiddeld klein.

9.12 Pathologie in verband met de bevalling

9.12.1 Algemeen

Veruit de meeste bevallingen verlopen zonder veel problemen, maar er gaat helaas soms iets mis. De ontsluiting kan te lang duren. Hetzelfde geldt voor de uitdrijving. De foetus kan te groot zijn of het bekken te klein. De foetus kan in stuit liggen of dwars. Het schoudertje kan blijven steken. De navelstreng kan na het breken van de vliezen naar buiten zakken en worden afgeklemd. Om allerlei redenen kan de foetus zuurstofgebrek oplopen met hersenschade als gevolg. Als het kind geboren is, kunnen ernstige bloedingen optreden. Soms duurt het te lang voordat de placenta wordt geboren. Als de conditie van het kind een snelle bevalling noodzakelijk maakt, wordt de bevalling ingeleid door de vliezen te breken en intraveneus een hormoon toe te dienen dat de weeën stimuleert. Soms wordt daarvoor eerst op de baarmoedermond een gel aangebracht met prostaglandinen. De bevalling kan op kunstmatige wijze worden uitgevoerd met een 'zuignap' of een 'tang' (forceps). De medische termen hiervoor zijn vacuüm- respectievelijk forcipale extractie. Soms is het noodzakelijk de bevalling langs niet-vaginale weg te laten plaatsvinden. Dit is de sectio caesarea - vaak afgekort als sectio - of keizersnee in het dagelijks spraakgebruik. Dit is niet zonder risico voor de moeder. In Nederland eindigt ongeveer één op de zes bevallingen in een keizersnee. Hiervoor bestaan verschillende indicaties. Een voorbeeld is stuitligging. Soms kan een stuitbevalling echter toch vaginaal plaatsvinden.

9.12.2 Vroeggeboorte

Als nog voor een zwangerschapsduur van 37 weken de weeën beginnen, wat bloed wordt verloren, de baarmoedermond opengaat en eventueel al wat vruchtwater wordt verloren, is sprake van een dreigende prematuriteit (vroeggeboorte). Het verlies van bloed of vruchtwater is een reden voor snelle verwijzing. De oorzaak van vroeggeboorte is vaak onbekend. Daarnaast zijn er uiteenlopende mogelijke verklaringen zoals afwijkingen van de placenta, uterus of cervix, infecties of ziekte van de moeder.

9.12.3 Serotiniteit

Er is sprake van serotiniteit als de zwangerschap langer duurt dan 42 weken. De eerste vraag is: is er misschien sprake van een rekenfout? Als de bevalling echt te lang op zich laat wachten, ontstaat mogelijk gevaar voor het kind. De conditie van het kind moet in de gaten worden gehouden. Om complicaties te voorkómen wordt de bevalling uiterlijk met 42 weken ingeleid.

9.12.4 Niet-vorderende ontsluiting, traag verlopende bevalling

Het opengaan van de baarmoeder aan het begin van de bevalling wordt ontsluiting genoemd. De verloskundige of de arts kan door vaginaal te toucheren schatten hoe groot de ontsluiting is. Vanaf drie tot vier centimeter zal het vaak vrij snel gaan. Om allerlei redenen kan dat tegenvallen. Nogal eens wordt te vroeg aangenomen dat de bevalling begonnen is. In dat geval is het logisch dat de geboorte van het kind op zich laat wachten. Angst en pijn kunnen de ontsluiting vertragen. De weeën kunnen onvoldoende krachtig zijn. Het kan ook zo zijn dat het hoofd niet goed in kan dalen. Het is ongunstig als te vroeg wordt begonnen met persen. Voor de vrouw is het van groot belang dat zij zich kan overgeven. Een gunstige omgeving en respect voor de wensen van de vrouw zijn daarbij van het grootste belang. Helaas is het nog niet overal even gebruikelijk dat met de vrouw een adequaat geboorteplan wordt opgesteld. Dat neemt niet weg dat de veiligheid voor moeder en kind de absolute prioriteit heeft en is het belangrijk dat indien nodig de bevalling plaatsvindt in het ziekenhuis. Het kan nodig zijn de weeën met een geneesmiddel te stimuleren. Soms komt het tot een kunstverlossing (vacuümpomp, tang of keizersnee). Het is goed dat dit allemaal kan. Onafhankelijk van hoe zwangerschap en bevalling zijn verlopen is de hoop dat iedere pasgeborene in een liefdevolle omgeving zijn leven zonder medische problemen kan beginnen.

Praktijkvoorbeelden

Mevrouw A., 27 jaar, was ruim twee maanden zwanger. Op een ochtend verloor zij een beetje bloed. Zij voelde een menstruatieachtige pijn in de onderbuik. Die middag maakte de verloskundige een echo: er was geen hartactie meer te zien. Een paar dagen later nam het bloedverlies toe en kwamen ook stolsels tevoorschijn. Een maandverbandje was onvoldoende om het op te vangen. In het ziekenhuis werd zij door de gynaecoloog gecuretteerd. De maanden die volgden, waren enorm zwaar. Mede dankzij de steun van haar partner, lotgenoten, familie en de huisarts heeft mevrouw A. het verlies uiteindelijk verwerkt. Zij is op dit moment voor de tweede keer zwanger, al vijf maanden.

Mevrouw B., 43 jaar, is bekend met diabetes mellitus type II. Zij heeft de laatste weken vaak last van hevige jeuk in de vagina. Ook de afscheiding is toegenomen. Zij schaamt zich nogal en durft de huisarts niet te bellen. Uiteindelijk doet zij dat toch. Op het spreekuur vertelt zij haar verhaal. De huisarts doet gynaecologisch onderzoek en stelt vast dat sprake is van een Candida-infectie. Mevrouw B. krijgt vaginale tabletten voorgeschreven en is snel van haar klachten af.

Mevrouw C., 33 jaar, is voor het eerst zwanger. De zwangerschapsduur is nu 30 weken. Tot haar schrik blijkt bij de verloskundige dat de bloeddruk te hoog is. Gelukkig is de urine normaal. Zij krijgt het advies rustig aan te doen. Een paar weken later blijkt echter dat er eiwit in de urine zit. Bovendien heeft mevrouw C. een onaangenaam gevoel in de bovenbuik. Zij is een beetje misselijk. Zij wordt met spoed in het ziekenhuis opgenomen.

Mevrouw D., 52 jaar, voelt iets vreemds in haar rechterborst. In de spiegel ziet zij dat de rechterborst veranderd is van vorm. De huid links boven de tepel is wat rimpelig. Zij schrikt enorm en zeer gespannen zit zij de volgende dag bij de huisarts. De huisarts deelt haar zorg en besluit tot nader onderzoek. In het ziekenhuis wordt al snel duidelijk dat sprake is van borstkanker. De okselklieren zijn positief. De patiënte wordt geopereerd en bestraald. Later volgt chemotherapie. Er zijn uitzaaiingen in de botten en genezing is niet meer mogelijk.

Anja E., 18 jaar, schaamt zich verschrikkelijk. Ze heeft last van stinkende afscheiding. Ze is bang dat er niets tegen te doen is. Extra wassen en sprays helpen onvoldoende. Ze durft niet goed meer met haar vriend te vrijen. Gelukkig gaat ze naar de huisarts. De afscheiding wordt onder de microscoop onderzocht, Anja krijgt medicijnen en is een tijdje later van de klachten af.

Jan en Petra F. willen graag een kind. Helaas wordt Petra niet zwanger. Het zaad van Jan blijkt in orde te zijn. Petra heeft last van suikerziekte en overgewicht. De menstruaties zijn onregelmatig. In het ziekenhuis blijken de eierstokken vergroot te zijn. Het bloedonderzoek is afwijkend. De diagnose polycysteus ovariumsyndroom wordt gesteld. Petra krijgt het dringende advies om af te vallen. Dat lukt niet. Ze krijgt een medicijn dat de eisprong op kan wekken. Een half jaar later is ze zwanger van een tweeling.

Mevrouw G., 44 jaar, heeft veel pijn in de onderbuik, vooral tijdens en voor de menstruaties. De klachten zijn er eigenlijk al meer dan een jaar en worden meer en meer chronisch. Uiteindelijk bezoekt zij de huisarts. Bij het gynaecologisch onderzoek voelt de huisarts pijnlijke knobbels. Hij denkt aan endometriose. De diagnose wordt door de gynaecoloog bevestigd. Hormonale behandeling helpt goed. De klachten zijn sterk afgenomen.

Mevrouw H., 32 jaar, is zeven maanden zwanger. Op een dag krijgt zij heftige buikpijn en vaginaal bloedverlies. Zij wordt met een ambulance naar het ziekenhuis gebracht. Daar blijkt dat de placenta gedeeltelijk heeft losgelaten. Het kind is al overleden.

Mevrouw I., 82 jaar, merkt tot haar schrik dat er bloed in haar ondergoed zit. De huisarts besluit tot het maken van een transvaginale echo. Hieruit blijkt dat het endometrium verdikt is. Vervolgens wordt mevrouw I. gecuretteerd. De uitslag van het pathologisch onderzoek is endometriumcarcinoom. De baarmoeder wordt verwijderd. Mevrouw I. is daarop genezen verklaard.

Mevrouw J., 28 jaar, had geen gemakkelijke zwangerschap. Ze had last van ochtendmisselijkheid, rugpijn, een vette huid, veel afscheiding, obstipatie en ze moest heel vaak plassen. Inmiddels is ze bevallen van een kerngezonde zoon.

Mevrouw K., 26 jaar, heeft enkele jaren geleden een eileiderontsteking doorgemaakt. Ze was toen erg ziek: hoge koorts en veel pijn in de onderbuik. Met een antibioticum is ze toen genezen. Nu heeft ze een beetje vaginaal bloedverlies. Ze denkt dat het de menstruatie is want ze is al een week over tijd. Het is wel vreemd dat ze zoveel pijn heeft in de rechteronderbuik. De doktersassistente komt op het uitstekende idee een zwangerschapstest te doen. Hieruit blijkt dat mevrouw K. zwanger is. Op een echo blijkt dat de zwangerschap zich in een eileider bevindt. Ze zal aan deze EUG moeten worden geopereerd.

Bewegingsapparaat

Samenvatting

Osteoporose geeft geen klachten, tenzij fracturen optreden. Een bijzondere oorzaak van fracturen zijn metastasen. Verreweg de meeste fracturen komen door allerlei soorten ongevallen. Genezing volgt in twee tot twintig weken. Berucht zijn septische artritis of osteomyelitis, met naast pijn als belangrijk symptoom koorts. Gewrichtsaandoeningen zijn te onderscheiden in artrose en verschillende soorten artritis. Artrose geeft pijn en stijfheid. Overbelasting is onverstandig maar stilzitten verergert de klachten. Een ziek gewricht wordt soms vervangen. De meest voorkomende artritis is reumatoïde artritis. Daarbij is het hele lichaam ziek. De ziekte van Bechterew of spondylitis ankylopoëtica is een ontstekingsziekte die vooral de wervelkolom aantast en het gewricht tussen wervelkolom en bekken. Onder RSI of CANS vallen vele aandoeningen van het bewegingsapparaat zoals epicondylitis lateralis humeri. Fibromyalgie is een moeilijk woord voor pijn in bindweefsel en spieren. De oorzaak is onbekend. Enkele orthopedische aandoeningen worden kort beschreven zoals de kniekuil-cyste, trigger finger en hamerteen.

E.A.F. Wentink, *Medische kennis*, Basiswerk AG, DOI 10.1007/978-90-368-1786-8_10

10.1 Osteoporose

10.1.1 Inleiding

Osteoporose is een ziekte van het bot. Bot is levend weefsel; er wordt voortdurend nieuw bot aangemaakt en oud bot afgebroken. Bij osteoporose is er meer afbraak dan aanmaak. De hoeveelheid kalk in de botten neemt hierdoor af. De botten zijn poreus, niet hard en kunnen gemakkelijk breken. De patiënt met osteoporose heeft de eerste jaren helemaal nergens last van. Dat verandert zodra voor het eerst iets gebroken wordt.

10.1.2 Oorzaken

Osteoporose komt vooral bij ouderen voor. Vrouwen krijgen het vaker dan mannen. Dit heeft te maken met hormonen. Zowel vrouwelijk als mannelijk geslachtshormoon zijn belangrijk voor de botten. Bij vrouwen daalt het geslachtshormoon (oestrogeen) na de overgang sterk. Mannen blijven tot op hoge leeftijd testosteron aanmaken. Osteoporose neemt toe met de leeftijd. Een gebrek aan lichaamsbeweging van jongs af aan kan een factor zijn. Bij het gebruik van spieren, wordt ook kracht gezet op de botten. Hierdoor blijven niet alleen de spieren maar ook de botten in goede conditie. Roken is slecht voor de botten. Hetzelfde geldt voor overmatig alcoholgebruik. Voldoende inname van calcium (kalk) in de voeding is waarschijnlijk ook van belang. Calcium bevindt zich onder meer in melk en andere zuivelproducten. Als iemand daar te weinig van binnenkrijgt, vormen kalktabletten een alternatief. Vitamine D is goed voor de opname van calcium vanuit de darmen naar het bloed. Deze vitamine is vooral aanwezig in vetrijke voeding. Vitamine D wordt ook aangemaakt in de huid onder invloed van zonlicht. Daarom komt osteoporose meer voor bij mensen met een donkere huid en bij mensen die nooit in de zon komen. Verder kan erfelijke aanleg in het ontstaan van osteoporose meespelen. Ondergewicht is ook een risicofactor omdat in vetweefsel oestrogeen wordt aangemaakt. Overgewicht is dus niet slecht voor de botten (maar wel voor de gewrichten) (zie ◘ fig. 10.1). Soms is osteoporose een complicatie van een andere ziekte zoals een hormoonziekte (bijvoorbeeld hyperthyreoïdie) of een darmziekte (zoals de ziekte van Crohn). Ook oraal gebruik van corticosteroïden over langere tijd is een bekende oorzaak van osteoporose.

10.1.3 Fracturen

De medische term voor botbreuk is fractuur. De collumfractuur is berucht. Het collum is de dunne hals van het dijbeen net onder de heupkop. Een collumfractuur heet in het spraakgebruik dan ook gebroken heup. Dit overkomt veel ouderen. Zij vallen, breken hun heup en hebben dan veel pijn. Bij lichamelijk onderzoek lijkt het been aan de kant van de fractuur te kort te zijn. Het ligt naar buiten toe gedraaid. Een ziekenhuisopname is noodzakelijk. Na het maken van een foto volgt een operatie. Dit verloopt meestal goed. Toch wordt het breken van een heup echter lang niet altijd overleefd. Langdurige bedlegerigheid kan veel complicaties geven. Ook de polsfractuur is een veelvoorkomende complicatie van osteoporose. Een andere term hiervoor is Colles-fractuur. Als wervels poreus worden, zakken zij in elkaar. De

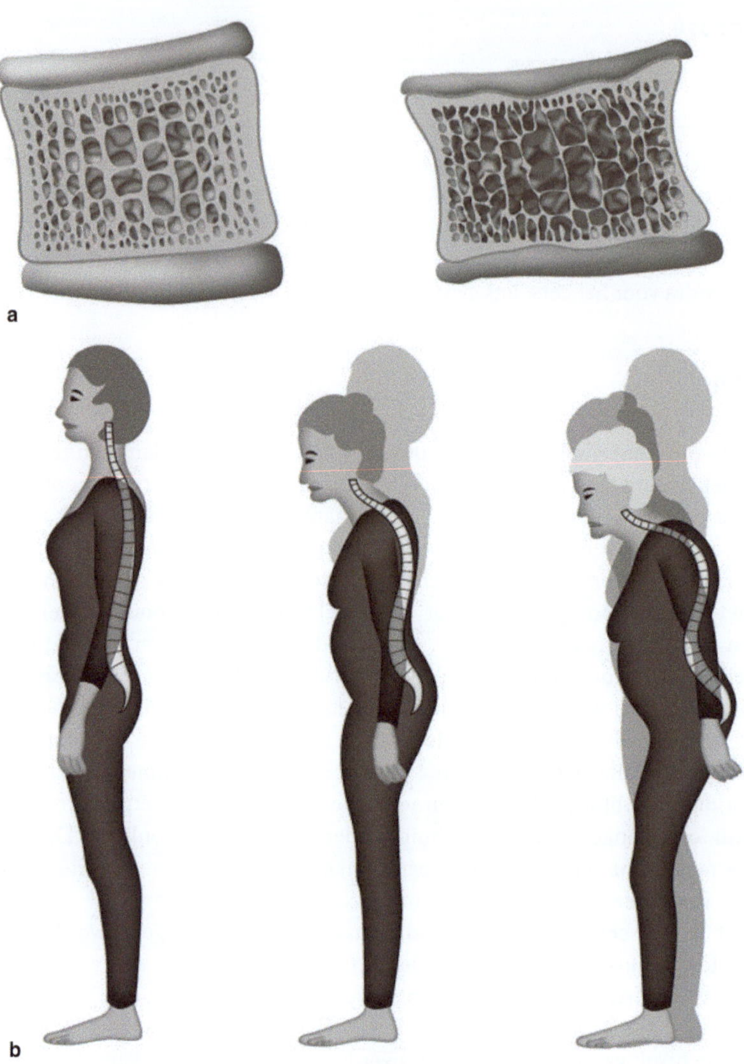

Figuur 10.1 Osteoporose. (Bron: BSL Praktijk Atlas)

osteoporotische wervelfractuur wordt ook inzakkingsfractuur genoemd. De patiënt merkt dit als rugpijn. Als wervels inzakken en vooral als zij breken, verandert de wervelkolom van vorm en de lichaamslengte neemt af. De patiënt loopt uiteindelijk in een gebogen houding.

10.1.4 Diagnose

Osteoporose geeft pas klachten en problemen als er een fractuur is. Daarom is het bij mensen met een verhoogd risico verstandig in een vroeg stadium te onderzoeken of iemand de ziekte heeft. Een oudere die bij een val opeens iets breekt komt hier bijvoorbeeld zeker voor in aanmerking. Dit is mogelijk met botdichtheidsonderzoek, ofwel een DEXA-meting. Met een speciaal röntgenapparaat wordt de kalkdichtheid van botweefsel onderzocht, bijvoorbeeld van heup en lendenwervels. Andere oorzaken moeten uitgesloten worden. Gewone osteoporose gaat niet gepaard met afwijkingen in het bloed. Bij veel andere oorzaken van verminderde kalkdichtheid zijn die er wel.

10.1.5 Preventie en behandeling

Voorkomen is beter dan genezen. Ouderdomsosteoporose kan worden voorkomen door van jongs af aan veel te bewegen. Het is belangrijk niet te roken en niet overmatig alcohol te drinken. Voldoende calcium en vitamine D – in de voeding of eventueel als aanvulling (maar dan niet te veel, dus in overleg met de arts) – is verstandig. Blootstelling aan zonlicht is goed voor de botten (omdat dan in de huid meer vitamine D wordt aangemaakt). Postmenopauzale osteoporose zou kunnen worden tegengegaan door het gebruik van oestrogenen. Hier zijn echter ook nadelen aan verbonden. Zo kunnen vormen van kanker zoals mamma- en endometriumcarcinoom onder invloed van oestrogeen sneller groeien. Als osteoporose eenmaal een feit is, kan er weinig meer aan worden gedaan. Lichaamsbeweging en eventueel (in overleg met de arts) het extra gebruik van calcium en vitamine D wordt wel aanbevolen. Bepaalde geneesmiddelen hebben een gunstig effect op de botstofwisseling en de botdichtheid neemt hierdoor toe. Het effect is echter beperkt. Alleen mensen met een duidelijk verhoogd risico komen ervoor in aanmerking. Mede vanwege de soms ernstige bijwerkingen worden dit soort middelen niet langer gegeven dan bijvoorbeeld vijf jaar. Essentieel is valpreventie. Dit kan iemand doen door in huis zo goed mogelijk alle oorzaken van vallen weg te nemen. Dit zijn bijvoorbeeld drempels en losliggende matjes. Ook een goede verlichting is belangrijk. Het valgevaar is ook een van de vele redenen om bij ouderen voorzichtig te zijn met het geven van versuffende en spierverslappende medicijnen, zoals slaaptabletten. Veel ouderen worden duizelig bij opstaan. Voor hen is het goed zich in die situatie eerst even vast te houden, alvorens te gaan lopen.

10.2 Ziekte van Paget

Deze aandoening komt voor bij mensen ouder dan vijftig jaar. De oorzaak is niet bekend. Soms speelt erfelijkheid een rol. Een andere naam voor de ziekte is osteitis deformans. Hierbij zijn op bepaalde plaatsen in het skelet de botopbouw en -afbraak verstoord. De kwaliteit van het bot gaat daardoor achteruit, er kan plaatselijk pijn zijn, en de kans op fracturen neemt toe. Een vaker voorkomend probleem is dat de vorm van het bot verandert. Dit kan aan het lichaam zichtbaar zijn. Voorbeelden van plaatsen waar de ziekte zich dikwijls uit, zijn de schedel, het bekken en de wervelkolom. Als de ziekte actief is, is in het bloed het alkalische fosfatase verhoogd. Op röntgenfoto's van het skelet zijn typerende afwijkingen te zien. In de behandeling spelen medicijnen een rol.

10.3 Fracturen

10.3.1 Oorzaken

De oorzaak van een fractuur is meestal een trauma. Er is een belangrijk onderscheid tussen een open en een gesloten fractuur. Bij een open fractuur is er een open verbinding tussen het bot en de buitenwereld. Naast de traumatische fractuur bestaat de pathologische fractuur. Dit is een breuk in een bot dat door ziekte is aangetast. Het meest frequente voorbeeld is osteoporose. Berucht is de kwetsbaarheid van bot als gevolg van metastasen, die bijvoorbeeld afkomstig zijn uit de mamma of de prostaat. Als het trauma zeer minimaal is, wordt gesproken van 'spontane' fractuur. Vaak had de patiënt in de periode voorafgaand aan het ontstaan van die fractuur al pijn.

10.3.2 Symptomen

Een fractuur is pijnlijk. De pijn neemt toe door op de fractuur druk uit te oefenen. Als de arts in de lengte van een gebroken bot drukt, wordt de pijn heel heftig. Dit heet asdrukpijn. Een grote fractuur is gemakkelijk te herkennen omdat de afzonderlijke botdelen een abnormale stand innemen. Dikwijls ontstaat een grote zwelling als gevolg van een bloeduitstorting. Het getroffen lichaamsdeel is moeilijk te gebruiken. De meeste fracturen zijn te zien op een gewone röntgenfoto. Kleine fracturen kunnen zichtbaar worden gemaakt met CT, MRI of scintigrafie. Een voordeel van scintigrafie is dat hiermee het gehele skelet zichtbaar kan worden gemaakt.

10.3.3 Stressfractuur

Als gevolg van lang en intensief lopen of hardlopen, kunnen heel kleine fracturen ontstaan in de middenvoetsbeentjes. Dit is een voorbeeld van een vermoeidheidsfractuur of stressfractuur. De patiënt heeft pijn in het voorste gedeelte van de voet. Druk ter plaatse doet de pijn toenemen. Op een röntgenfoto is vaak niets te zien. Daarvoor is de fractuur te klein. Als preventie dient de sporter overbelasting te vermijden en schoenen te dragen met voldoende demping.

10.3.4 Complicaties

Vooral bij een fractuur van heup of bekken kan stolling ontstaan in een diepe ader met een longembolie als gevolg. Verschijnselen hiervan zijn vooral pijn bij het ademen en kortademigheid. Om dit te voorkomen, krijgen patiënten medicatie met antistolling. Soms neemt de zwelling in het weefsel bij de fractuur zo sterk toe dat een tekort ontstaat aan zuurstof. Dit is vooral mogelijk daar waar gips is aangebracht. De pijn wordt dan steeds heviger. Het gevaar is dat weefsel afsterft.

10.3.5 Behandeling

Op een röntgenfoto kan worden gezien of het noodzakelijk is om de botdelen in de oorspronkelijke positie terug te brengen. Vaak is hiervoor een spalk nodig zodat de botdelen onbeweeglijk ten opzichte van elkaar bevestigd kunnen worden. Dan is de kans op genezing optimaal. Een externe spalk wordt buiten het lichaam aangebracht. Het bekendste voorbeeld is gips. Als de verwachting is dat extern spalken te weinig oplevert, zal worden gekozen voor een operatie. Een operatie volgt in ieder geval als de fractuur gecompliceerd is, bijvoorbeeld bij een open fractuur. De spalk wordt dan niet buiten maar in het lichaam bevestigd, bijvoorbeeld een schroef, plaat of pen. Mensen willen natuurlijk weten hoe lang het duurt tot een botbreuk is genezen. Het is aan de orthopeed om hierover een uitspraak te doen. De ernst van de breuk, de precieze locatie en de leeftijd van de patiënt zijn factoren die op de genezingsduur van invloed zijn. Om een idee te krijgen:

- ribfractuur: drie tot vier weken;
- sleutelbeenfractuur: twee tot vier weken;
- onderarmfractuur: vier tot acht weken;
- vingerfractuur: drie tot zes weken;
- dijbeenhalsfractuur (gebroken heup): tien tot twintig weken;
- bovenbeenfractuur: twaalf tot zestien weken;
- onderbeenfractuur: acht tot twaalf weken;
- enkelfractuur: vier tot zes weken;
- stressfractuur van de middenvoetsbeentjes: drie tot twaalf weken.

10.4 Osteomyelitis en septische artritis

Door een verwonding of operatieve ingreep kunnen bacteriën een gewricht of bot (inclusief het beenmerg) besmetten en een infectie veroorzaken. Een gewrichtsinfectie heet septische artritis. Een botinfectie heet osteomyelitis. Soms hebben de bacteriën zich vanuit een heel andere plaats via het bloed verspreid. In dat geval is de infectie een complicatie van een andere infectie (bijvoorbeeld in de huid of in de keel). Het geïnfecteerde bot of gewricht is pijnlijk en de patiënt heeft koorts. Een vlotte diagnose is belangrijk. Er moet snel worden gestart met antibiotica. Chronische gevallen zijn erg moeilijk te behandelen. Bij pijn in bot of gewricht is koorts een alarmerend ziekteverschijnsel.

10.5 Artrose

10.5.1 Inleiding

Artrose is een ziekte van het kraakbeen in gewrichten. Daardoor kunnen gewrichten minder soepel bewegen, botweefsel wordt minder goed beschermd, en de weefsels kunnen door chronische irritatie ontsteken. Door dit alles doet artrose pijn. In tegenstelling tot bij artritis staat ontsteking bij artrose niet op de voorgrond. In een later stadium raakt ook het bot bij de ziekte betrokken. Voorbeelden zijn coxartrose en gonartrose (respectievelijk artrose van heup en knie). Artrose komt ook veel voor in de wervelkolom en in de handen. De bijnaam voor

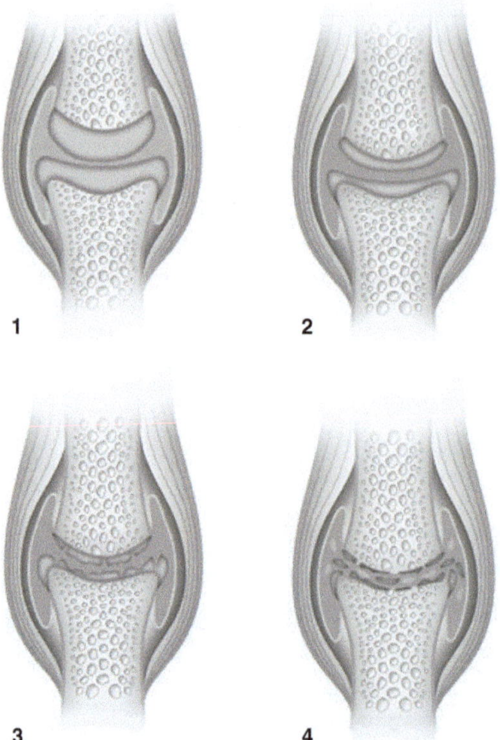

Figuur 10.2 In dit gewricht is het ontstaan van artrose getekend. (Bron: BSL Praktijk Atlas)

de ziekte is 'slijtage'. Mensen hebben het bijvoorbeeld over een 'versleten heup' of een 'versleten knie'. Overbelasting is voor het ontstaan van artrose echter slechts zeer gedeeltelijk de verklaring. Gonartrose komt meer voor bij mensen met obesitas. Het overgewicht is schadelijk voor de knieën. Coxartrose komt soms voor bij patiënten bij wie de heup niet goed is aangelegd. Als heupdysplasie bij baby's niet wordt ontdekt, kan de patiënt op latere leeftijd met de pijnlijke gevolgen te maken krijgen. Ook acute trauma's (ongevallen) kunnen aan artrose bijdragen. De aandoening komt veel voor bij ex-topsporters, maar – zoals eerder aangegeven – slijtage is geen goed woord: met of zonder overbelasting gaat de kwaliteit van het kraakbeen langzaam achteruit. Hoe dit precies gebeurt, is niet bekend. Bij mensen met erfelijke aanleg voor artrose gaat dit sneller (zie fig. 10.2).

10.5.2 Symptomen en diagnostiek

De symptomen zijn vooral pijn en stijfheid. De klachten zijn heviger aan het begin van de dag en bij het starten van beweging. Na enige tijd zijn de stijfheid en de pijn vaak wat verminderd. Aan de andere kant zal overbelasting de klachten juist doen toenemen. Op röntgenfoto's van aangetaste gewrichten vertonen het kraakbeen en het naastgelegen bot in een deel van de gevallen typerende afwijkingen. Foto's zijn niet altijd nodig om de diagnose te kunnen stellen.

In sommige, ernstige gevallen kan met foto's het beloop van de ziekte op die manier wel worden gevolgd. In het bloed zijn geen bijzonderheden te vinden. Artrose is een ziekte die zich beperkt tot het bewegingsapparaat.

10.5.3 Preventie en behandeling

Preventie is voor een klein deel mogelijk door niet te zwaar te worden. De behandeling is in de eerste plaats pijnstilling. Deze bestaat uit paracetamol en als dat onvoldoende helpt een NSAID (oraal). Het is belangrijk in beweging te blijven en tegelijkertijd onnodige of verkeerde belasting te vermijden. Blijven bewegen is van groot belang. Veel mensen moeten daar wel toe worden gemotiveerd. Overbelasting is te merken als 'napijn' (dat is pijn na de belasting, als teken dat men te veel heeft gedaan, of dat men de gewrichten niet op de goede manier heeft belast). Voor wie dat leuk vindt kan zwemmen een uitkomst zijn. Dat is gezonde beweging terwijl gewrichten nauwelijks verkeerd kunnen worden belast. Veel mensen met artrose in heup en/of knie gebruiken een wandelstok. Fysiotherapie en ergotherapie kunnen zinvol zijn. Soms worden injecties met corticosteroïden gegeven, die de pijn tijdelijk kunnen verlichten. In ernstige stadia kunnen pijnstilling en functieverbetering worden bereikt door een operatie. Voorbeelden zijn osteotomie en artrodese. Bij osteotomie wordt een stuk bot verwijderd. Een artrodese houdt in dat een gewricht wordt vastgezet (zie ◘ fig. 10.3). Sommige gewrichten kunnen geheel worden vervangen en de patiënt krijgt dan een prothese. Dit is mogelijk voor heup, knie en schouder. Het gaat om grote operaties met altijd enig risico. Een prothese is nooit zo goed als een natuurlijk gewricht. Bovendien gaat een prothese niet altijd levenslang mee.

10.6 Syndroom van Tietze

Dit is een aandoening van het kraakbeen van de borstkas. Het syndroom van Tietze gaat gepaard met zwelling van de aanhechting van een rib aan het borstbeen en kan erg pijnlijk zijn. De oorzaak is niet bekend. Er zou een verband kunnen zijn met lichamelijke overbelasting. Als op de plaats van de pijn druk wordt uitgeoefend, neemt de pijn toe. Bewegingen van de borstkas, zoals ademen, zijn ook pijnlijk. Dit komt doordat het kraakbeen bij het ademen zwaarder wordt belast. De pijn kan vanuit de borstkas uitstralen naar de omgeving. Uitstralende pijn vanuit de borstkas komt ook voor bij cardiale ischemie. Het is dus belangrijk om hartaandoeningen uit te sluiten. Het syndroom van Tietze gaat vaak vanzelf binnen een paar maanden over. Zolang er klachten zijn, is pijnstilling aangewezen. De eerste keus is paracetamol maar een NSAID kan meer effect hebben.

10.7 Artritis

10.7.1 Reumatoïde artritis

Reumatoïde artritis is de meest voorkomende reumatische ziekte. Een veelgebruikte afkorting is RA. In het spraakgebruik heet de ziekte 'reuma'. Er bestaan nog veel meer reumatische ziekten; reuma is een verzamelbegrip voor aandoeningen van het bewegingsapparaat.

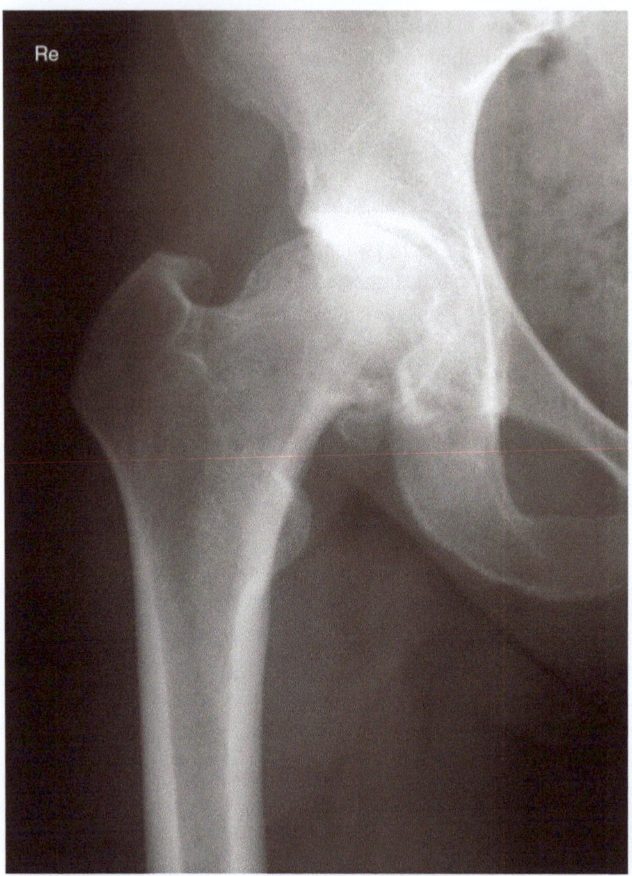

Figuur 10.3 Primaire coxartrose met versmalling van de gewrichtsspleet en sclerosering van het bot. (Bron: J.A.N. Verhaar, A.J. van der Linden (2001). Orthopedie. Houten: Bohn Stafleu van Loghum)

RA komt vooral bij vrouwen voor. De eerste symptomen treden meestal op rond middelbare leeftijd. De oorzaak van reumatoïde artritis is niet bekend. Het is in ieder geval een auto-immuunziekte. Het gehele lichaam kan erbij betrokken raken. Van de gewrichten worden vooral de handen en voeten aangetast. Later doen ook gewrichten op andere plaatsen mee. In het beloop van de ontstekingen zouden zonder behandeling vaak knobbels en misvormingen ontstaan, waardoor gewrichten in een dwangstand zouden raken. Door de huidige behandelingen komen dergelijke contracturen veel minder voor. Klachten van pijn en stijfheid treden vooral in de ochtend op. De pijn is er de rest van de dag vaak ook, zonder dat gewrichten worden belast. Ontstoken gewrichten kunnen warm aanvoelen. De patiënt voelt zich vaak heel moe. Er kan sprake zijn van bloedarmoede. De lichaamstemperatuur kan verhoogd zijn. Sommige patiënten krijgen auto-immuunontstekingen op andere plaatsen in het lichaam.

De diagnose reumatoïde artritis is ingewikkeld en neemt veel tijd in beslag. De klachten en de bevindingen bij lichamelijk onderzoek tellen zwaar mee bij het stellen van die diagnose. Daarnaast wordt bloedonderzoek uitgevoerd. De BSE is meestal verhoogd, vooral als

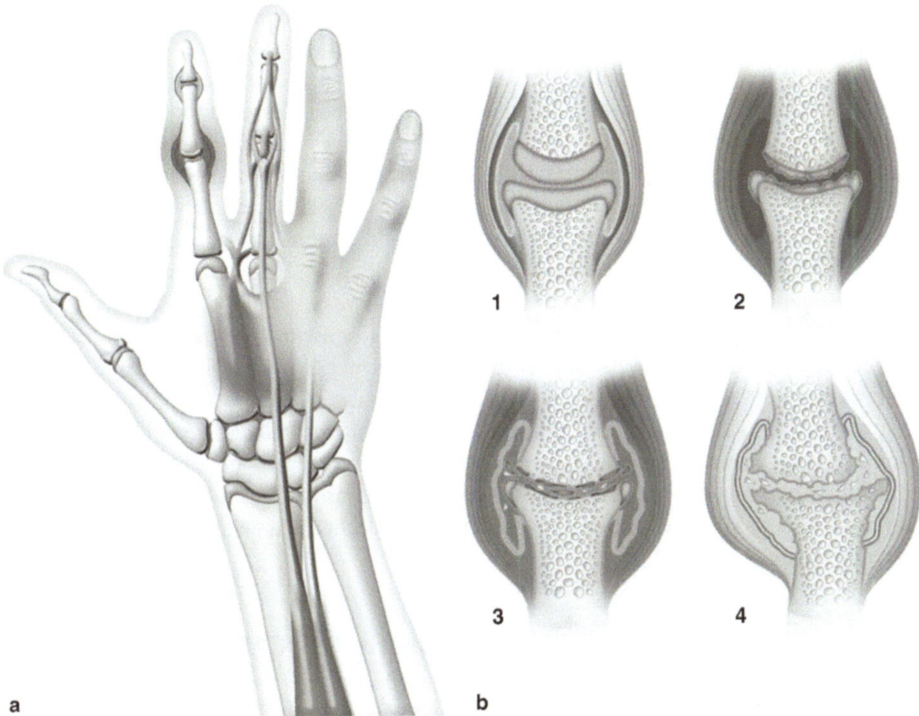

Figuur 10.4 Reumatoïde artritis. **a** Zwelling van een gewricht in de wijsvinger. **b** Hier is het ontstaan van reumatoïde artritis getekend. (Bron: BSL Praktijk Atlas)

de ziekte actief is. Bij de meeste patiënten is de zogenaamde reumafactor in het bloed positief. Deze stof kan echter ook op andere ziekten wijzen. Voor de juiste diagnostiek en behandeling is verwijzing naar de reumatoloog vaak noodzakelijk. De ziekte verloopt heel wisselend, maar meestal chronisch recidiverend, met exacerbaties en remissies. Het is belangrijk om in beweging te blijven, maar als de ziekte actief is, is dat te pijnlijk en onverstandig. Vooral bij onderbehandeling kan het beloop progressief zijn. De patiënt eindigt dan in een rolstoel. Dat is tegenwoordig vrij zeldzaam. De medicijnen hebben de prognose sterk verbeterd. Hieronder vallen ook de gewone ontstekingsremmende pijnstillers, dus de NSAIDs. Paracetamol kan ook, maar is vaak duidelijk minder werkzaam, omdat de ontsteking door paracetamol niet afneemt. Soms worden injecties gegeven met corticosteroïden. Reumatologen hebben nog extra, specialistische medicijnen tot hun beschikking, die het verloop van de ziekte gunstig kunnen beïnvloeden. Met het bestrijden van de ontsteking is de kans op verlittekening en vergroeiing kleiner (zie fig. 10.4).

10.7.2 Ziekte van Bechterew

Een andere term voor deze ziekte is spondylitis ankylopoetica. Hierbij ontsteken de wervels en de gewrichten in het bekken en groeien vervolgens aan elkaar vast. De rug zelf dreigt daardoor stijf en recht te worden. Er zijn ook patiënten die hierdoor een bolle rug krijgen (kyfose). Ook op andere plaatsen kunnen gewrichten ontsteken en pijnlijk zijn. De oorzaak van de ziekte is niet bekend. Het heeft waarschijnlijk iets te maken met auto-immuniteit. Erfelijke factoren spelen een rol. De ziekte van Bechterew wordt vooral bij mannen gezien. Het begin van de ziekte is vaak al op jonge leeftijd, in de adolescentie of bij jonge volwassenen. De eerste symptomen zijn pijn en stijfheid, vooral 's ochtends. De pijn neemt dan af na enige tijd te hebben bewogen. Als de ziekte actief is, nemen de ontstekingen toe en heeft de patiënt meer pijn. Omdat het om een ziekte van het gehele lichaam gaat, kunnen ook algemene verschijnselen optreden, zoals vermoeidheid en afname van de eetlust. Vrij veel patiënten krijgen last van ontstekingen in de ogen (iridocyclitis). Zij hebben dan ontstekingsremmende oogdruppels nodig. In het bloed is de BSE vaak verhoogd, vooral als de ziekte actief is. Op een röntgenfoto van de wervelkolom zijn typische afwijkingen zichtbaar. Zeer kenmerkend is (tussen wervelkolom en bekkengewrichten) de sacro-iliitis en op de lange duur de bamboo-spine (de rug is dan zo stijf en recht als een bamboestok). In de behandeling spelen ontstekingsremmende pijnstillers (NSAIDs) een belangrijke rol. De reumatoloog kan ook zwaardere medicijnen voorschrijven. Fysiotherapie kan helpen om de patiënt te leren de rugspieren te blijven gebruiken en de lichaamshouding te verbeteren. Dagelijks bewegen is goed. Meestal raakt de patiënt uiteindelijk slechts licht geïnvalideerd, maar er zijn uitzonderingen.

10.8 Epicondylitis lateralis humeri, bursitis, RSI, CANS

Epicondylitis lateralis humeri is een pijnlijke aandoening van de elleboog. Een bekende bijnaam is 'tennisarm'. De meeste patiënten tennissen echter nooit. Er is wel sprake van overbelasting van de pezen, maar dit kan ook heel andere oorzaken hebben. Het werk kan bijvoorbeeld belangrijk hebben bijgedragen. Bij een tennisarm is druk op de buitenkant van de elleboog pijnlijk. Bepaalde bewegingen doen ook pijn, bijvoorbeeld het dichtknijpen van de hand. Eentonige, te lang volgehouden bewegingen in de polsgewrichten kunnen de klachten uitlokken en in stand houden. De duur van de klachten is gemiddeld negen maanden. Geen enkele behandeling bevordert de genezing. Het beste is de arm gewoon te gebruiken, zonder te overbelasten. Pijnstilling kan zinvol zijn. De eerste keus is paracetamol, maar een NSAID heeft soms meer effect. Een NSAID werkt immers ontstekingsremmend. Eventueel kunnen corticosteroïdinjecties worden toegediend. Ook op die manier kunnen de ontstekingsverschijnselen tijdelijk verminderen. Na de injectie kan de pijn gedurende enkele dagen juist erger zijn. De tennisarm is een voorbeeld van RSI. Deze diagnose speelt vooral in de bedrijfsgezondheidszorg een rol. RSI is de afkorting van repetitive strain injury. De nieuwe term hiervoor is CANS: complaints of arm, neck and shoulder (zie ◻fig. 10.5).

Een bursa is een met slijm gevuld zakje onder een pees. De Nederlandse term is slijmbeurs. Een slijmbeurs zorgt ervoor dat de pees en omliggende structuren soepel kunnen bewegen en worden beschermd tegen trauma's. Bij ontsteking zwelt een slijmbeurs op met vocht. Dit gaat gepaard met veel pijn. De oorzaak is meestal beschadiging of overbelasting. Voor de diagnostiek hebben foto's of bloedonderzoek zelden of nooit nut. De behandeling komt neer op rust en pijnstilling. Rust is echter alleen goed als de pijn onhoudbaar is. In het algemeen geldt dat juist doorgaan met bewegen goed is, tenzij dat wordt overdreven, of de bewegingen eentonig zijn of verkeerd uitgevoerd. Fysiotherapie, oefentherapie of Cesarthe-

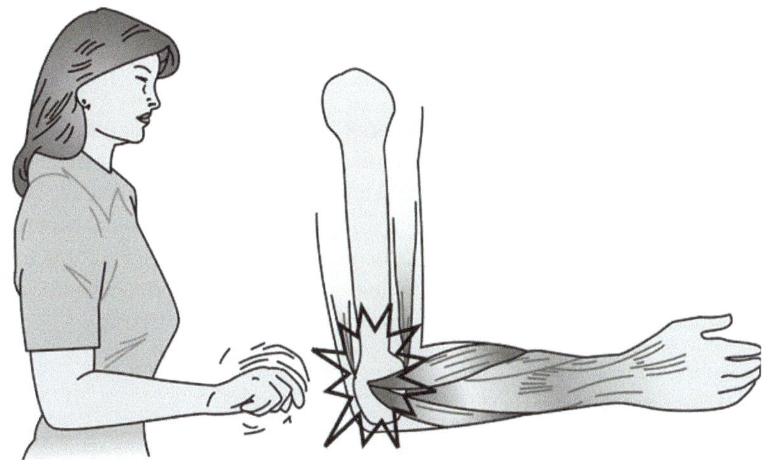

Figuur 10.5 Tennisarm. (Bron: T.O.H. de Jongh, H. de Vries, H.G.L.M. Grundmeijer (2005). Diagnostiek van alledaagse klachten. Houten: Bohn Stafleu van Loghum)

rapie kan een goed idee zijn. Eventueel kunnen corticosteroïden worden ingespoten. In sommige gevallen wordt bursitis chronisch. De behandeling wordt dan steeds moeilijker. Bursitis komt onder meer voor in de elleboog, knie, de schouder en de hiel (bij de achillespees). Slijmbeursontstekingen kunnen net als de tennisarm worden gezien als voorbeelden van RSI (CANS). Klachten kunnen op en neer gaan. Drastische behandelingen (zoals schouderoperaties) leiden bij dit soort hardnekkige en pijnlijke problemen zelden of nooit tot verbetering.

10.9 Overige aandoeningen van pezen en slijmbeurzen

Een pees bestaat uit bindweefsel dat een spier met bot verbindt. Een deel van de pezen wordt omgeven door een beschermende peesschede. Tendinitis of tendovaginitis is het gevolg van veroudering en/of overbelasting. Een voorbeeld is het syndroom van De Quervain (tendovaginitis stenosans). Dit is een peesschedeontsteking in de pols. Het bewegen van de duim is pijnlijk. De patiënt kan uiteindelijk worden geopereerd. De peesschede wordt opengesneden zodat de pees vrij komt te liggen. Een ander voorbeeld is de trigger finger. De omhulsels van buigpezen aan de basis van een vinger zwellen op. Buigen en strekken van de vinger verloopt niet langer soepel. Een vinger kan soms in buigstand op slot blijven staan. Het inspuiten van corticosteroïden is vaak voldoende als behandeling. Soms wordt de aandoening geopereerd, waarbij de peesschede wordt opengemaakt. Nog een voorbeeld is het 'hielspoor'. Dit is een ontsteking van een grote pees aan de onderkant van de voet. In het ontstaan speelt overbelasting (hardlopen, overgewicht) een rol. Staan of lopen kan zeer pijnlijk zijn. Als de pijn meevalt is blijven bewegen toch belangrijk. Oefentherapie kan bijdragen aan het herstel en ook om te voorkomen dat de klachten terugkomen. Hielspoor is na enkele maanden tot een jaar in principe over.

10.10 Enkele andere aandoeningen

10.10.1 Ganglion

Een ganglion is een cyste in het kapsel van een gewricht of in een pees. Het ziet eruit als een bobbeltje. De cyste is gevuld met een slijmerige massa. Deze aandoening komt het meest voor aan de pols. Een ganglion geeft meestal geen klachten en kan vanzelf verdwijnen. Als bepaalde bewegingen pijnlijk zijn kan het ganglion worden behandeld. Via een punctie kan de inhoud worden opgezogen. Ook kunnen corticosteroïden in het ganglion worden gespoten. Beide behandelingen zorgen ervoor dat de cyste kleiner wordt. Eventueel kan een ganglion operatief worden verwijderd. Na behandeling komt de afwijking vaak terug.

10.10.2 Contractuur van Dupuytren

Dit is een veelvoorkomend probleem, vooral bij blanke mannen vanaf middelbare leeftijd. Erfelijkheid speelt in het ontstaan een rol. Het komt daarnaast relatief veel voor bij alcoholisme, levercirrose en epilepsie. Hoe dat komt, is niet bekend. De aandoening begint met groei en verdikking van bindweefsel aan de handpalm. Aan de binnenkant van de hand worden knobbels en strengen zichtbaar. Zij lopen evenwijdig aan de pezen in de richting van de vingers, vooral ringvinger en pink. In dit stadium kan, als de handen nog normaal kunnen worden gebruikt, rustig worden afgewacht, de aandoening kan tot stilstand komen. In de loop van de tijd kunnen de vingers echter ook aan het verdikte bindweefsel vastgroeien. De vingers trekken dan krom. Zij kunnen niet meer worden gestrekt. Een dergelijke dwangstand wordt contractuur genoemd. Een normaal gebruik van de hand is niet meer mogelijk. Bij contractuurvorming is een operatie noodzakelijk. Meestal komt de aandoening daarna echter terug.

10.10.3 Baker-cyste (kniekuilcyste)

Overbelasting of een gewrichtsziekte kan ertoe leiden dat zich in de gewrichtsholte van een knie vocht ophoopt. Uiteindelijk ontstaat een cyste. Deze is in de knieholte te voelen als een zachte zwelling. Het doet geen pijn. De knie kan bij een grote zwelling niet goed worden gebogen. Soms kan het veneuze bloed uit het onderbeen niet goed worden afgevoerd. In dat geval kan het onderbeen opzwellen. Een kniekuilcyste kan vanzelf overgaan. Het wegzuigen van vocht of het inspuiten van corticosteroïden is soms zinvol. Bij uitzondering wordt een patiënt geopereerd. De cyste komt daarna echter vaak weer terug (zie fig. 10.6).

10.10.4 Enkeltrauma

Dit is het meest voorkomende traumatische letsel van het bewegingsapparaat. Het ontstaat vaak doordat de voet ergens blijft steken, waarna de enkel naar binnen draait. Dit komt bijvoorbeeld veel voor tijdens het voetballen. De medische term is inversietrauma. Bij een contusie zijn alleen de huid, het spier- en bindweefsel aangetast. De enkel is 'gekneusd'. Als de enkelbanden sterk zijn uitgerekt en zijn beschadigd, wordt gesproken van een distorsie. In het Nederlands is dit een 'verstuikte' of 'verzwikte' enkel. Bij een enkelbandruptuur is een

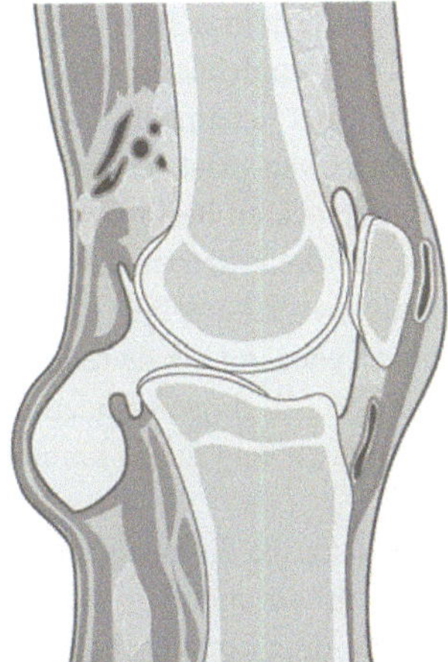

Figuur 10.6 Baker-cyste. (Bron: T.O.H. de Jongh, H. de Vries, H.G.L.M. Grundmeijer (2005). Diagnostiek van alledaagse klachten. Houten: Bohn Stafleu van Loghum)

enkelband gescheurd. Een arts kan bij het lichamelijk onderzoek proberen te beoordelen hoe ernstig het letsel is. In de eerste dagen is dat door pijn en zwelling dikwijls niet mogelijk. Als de patiënt na een paar dagen terugkomt, kan alsnog blijken dat sprake is van een enkelbandruptuur. Bij lichamelijk onderzoek kan dit worden beoordeeld. Soms is het zinvol een röntgenfoto te laten maken. De bedoeling is dan een fractuur uit te sluiten. Dit is bijvoorbeeld het geval als de patiënt de voet niet kan belasten. Een contusie geneest vanzelf. Bij een distorsie kan eventueel een steunende elastische zwachtel worden aangebracht. Op geleide van de pijn mag de patiënt zijn voet belasten. Na één tot twee weken zijn de klachten voorbij. Een enkelbandruptuur geneest goed met behulp van tapebandage. Inversie wordt hiermee voorkomen. De behandeling duurt ongeveer zes weken. Daarna mag de patiënt de voet langzaam weer gaan belasten.

10.10.5 Hamerteen

Dit is een vormafwijking van een teen. Het proximale gewricht staat in een gebogen dwangstand. Een bekende oorzaak is te nauw schoeisel. Ook allerlei neurologische en gewrichtsaandoeningen kunnen de verklaring zijn. De behandeling is meestal conservatief. Schoenen moeten goed passen en steunzolen of andere hulpmiddelen kunnen helpen vermijden dat op bepaalde plaatsen van de voet een te hoge druk komt. Afhankelijk van de klachten die de patiënt heeft, kan soms een operatie worden uitgevoerd. De orthopeed kan beoordelen of dat mogelijk is.

10.11 Fibromyalgie

Bij fibromyalgie heeft de patiënt pijn in de 'weke delen' van het bewegingsapparaat, zoals spieren, pezen en bindweefsel. Het wordt daarom ook wel 'wekedelenreuma' genoemd. Deze term verklaart niets. Fibromyalgie heeft, voor zover bekend, niets te maken met reumatoïde artritis. Het woord fibromyalgie betekent letterlijk niets meer dan dat er pijn is in spier- en bindweefsel. Over hoe het ontstaat wordt veel gezegd maar is niets echt duidelijk. Er zijn wel enige aanwijzingen dat overbelasting een rol zou kunnen spelen. Bij het lichamelijk onderzoek is de enige mogelijke bevinding dat druk op een aantal omschreven plaatsen van het lichaam pijnlijk is. Deze plaatsen heten trigger points. Bij bloedonderzoek en beeldvormend onderzoek worden geen afwijkingen gevonden. Er zijn artsen die om die reden denken dat fibromyalgie geen echte ziekte is. De aandoening geldt als stoornis met lichamelijke klachten, zonder dat er een duidelijke lichamelijke of psychische verklaring voor is. Ook de reumatoloog 'kan niets vinden'. Sommige patiënten zijn door de klachten wel sterk geïnvalideerd. Omdat er vaak veel onbegrip is in de omgeving, en omdat de klachten zo lang duren komen psychische reacties zoals somberheid en agressie relatief vaak voor.

Patiënten met fibromyalgie moeten blijven bewegen. Het is belangrijk dit rustig op te bouwen. Begeleiding en psychologische behandeling kunnen nodig zijn om met de gevolgen van de klachten te leren omgaan. De klachten kunnen op de langere duur wel voorbijgaan. Het vermijden van te veel stress, het zorgen voor een gezond en regelmatig leven, goed slapen en conditieverbetering hebben mogelijk een gunstige invloed. Pijnstilling kan geprobeerd worden, maar het effect hiervan valt tegen. Fysiotherapie is een mogelijkheid.

Praktijkvoorbeelden

Mevrouw A., 82 jaar, ziet niet zo goed meer. Bovendien is zij de laatste tijd 'licht in haar hoofd'. Vanochtend is zij gestruikeld over de slang van de stofzuiger. Ze wilde weer opstaan maar voelde een heftige pijn in haar rechterbeen. Zo hard zij kon, schreeuwde zij om hulp. Gelukkig hoorde de buurvrouw haar. De huisarts zag direct wat er aan de hand was. Met een ambulance is zij naar het ziekenhuis gebracht en zij werd dezelfde dag geopereerd.

Medi, 20 jaar, is aan het joggen in het park. Door een ongelukkige beweging klapt zijn linkerenkel naar binnen. Hij kan nog wel lopen maar de pijn wordt steeds erger. De voet zwelt op. Het lopen is moeilijk maar lukt nog wel. Samen met zijn vriendin rijdt hij naar de spoedeisende hulp. Uit de foto blijkt dat er niets gebroken is.

Een 24-jarige vrouw loopt al een week met krukken. Zij heeft veel pijn in de rechtervoet. In de week voorafgaand aan de klachten had zij onvoorbereid de vierdaagse van Nijmegen meegelopen. De huisarts had gezegd dat sprake was van een 'marsfractuur'. Er werd een röntgenfoto gemaakt maar daarop was niets te zien geweest. Het zal nog enige tijd duren voor de klachten verdwenen zijn.

Meneer B., 58 jaar, is een magere man. In zijn familie komt veel osteoporose voor. Zelf lijdt hij een zittend bestaan. Van sport heeft hij nooit gehouden. Hij rookt en drinkt veel. Na het lezen van informatie op internet vraagt hij zich af of hij zwakke botten heeft. Hij vraagt een gesprek aan met de huisarts. De huisarts besluit aanvullend onderzoek te laten doen naar de botdichtheid.

Meneer G., 53 jaar, bouwvakker, heeft al vele jaren regelmatig last van een tenniselleboog. Hij heeft alles al geprobeerd: fysiotherapie, een mitella, bandages, tapes en zelfs een operatie. Het enige wat verlichting brengt, is een spuit. Dan kan hij weer een tijdje zonder al te veel pijn werken.

Johan, 22 jaar, student rechten, komt op het spreekuur met een pijnlijke zwelling aan zijn linkerelleboog. De huisarts stelt vast dat het om een slijmbeursontsteking gaat. Johan krijgt het advies zijn elleboog minder te belasten. Hij was altijd gewend tijdens het studeren zijn hoofd in zijn linkerhand te laten rusten en zo veel druk op de elleboog uit te oefenen. Als hij dit anders gaat doen, zullen de klachten misschien verdwijnen.

Mevrouw S., 44 jaar, is de laatste tijd erg moe. Soms heeft ze veel pijn in haar handen. Ze is bang dat ze 'reuma' heeft. Dat heeft haar zus ook. Bij haar zus kunnen de dokters echter niets vinden. Dat heeft tot grote problemen geleid in verband met uitkeringen. Ze zou een grote ruzie hebben gehad met de verzekeringsarts.

Meneer T., 59 jaar, heeft last van stijfheid en pijn in de heupen en de knieën. Hij voelt zich in toenemende mate een oude man. De huisarts besluit tot het laten maken van foto's. Hieruit blijkt dat duidelijk sprake is van artrose. Meneer T. krijgt naast pijnstilling een verwijzing voor fysiotherapie.

Meneer. V., 52 jaar, heeft een hevige pijn in de linkerborst, uitstralend naar de linkerarm. De pijn neemt toe bij bewegingen van de borstkas. De cardioloog heeft niets kunnen vinden. Ook foto's van de ribben leveren geen bijzonderheden op. Er is in ieder geval geen sprake van een levensbedreigende lichamelijke aandoening.

Meneer Z., 67 jaar, is ernstig ziek. Hij heeft uitgezaaide long- en prostaatkanker. Op een dag staat hij langzaam op vanuit zijn stoel. Door een duizeling valt hij echter terug. Hij voelt hierbij een hevige pijn in de rug. In het ziekenhuis blijkt dat sprake is van inzakkingsfracturen. Meneer Z. heeft niet lang meer te leven.

Huid

Samenvatting

Eczeem is een niet-infectieuze ontsteking van de huid. Constitutioneel eczeem en contacteczeem zijn allergische reacties. Toxisch eczeem komt door contact van de huid met stoffen die de huid direct beschadigen. In seborroïsch eczeem speelt gist een rol. Hypostatisch eczeem komt door druk op weefsel in de onderbenen. Hevige jeuk is kenmerkend voor urticaria. Een specifieke huidontsteking is psoriasis. Bij acne raken afvoerkanaaltjes van talgklieren verstopt. Impetigo is een zeer besmettelijke bacteriële huidinfectie. Andere bacteriële huidinfecties zijn: furunkel, cellulitis en erysipelas. Erythema chronicum migrans is een zich verplaatsende roodheid van de huid. Herpes simplex geeft een virale huidinfectie. Het herpes zoster virus veroorzaakt waterpokken, daarna soms gordelroos. Bij vitiligo verdwijnt pigment uit de huid. Bij hirsutisme is sprake van overmatige beharing. Alopecia (kaalheid) kan plaatselijk zijn, algemeen of passend bij hoge leeftijd. Basalioom is huidkanker die langzaam groeit. Bij plaveiselcelcarcinoom is uitzaaiing mogelijk. Het melanoom is nog ernstiger.

E.A.F. Wentink, *Medische kennis*, Basiswerk AG, DOI 10.1007/978-90-368-1786-8_11

11.1 Eczeem

11.1.1 Constitutioneel eczeem

Na inhalatie of orale inname kunnen allergenen via het bloed allergische verschijnselen in het lichaam veroorzaken. Voorbeelden van allergenen zijn: huisstofmijt, pollen (stuifmeel van bomen en planten) en huisdieren (cavia, hond, kat). In de huid kunnen de allergenen eczeem veroorzaken. Dit type eczeem wordt constitutioneel of atopisch eczeem genoemd. De term constitutioneel heeft te maken met constitutie, aanleg. De term atopisch komt van atopie, erfelijk bepaalde allergie. Atopie kan zich uiten als hooikoorts, allergisch astma en/of eczeem. In veel families komen mensen voor met één of meer vormen van atopie. Constitutioneel eczeem kan al voorkomen bij baby's. Bij hen is het vooral op het gezicht te zien. De huid is dikwijls vochtig; een veelgebruikte naam daarvoor is dauwworm. Later kan het eczeem zich uitbreiden naar de romp, armen en benen. Bij oudere kinderen en volwassenen zijn de voorkeursplaatsen de buigzijde (binnenkant) van ellebogen en knieën.

Eczeem kan bijvoorbeeld zichtbaar zijn als roodheid, blaasjes, schilfers, korstjes en zwelling. De huid is vaak heel droog. Atopisch eczeem jeukt vaak erg. Zolang het afweersysteem op de allergenen reageert, blijven de klachten bestaan of terugkomen. Er zijn tijden waarin het beter gaat en tijden waarin het eczeem weer erger wordt. Gelukkig neemt dit type eczeem op latere leeftijd meestal af. Bij oudere mensen komt constitutioneel eczeem bijna niet meer voor. Het kan goed zijn te weten met welke allergenen het eczeem te maken heeft. Helaas levert aanvullend onderzoek daarnaar weinig tot geen zinvolle informatie op. Het is namelijk gebleken dat het weinig tot geen zin heeft de blootstelling aan allergenen tegen te gaan. Bij allergie is dat vaak van groot belang, maar bij constitutioneel eczeem valt het erg tegen. Een mogelijke uitzondering is eczeem bij baby's als gevolg van koemelkallergie. Meestal zijn algemene adviezen beter. Uitdroging van de huid moet worden voorkomen. Hoe droger de huid, hoe erger de jeuk (en dus het krabben). Bij een douche of bad kan men het water beter niet te heet maken en zo weinig mogelijk zeep en dergelijke gebruiken. Van krabben wordt het erger. Het is dus goed de nagels kort te houden. De huid kan iedere dag (eventueel zelfs twee keer) worden ingesmeerd met een neutrale crème of zalf. De huid houdt daardoor vocht vast. Voorbeelden zijn cetomacrogol of lanette, met of zonder vaseline. Eventueel kan de arts een hormooncrème of -zalf voorschrijven. Dat helpt vaak goed, en als men zich aan de voorschriften houdt is de kans op bijwerkingen heel klein (zie ▫fig. 11.1).

11.1.2 Contacteczeem

Contacteczeem is een huidontsteking die veroorzaakt wordt door een allergeen dat in direct contact komt met de huid. Er is dan sprake van type IV-allergie. Deze allergie wordt ook vertraagde allergie genoemd omdat de verschijnselen pas 12–72 uur na blootstelling optreden. Huidbeschadiging vergemakkelijkt het ontstaan. Herhaalde blootstelling is noodzakelijk voordat de verschijnselen optreden. De meest bekende en veelvoorkomende contactallergenen zijn nikkel (bijvoorbeeld in sieraden) en cosmetica, zoals haarlak en lippenstift. Andere voorbeelden zijn stoffen in geneesmiddelen zoals oogdruppels en middelen voor de huid (!), deodorant, schoenlijm en rubber. Bij acuut contacteczeem is de huid vaak nat en zijn blaasjes zichtbaar. Chronisch contacteczeem uit zich vooral door roodheid en schilfering. Door

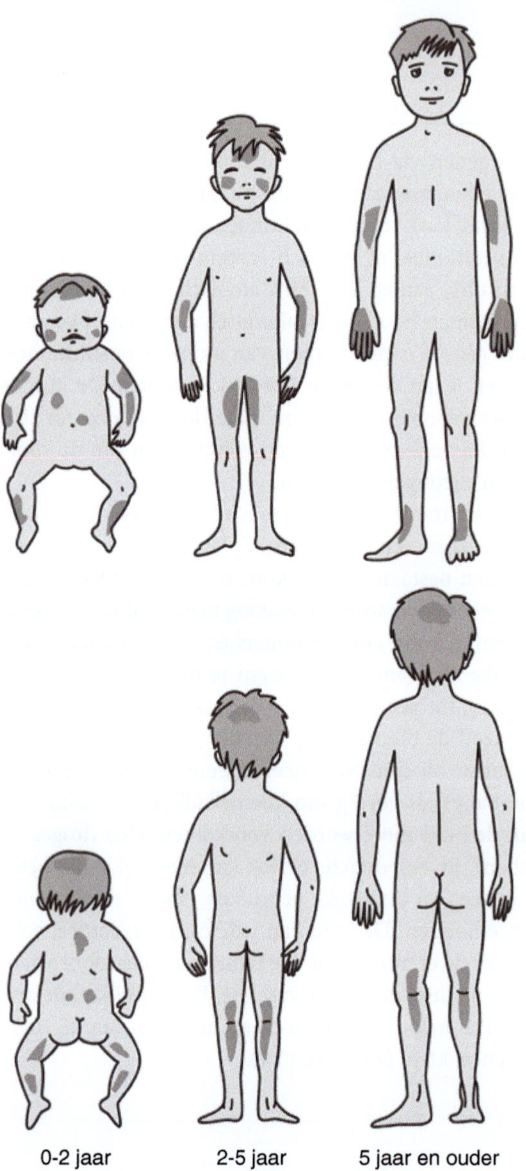

Figuur 11.1 Voorkeursplaatsen van constitutioneel eczeem op de kinderleeftijd. (Bron: T.O.H. de Jongh, H. de Vries, H.G.L.M. Grundmeijer (2005). Diagnostiek van alledaagse klachten. Houten: Bohn Stafleu van Loghum)

het krabben wordt de huid op de lange duur ruw en dik. Dit verschijnsel heet lichenificatie. Onderzoek naar de precieze oorzaken van contacteczeem kan met de epicutane plakproeven. Hierbij worden allergenen op de rughuid geplakt. Na twee of drie dagen wordt gekeken of er een reactie heeft plaatsgevonden. Jeuk en roodheid wijzen op allergie. De patiënt kan dan maatregelen treffen om blootstelling aan het allergeen te voorkomen. Dit is het enige wat echt helpt. Dit is helaas lang niet altijd gemakkelijk en soms zelfs onmogelijk. Het scheelt als uitdroging van de huid wordt voorkómen. Voor sommige patiënten is het noodzakelijk om van beroep te veranderen. Een bijzondere vorm van allergisch contacteczeem is foto-allergie. Het gebruik van bepaalde geneesmiddelen, parfums of zonnebrandcrème (!) leidt in combinatie met blootstelling aan zonlicht tot eczeem.

11.1.3 Toxisch eczeem

Dit is een huidontsteking die ontstaat door de frequente inwerking van bijvoorbeeld water en zeep. De beschermende vetlaag van de huid wordt hierdoor verwijderd en dit leidt tot beschadiging. Een voorbeeld bij baby's is luiereczeem (meestal luieruitslag genoemd). Het is verwarrend dat ook dit soort eczeem contacteczeem wordt genoemd. Op zich is dat wel logisch. De huid komt immers in contact met iets waardoor de huid wordt beschadigd en wat leidt tot eczeem. Allergie speelt echter geen rol. Bij plakproeven wordt niets gevonden. De enige echte oplossing is vermijding van blootstelling. In de loop van dagen tot soms weken zal het eczeem dan verdwijnen.

11.1.4 Acrovesiculeus eczeem

Deze vorm van eczeem komt veel voor. Een andere term is dyshidrotisch eczeem. Het wordt gekenmerkt door jeukende blaasjes aan de zijkanten van de vingers en/of tenen en/of handpalmen en/of voetzolen. Veel patiënten zijn atopisch. Het vervelende van acrovesiculeus eczeem is dat behandeling erg moeilijk is. De algemene adviezen bij eczeem gelden ook bij dit type. Soms is het eczeem een reactie op huidcontact met schimmel aan de voeten of in de vagina. In dat geval wordt het eczeem ook wel mycide genoemd. Behandeling van de schimmel is dan de oplossing.

11.1.5 Hypostatisch eczeem

Chronische veneuze insufficiëntie gaat gepaard met oedeem in de onderbenen. Hierdoor ontstaat druk in de huid. De huid kan door deze schadelijke prikkel ontsteken. Dit wordt hypostatisch eczeem genoemd. Dit eczeem kan rood en schilferig zijn. De onderbenen zijn gezwollen. In de behandeling is compressie – tegendruk door te zwachtelen en daarna elastische kousen – belangrijk. Ook kan het schelen als de patiënt veel loopt en tijdens het zitten de benen hoog legt. De algemene adviezen bij eczeem zijn wel van toepassing, maar zolang het oedeem bestaat, kan het eczeem niet goed genezen.

11.1.6 Seborroïsch eczeem

Het bijzondere van dit type eczeem is dat het veel minder jeukt en dat als oorzaak wordt gedacht aan verandering in de talg en aan het daardoor snel groeien van een gist die op de huid aanwezig is. Het is onschuldig maar ontsierend en dus vervelend. De huid kan wat rood zijn maar vooral gelige, vette schilfers zijn kenmerkend. Het zit vooral in het gezicht, bijvoorbeeld in de wenkbrauwen, op de hoofdhuid en achter de oren. Bij baby's staat seborroïsch eczeem bekend als 'berg'. Dit gaat meestal in enkele weken vanzelf over. Bij volwassenen kan het echter heel hardnekkig zijn. Er zijn speciale shampoos, lotions en crèmes die gericht zijn tegen de gisten.

11.2 Urticaria

Een bekende oorzaak van deze aandoening is contact van de huid met brandnetels. Daar komt de bijnaam netelroos vandaan. Een andere bijnaam is galbulten, maar met de gal hebben urticaria niets te maken. Bij acute urticaria lijkt er vaak een uitlokkende factor te zijn. Voorbeelden zijn voedingsmiddelen, geneesmiddelen, stress, infecties of andere ziekten. Bij chronische en recidiverende urticaria is de oorzaak meestal helemaal niet duidelijk. Dikwijls speelt lichamelijke inspanning, warmte, koude of druk op de huid (door knellende kleding) een rol. In tegenstelling tot wat vaak wordt gedacht, is bij urticaria meestal geen sprake van atopie. Urticaria heeft bij de meeste mensen niets te maken met allergie. Patiënten kunnen vragenlijsten invullen met behulp waarvan soms de factoren die de klachten uitlokken opgespoord kunnen worden. Urticaria komt vaak voor. De klachten duren meestal niet lang. Op de huid zijn jeukende, rode, licht verheven plekken te zien, variërend in omvang van enkele millimeters tot een aantal centimeters. De jeuk kan worden bestreden met een antihistaminicum. Als de oorzaak achterhaald kan worden, is preventie soms mogelijk. Een variant van urticaria is het opzwellen van de oogleden, lippen, tong en het slijmvlies in de larynx. Dit heet Quincke-oedeem. Dit geeft acute kortademigheid en is gevaarlijk. Als allergie in het ontstaan van urticaria toch een rol speelt, is er een kans op anafylaxie. Hierbij ontstaan ook algemene ziekteverschijnselen zoals misselijkheid, kortademigheid, duizeligheid en lage bloeddruk. De patiënt heeft dan met spoed medicatie nodig.

11.3 Psoriasis

In het ontstaan van deze veelvoorkomende auto-immuunziekte van de huid spelen erfelijke factoren een grote rol. Psoriasis zit dus vaak in de familie. Als gevolg van de ontsteking in de huid, gaan de huidcellen zich sneller delen dan gebruikelijk. De ziekte is te herkennen aan scherp begrensde rode plekken die vaak schilferen. Sommige patiënten hebben ook jeuk. De plekken zijn relatief vaak te vinden aan de strekzijde (buitenkant) van knieën en ellebogen, de stuit en op het behaarde hoofd. Dikwijls komen er bij psoriasis ook nagelafwijkingen voor. Zo kunnen in de nagels bruine vlekken te zien zijn. Een bijnaam hiervoor is 'olievlekfenomeen'. De distale gedeelten van nagels kunnen bij psoriasis loslaten. In de nagels kunnen zich putjes of groeven bevinden. Een klein gedeelte van de patiënten heeft ook ontstekingen in de gewrichten. Bij hen moet nader onderzoek worden gedaan naar reumatische aandoeningen. Stress, beschadiging van de huid en sommige geneesmiddelen kunnen de klachten verergeren. De klachten zijn in de loop van de tijd meestal heel wisselend. De lijdensdruk zit ook in het feit dat de huid er 'vies' uit kan zien. Dat leidt mogelijk tot (soms ernstige) psychische

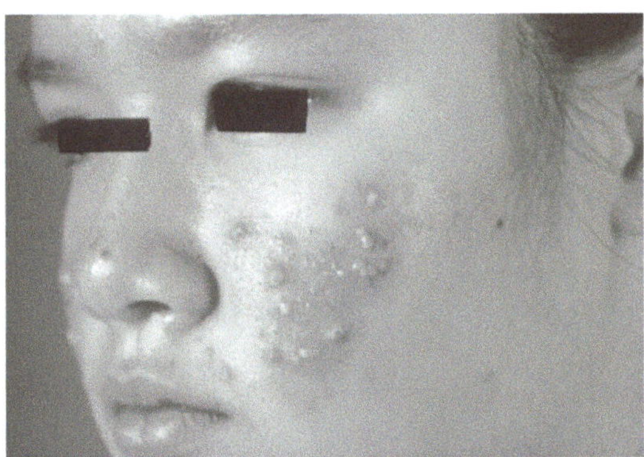

Figuur 11.2 Acne vulgaris. (Bron: T.O.H. de Jongh, H. de Vries, H.G.L.M. Grundmeijer (2005). Diagnostiek van alledaagse klachten. Houten: Bohn Stafleu van Loghum)

problemen. sociale en seksuele problemen. Voor de volledigheid: hoewel de mensen dat vaak wel denken, kan psoriasis niet besmettelijk zijn.

Psoriasis is niet te genezen. De ziekte is chronisch. Zonlicht kan een gunstig effect hebben (als het niet te veel is). De arts kan verder proberen met medicatie de verschijnselen zo goed mogelijk te onderdrukken. Of dit wenselijk is, hangt af van de ernst van de klachten en de vraag van de patiënt. De eerste stap is het plaatselijk aanbrengen van (sterke!) corticosteroïden. Als dit onvoldoende effect heeft, bestaan er verschillende andere mogelijkheden. Er kan worden gecombineerd met een huidmiddel waarin een soort vitamine-D is verwerkt. Soms is het eerst nodig erg dikke schilfers vóór te behandelen met een crème die die schilfers losmaakt. Patiënten met ernstige psoriasis worden verwezen naar de dermatoloog. Zij komen in aanmerking voor orale medicatie. Een speciale behandeling is de behandeling met UV-licht.

11.4 Acne

Acne is een veelvoorkomende, ernstige huidaandoening. Veel tieners en sommige (jong) volwassenen hebben hier in min of meerdere mate last van. Acne gaat soms gepaard met psychische problemen. De medische term voor de gewone acne is acne vulgaris. Het zit meestal vooral in het gezicht, maar kan ook voorkomen op de borst of op de rug. Ernstige acne komt wat meer bij jongens en mannen voor. Geslachtshormonen spelen in het ontstaan een grote rol. In de puberteit leidt de toename van geslachtshormonen tot het produceren van meer talg door de talgklieren. Bovendien kunnen epitheelcellen in de afvoergangen van talgklieren extra sterk verhoornen. Hierdoor ontstaat een obstructie en de talg kan er niet meer uit. Aan de uitgang van een talgklier is de opgehoopte talg te zien als een comedo (mee-eter). In de diepte kunnen veel bacteriën verborgen zijn. Dit kan in de loop van de tijd aanleiding zijn tot het ontstaan van pustels. Dit verklaart ook de bijnaam jeugdpuistjes (zie fig. 11.2).

Vele geneesmiddelen kunnen het ontstaan van acne bevorderen. Hetzelfde geldt voor diverse cosmetica. Of acne kan verergeren door stress is onduidelijk. Hetzelfde geldt voor voeding. Acne ontstaat niet door een gebrek aan hygiëne of door (zoals soms wordt gedacht) masturbatie. De patiënt moet voorzichtig met de huid omgaan. Eenmaal per dag schoonmaken met lauw water en weinig zeep is goed. Te sterk reinigen, krabben, uitdrukken of peuteren irriteert de huid, stimuleert de talgklieren, wat een toename van de talgproductie met zich mee kan brengen en dus averechts werkt. Make-up kan het ook erger maken. Op de huid kunnen plaatselijk werkende middelen tegen acne worden aangebracht. Niet ontstoken, open mee-eters kunnen worden verwijderd met een quetscher (een minilepeltje met een gaatje in het midden). Het volgen van een dieet is niet nodig. Alleen als iemand een duidelijk verband legt met een bepaald voedingsproduct kan bij wijze van proef dat product uit het dieet worden weggelaten. Een zelfzorgmiddel kan een beetje helpen. Daarbij moet wel op de gebruiksaanwijzing worden gelet. In ernstige gevallen kunnen orale antibiotica of andere geneesmiddelen de acne sterk verminderen.

11.5 Rosacea

Dit komt veel voor bij mensen boven de dertig. Kenmerkend zijn rode wangen en een rode neus. Ter plaatse zijn bloedvaatjes uitgezet. Een bijnaam hiervoor is couperose. Rosacea komt vooral voor bij vrouwen. De verschijnselen wisselen in de loop van de tijd. Er kunnen bultjes en puistjes bijkomen. De patiënt moet vaak blozen. De oorzaak van rosacea is onbekend (er wordt wel gedacht aan zonlicht). Velen merken wel dat het door bepaalde invloeden erger zichtbaar wordt, bijvoorbeeld cosmetica of warmte. Vooral om cosmetische redenen wordt hulp gezocht. Rosacea kan ook psychische klachten geven. Medicatie kan goed helpen tegen rosacea, maar als daarmee wordt gestopt komt het in principe gewoon weer terug. Een opvallend vorm bij oudere mannen is de rhinophyma. Hierbij ontstaan aan de neus goedaardige bindweefselbobbels. De neus wordt dan groot, rood en bobbelig. Mensen denken dan vaak dat de patiënt verslaafd is aan alcohol. In het ontstaan van rosacea (en dus rhinophyma) speelt alcohol echter geen enkele rol.

11.6 Bacteriële huidinfecties

11.6.1 Impetigo

De meest voorkomende oorzaak van deze oppervlakkige huidinfectie is de stafylokok. De aandoening komt voornamelijk voor bij kinderen in de eerste klassen van de basisschool. Impetigo zit vooral in het gezicht, rond de neus en bij de mond. Een bekende bijnaam is krentenbaard. De huid is beschadigd, nat en rood. Als klacht kan jeuk bestaan of wat pijn. De infectie droogt later in tot gele korsten. Het ontstekingsvocht verdwijnt. Zolang dat niet het geval is, is de aandoening heel besmettelijk. Er kan zelfs een kleine epidemie ontstaan, bijvoorbeeld in een gezin of een schoolklas (zie ◻fig. 11.3). De prognose is heel goed. Na twee tot drie weken is de infectie verdwenen, zonder littekens. Tot die tijd moet de huid gewassen worden met water en desinfecterende zeep. Zinkolie kan de huid eerder doen indrogen. Bij uitgebreidere impetigo wordt een antibacteriële crème of eventueel een oraal antibioticum voorgeschreven. Hygiëne is belangrijk. Zo kan besmetting van anderen en uitbreiding bij de patiënt zelf voorkomen worden door bijvoorbeeld handen vaak en goed te

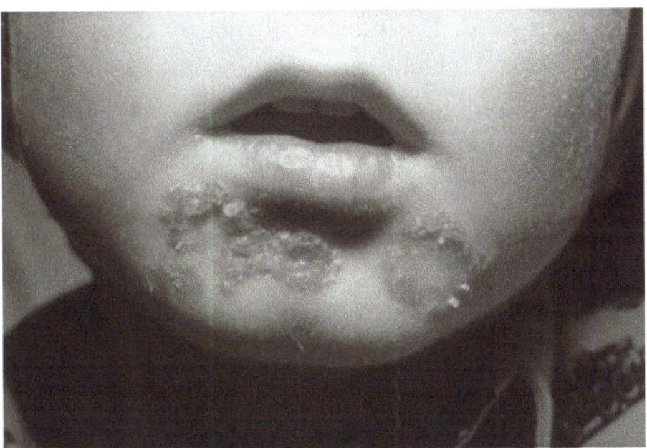

Figuur 11.3 Impetigo vulgaris. (Bron: T.O.H. de Jongh, H. de Vries, H.G.L.M. Grundmeijer (2005). Diagnostiek van alledaagse klachten. Houten: Bohn Stafleu van Loghum)

wassen, speelgoed schoon te maken, en handdoeken slechts één keer en voor één persoon te gebruiken.

11.6.2 Furunkel

Een furunkel ontstaat als gevolg van een infectie in een haarfollikel door stafylokokken. De patiënt heeft last van een pijnlijke, rode zwelling waar pus in zit. Een steenpuist is een voorbeeld van een abces. Sommige mensen hebben er regelmatig last van. Dit heet furunculose. Er kan dan sprake zijn van verminderde weerstand, bijvoorbeeld als gevolg van diabetes mellitus. Dit is echter lang niet altijd het geval. De behandeling komt neer op het afwachten van het spontaan naar buiten breken van de etter. Dit gebeurt meestal binnen een week. Daarna zal de huid genezen. Ook als een steenpuist niet openbreekt gaat het vanzelf over. Het is verstandig de steenpuist met rust te laten. Dus: niet aankomen. Als iemand vaak en/of veel last heeft van steenpuisten zijn hygiënische maatregelen belangrijk. Een voorbeeld is het meerdere malen per week geheel wassen van het lichaam met speciale antibacteriële zeep. Antibioticum is nodig bij algemene ziekteverschijnselen (zoals koorts), bij verlaagde weerstand en als een furunkel zich in de buurt van neus of bovenlip bevindt. Vanuit deze plaatsen is uitbreiding mogelijk naar de bloedvaten van de hersenen. Dit is heel zeldzaam maar zeer ernstig.

11.6.3 Cellulitis en erysipelas

Met cellulitis wordt in dit geval niet het vóórkomen van deukjes in de huid bedoeld; dit wordt ook wel 'sinaasappelhuid' genoemd en is geen infectie. De cellulitis waar het nu over gaat is de medische term voor een lichte bacteriële infectie van het onderhuidse bindweefsel, die gepaard gaat met enige roodheid en temperatuurverhoging. Als de symptomen duidelijk zijn en acuut ontstaan, wordt gesproken van erysipelas. In het Nederlands heet deze aandoening wondroos. Via een klein, lang niet altijd zichtbaar, wondje komen bacteriën onder de huid terecht. Veelvoorkomende plaatsen zijn het gezicht en de onderbenen. De verwekker is meestal een streptokok. De huid is pijnlijk en rood. De infectie zit niet op de huid, dus de aandoening is niet (of nauwelijks) besmettelijk. Met name als de huid niet intact is, is extra aandacht voor de hygiëne wel belangrijk. Er zijn bij wondroos algemene verschijnselen zoals (hoge) koorts, malaise en hoofdpijn. Bij wondroos aan een onderbeen scheelt het als het been rust krijgt en hoog wordt gelegd. Bij algemene ziekteverschijnselen moet een oraal antibioticum worden gegeven. In ernstige gevallen moet dit zelfs intramusculair toegediend worden.

11.6.4 Erythema chronicum migrans

Teken leven op de grond en in struiken, zowel in de natuur als in tuinen. Een groot deel van de Nederlandse teken is besmet met de bacterie *Borrelia Burgdorferi*. Deze bacterie kan de ziekte van Lyme veroorzaken. Als een patiënt wordt besmet, kan tussen vier dagen en enkele maanden (of mogelijk soms nog later) na de beet in de buurt van de beet een rode vlek ontstaan. Deze vlek wordt steeds groter. De kleur is aan de buitenkant wat donkerder dan in het midden. De vlek jeukt niet en is niet pijnlijk. De medische term is erythema chronicum migrans. In een sterk gepigmenteerde huid vallen de verschijnselen niet op. Het belang van herkenning is echter groot. Bij erythema chronicum migrans is de kans dat de ziekte van Lyme aanwezig is namelijk heel groot. Bij een tekenbeet voorafgaand aan de huidafwijking is de diagnose duidelijk. Nogal eens heeft de patiënt de tekenbeet niet opgemerkt en het verraderlijke is dat de huidafwijking vanzelf verdwijnt. In andere gevallen gaat de huidafwijking samen met verschijnselen die (ook) passen bij griep zoals koorts, hoofdpijn en spierpijn. Deze verschijnselen kunnen echter ook optreden zonder dat er ooit erythema chronicum migrans is geweest. Als de eerste verschijnselen over zijn blijft de bacterie in het lichaam aanwezig. Allerlei klachten en beschadigingen kunnen optreden. Vooral het zenuwstelsel kan bij de ziekte betrokken raken. De patiënt krijgt bijvoorbeeld last van hoofdpijn, zenuwpijn of krachtsverlies. Op de lange termijn kunnen de gevolgen ernstig zijn. Bij erythema chronicum migrans en ook bij andere ziekteverschijnselen na een tekenbeet moet de patiënt een antibioticum krijgen. De ziekte is niet besmettelijk.

Tekenbeten zijn te voorkomen door bedekkende kleding te dragen en de huid na verblijf in de natuur op teken na te kijken. Een gevonden teek moet meteen worden verwijderd, bij voorkeur door met een tekenpincet met een licht draaiende beweging de teek recht omhoog los te trekken. Er is een gratis app ontwikkeld die laat zien hoe het moet. Op ▸www.tekenradar.nl is te zien hoe hoog de tekenactiviteit in verschillende gebieden in Nederland is.

11.7 Virale huidinfecties

11.7.1 Verruca vulgaris

Verruca vulgaris is de medische term voor de gewone wrat. De oorzaak is het humane papillomavirus. Wratten komen het meest voor aan de handen. Voetwratten kunnen pijnlijk zijn bij lopen. Kleine huidbeschadigingen leiden in combinatie met besmetting met het virus tot het ontstaan van ruwe, bloemkoolachtige woekeringen van epitheel. Besmetting kan bijvoorbeeld door direct contact tussen de huid en iemands wrat, al is de besmettelijkheid maar laag. De één krijgt veel gemakkelijker een wrat dan de ander. Het is niet bekend waarom dat zo is. Vanuit een wrat kunnen ook meer plekken wratten ontstaan. De aanwezigheid van erg veel wratten kan een aanwijzing zijn voor een lage weerstand. Dit komt heel weinig voor. Meestal zijn wratten een onschuldige virusinfectie en verdwijnen ze vanzelf. Dit kan wel maanden tot zelfs enkele jaren duren. Als de patiënt kiest voor behandeling van wratten aan de handen is de beste behandeling die met monochloorazijnzuur (MCA). Dit doet pas na de behandeling pijn, in tegenstelling tot vloeibare stikstof.

11.7.2 Herpes simplex

De eerste besmetting met dit virus vindt bijna altijd plaats op peuter- of kleuterleeftijd. Dat gebeurt bijvoorbeeld door knuffelen, zoenen of drinken uit een besmette beker. Een klein deel van de kinderen krijgt dan pijnlijke blaasjes in de mond. Soms bestaan algemene ziekteverschijnselen zoals koorts. Na afloop trekt het virus zich terug in het zenuwstelsel. Bij sommige mensen komt het virus regelmatig weer tevoorschijn. Koorts kan dit uitlokken. Een bijnaam voor de aandoening is koortslip. Er is hierbij echter lang niet altijd sprake van koorts. Andere uitlokkende factoren zijn menstruatie, oververmoeidheid, slaapgebrek en de inwerking van zonlicht. Typisch is het optreden van klachten na een feest als carnaval. In de grote meerderheid van de gevallen is er dan geen eerste besmetting, maar een recidief van binnenuit. Vaak is de oorzaak van zo'n recidief niet duidelijk. Sommige mensen krijgen de aandoening vaak, en dan ook vaak op dezelfde plek. Het eerste symptoom is een trekkend gevoel, branderigheid of jeuk. Daarna ontstaan de typische pijnlijke blaasjes, gevuld met helder vocht. Als de blaasjes opengaan, ontstaan korsten. Die korsten drogen vervolgens op. Het duurt alles bij elkaar maximaal ongeveer een week. Behandeling van een koortslip is nauwelijks mogelijk. Een antivirale crème in het allereerste stadium heeft mogelijk enig effect, maar de patiënt moet er niet te veel van verwachten. Zinkzalf kan het indrogen bevorderen en zo de duur van de besmettelijkheid verkorten. Hygiëne is veel belangrijker. Vooral de geslachtsorganen en de ogen kunnen door het virus worden aangetast. Dus: met een koortslip rekening houden met de kans dat met de vingers de infectie op het eigen lichaam kan worden verspreid. Ook baby's (en zeker heel jonge baby's) zijn erg gevoelig voor het herpes simplex virus. Pasgeborenen kunnen zelfs ernstig ziek worden. Dus: met een koortslip niet knuffelen en goed handen wassen (zie fig. 11.4).

11.7.3 Herpes zoster

Het herpes zoster virus veroorzaakt bij de meeste mensen al op jonge leeftijd waterpokken (varicella). Dit is een jeukende en besmettelijke vlekjesziekte die gepaard gaat met blaasjes. Na afloop heeft het virus zich teruggetrokken in het zenuwstelsel. Bij sommige mensen komt het na verloop van jaren weer tevoorschijn. Dan ontstaat gordelroos. Dit bevindt zich meestal op de romp, en in ieder geval (bijna) altijd aan één kant. De kenmerkende ziekteverschijnselen zijn pijn en blaasjes. Soms is er alleen pijn en blijven de blaasjes weg. Gordelroos in het gezicht is gevaarlijk omdat dan het hoornvlies erbij betrokken kan worden. Pijn of jeuk aan of bij een oog is daarvan een teken (zie fig. 11.5).

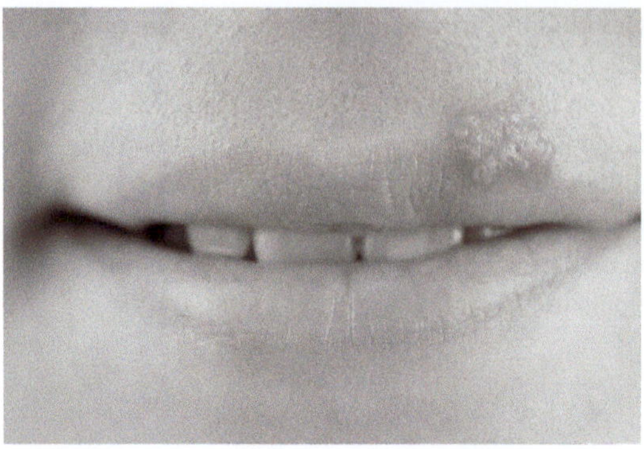

Figuur 11.4 Kenmerkend voor herpes simplex zijn echte blaasjes

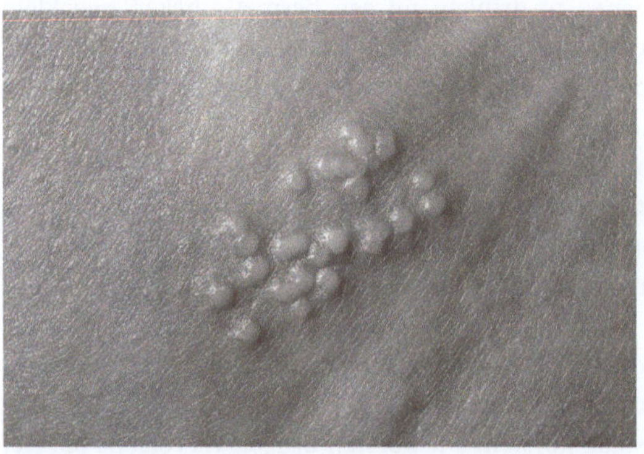

Figuur 11.5 Als deze blaasjes ergens op het lichaam links of rechts op de huid worden gezien en als zij pijnlijk zijn, dan is de diagnose gordelroos

Met zinkzalf kan het indrogen worden bevorderd en de duur van de besmettelijkheid bekort. Alleen in het allereerste stadium is het gebruik van een antiviraal geneesmiddel zinvol. Met name bij gordelroos in het gezicht of bij een lage afweer kan dit worden voorgeschreven. Gordelroos komt over het algemeen maar één keer voor. Recidieven zijn niet zo gebruikelijk. De aandoening is niet gevaarlijk. Als gordelroos op meer plaatsen tegelijk voorkomt en als de patiënt nog erg jong is, moet wel gedacht worden aan een gestoorde afweer. Normaal gesproken is gordelroos na maximaal ongeveer twee weken over. Vooral bij ouderen kan de pijn na het verdwijnen van de blaasjes nog heel lang duren. Deze postherpetische neuralgie is moeilijk te behandelen.

11.8 Haaraandoeningen

11.8.1 Hirsutisme

Mannelijke beharing bij vrouwen wordt hirsutisme genoemd. Dit komt veel voor, vooral bij mediterrane vrouwen en bij vrouwen na de overgang. Het gaat dan meestal om een erfelijk bepaalde gevoeligheid van de haarfollikels voor mannelijk hormoon (dat in geringe hoeveelheden bij iedere vrouw in het bloed aanwezig is). Dit is geen ziekte en aanvullend onderzoek is niet noodzakelijk. De enige oplossing is bijvoorbeeld scheren of epileren. Ernstige oorzaken zijn mogelijk wel aanwezig als het hirsutisme heel ernstig is of als er ook andere symptomen zijn. Dit zijn bijvoorbeeld onregelmatige menstruatie (zie elders in dit boek het onderwerp PCO), acne, verlaging van het stemgeluid of vergroting van de clitoris. In al deze gevallen wordt ook de term virilisatie gebruikt. Er kan sprake zijn van een endocriene ziekte.

11.8.2 Alopecia

Alopecia androgenetica

Dit is hetzelfde als ouderdomskaalheid. Erfelijkheid speelt in het ontstaan hiervan een grote rol. Bij mannen worden de kruin en gebieden op het voorhoofd links en rechts kaal. Bij vrouwen blijft het haar aan de voorkant meestal langer aanwezig en is de haaruitval meer diffuus. Vooral voor vrouwen is de aandoening psychisch heel belastend. Behandeling van ouderdomskaalheid is erg moeilijk. Medicijnen hebben beperkt effect, zijn duur en hebben veel bijwerkingen. Soms wordt operatief ingegrepen. Dit kan bijvoorbeeld een haartransplantatie zijn, waarbij huid met veel haarfollikels (op het achterhoofd) verplaatst wordt naar kale gedeeltes.

Alopecia areata

Plaatselijke haaruitval komt veel voor, vooral bij jonge volwassenen. Er is sprake van één of meer kale plekken. Soms zijn schilfers te zien. Dan zou een mycose of psoriasis de oorzaak kunnen zijn. Meestal is over plaatselijke haaruitval echter niets te zeggen. Erfelijke, hormonale en auto-immuunfactoren zouden dan een rol kunnen spelen. Deze idiopathische vorm heet alopecia areata. Met medicatie wordt weinig of geen resultaat bereikt. De prognose is echter ook zonder behandeling goed. De aandoening geneest meestal helemaal, binnen enkele maanden. Hierop bestaan uitzonderingen. Vooral in die gevallen is de aandoening psychisch erg belastend. Eventueel kan worden gedacht aan een pruik en dergelijke. Sommige jonge mensen met kale plekken blijken bij zichzelf haren uit te trekken. Dit is een psychisch probleem dat bijna altijd met enorme schaamte gepaard gaat. Voor behandeling is verwijzing naar de GGZ noodzakelijk.

11.9 Vitiligo

Vitiligo komt veel voor. Erfelijke en auto-immuunfactoren spelen in het ontstaan een rol. Pigmentcellen in de huid en in haar verdwijnen en daardoor ontstaan witte vlekken. Deze vlekken zijn gevoelig voor zonlicht. Meestal worden zij in de loop van de tijd langzaam groter. Het beloop is echter nogal wisselend. Ook de ernst varieert sterk van patiënt tot patiënt (zie ◘ fig. 11.6). Vitiligo is moeilijk te behandelen. Met cosmetische maatregelen kan de aandoening minder zichtbaar worden gemaakt. Met lichtbehandeling kan pigmentvorming worden gestimuleerd. Een dergelijke behandeling kan worden gecombineerd met corticosteroïden. Sommige patiënten komen in aanmerking voor huidtransplantatie.

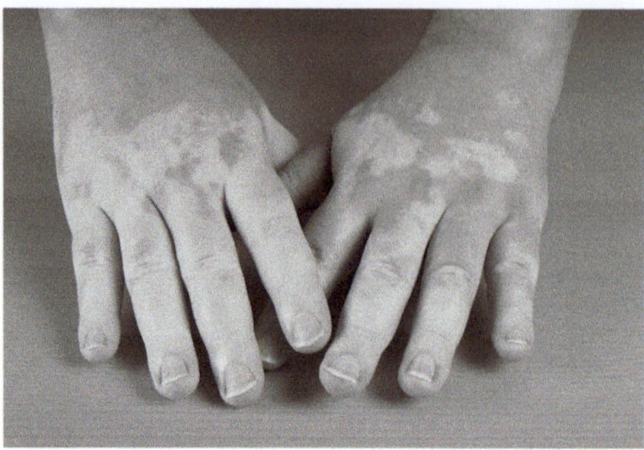

Figuur 11.6 Vitiligo. Te zien zijn witte vlekken zonder pigment

11.10 Huidkanker

11.10.1 Basalioom

Dit is de meest voorkomende vorm van huidkanker. Een andere term is basalecelcarcinoom. Chronische blootstelling aan zonlicht bevordert het ontstaan ervan. De ziekte komt vooral voor bij oudere mensen, meestal in het gezicht. De tumor groeit heel langzaam en wordt vaak niet of pas heel laat opgemerkt. Een basalioom kan er heel verschillend uitzien. Meestal is het eerst een schijnbaar onschuldig klein bobbeltje. Nogal eens ontstaat een ulcus. Soms lijkt het meer op een litteken, een ontsteking of een pigmentvlek. Er is geen pijn of jeuk. Bij twijfel is het nemen van een biopt noodzakelijk. Basalioom kan heel goed in de omgeving en in het diepere weefsel van het hoofd infiltreren. Daarom moet een (mogelijk) basalioom wel worden weggehaald. Metastasering is echter zeer zeldzaam tot onmogelijk. Cryochirurgie is een mogelijkheid als de omvang van het basalioom nog heel klein is. Het kankerweefsel wordt dan vernietigd door bevriezing. Andere behandelmogelijkheden zijn bestraling, fotodynamische therapie of chirurgische verwijdering. De tumor kan recidiveren in het litteken van de excisie. Bovendien bestaat een grote kans op het ontstaan van een basalioom op een andere plaats. Ook is de kans op een andere vorm van huidkanker groter dan bij andere mensen. Om al die redenen is het verstandig om de patiënt na afloop van de behandeling regelmatig te controleren. Vooral de delen van de huid die regelmatig aan zon worden blootgesteld, moeten goed worden nagekeken.

11.10.2 Plaveiselcelcarcinoom

Voorstadia

Heel veel ouderen (minimaal één op de vier) hebben in de huid een voorstadium van plaveiselcelcarcinoom. Meestal is dit actinische keratose. Een andere term hiervoor is keratosis senilis. Dit wordt vooral aangetroffen in het gezicht, op de armen en de handen. Zonlicht speelt in het ontstaan een rol. Het zijn scherp begrensde, rode, vaak wat schilferige, ruwe of harde plekjes. Deze plekken worden steeds dikker. Uiteindelijk treedt korstvorming op. Na verloop van jaren is er een kleine kans op maligne ontaarding. Behandeling is mogelijk door bevriezing met vloeibare stikstof of door het gedurende enkele weken iedere dag aanbrengen van een chemotherapieachtig geneesmiddel. Een ander voorstadium is de ziekte van Bowen. Zonlicht speelt in het ontstaan hiervan nauwelijks een rol. Het ziet eruit als een scherp begrensde rode, schilferende plek. Verwarring met eczeem of psoriasis is heel goed mogelijk. Excisie is een goede behandeling; cryochirurgie is een alternatief.

De ziekte zelf

Een andere term voor plaveiselcelcarcinoom is spinocellulair carcinoom. Deze vorm van huidkanker komt veel minder voor dan het basalioom. Zonlicht speelt in het ontstaan vaak een rol. De ziekte komt vooral voor bij ouderen. Het begint meestal als een ruw bobbeltje of als één van de eerder genoemde voorstadia. Een biopt is nodig om te weten wat het precies is. Het kankerweefsel kan infiltreren en het weefsel in de omgeving vernietigen. Er is een kleine kans op metastasering. De prognose is dus slechter dan die van het basalioom. De behandeling bestaat bijvoorbeeld uit chirurgie en/of bestraling.

11.10.3 Melanoom

In tegenstelling tot wat vaak wordt gedacht, speelt zonlicht in het ontstaan van het gevreesde melanoom geen of in ieder geval geen grote rol. Een uitzondering geldt als iemand vooral tijdens de eerste kinderjaren vaak is verbrand door de zon. Bij sommige patiënten spelen genetische factoren een duidelijke rol. Het melanoom zit nogal eens in de familie. Een melanoom kan in een al bestaande naevus beginnen. Bij mannen zit het relatief vaak op de rug, bij vrouwen op een been. De ziekte komt al voor vanaf jongvolwassen leeftijd. Een melanoom ziet er wisselend uit. Vaak is het een snelgroeiende pigmentvlek. De kleur of de vorm kan veranderen of onregelmatig zijn. Jeuk, bloeding, pijn of zweervorming zijn mogelijk. Diagnostiek vindt plaats door wat weefsel onder de microscoop te laten onderzoeken. Het is vooral belangrijk te weten of en hoe ver de tumor in de diepte is gegroeid. Dit bepaalt mede de prognose. Als de diagnose zeker is, wordt het melanoom geheel verwijderd. Hierbij wordt een rand gezond weefsel van één tot twee centimeter meegenomen. Scintigrafie van de lymfevaten is noodzakelijk. Zo nodig wordt de schildwachtklier weggehaald. Bij hematogene uitzaaiing is de prognose heel slecht. Essentieel is dat het melanoom in een vroeg stadium wordt herkend. Daarvoor moeten naevi en naevi-achtige afwijkingen goed in de gaten worden gehouden. De stichting Melanoom heeft een app gemaakt met voorbeeldfoto's. De app heet Huidmonitor. Als een patiënt bij zichzelf of een ander ongerust is over een moedervlek is een afspraak op het spreekuur nodig.

Praktijkvoorbeelden

Meneer A., 33 jaar, heeft sinds drie maanden af en toe last van jeukende, rode bultjes en plekken. Na maximaal een dag zijn zij meestal weer verdwenen. De uitslag is licht verheven. In het midden is de kleur wat lichter dan aan de buitenkant. De patiënt wrijft en knijpt om de jeuk wat te verzachten. De huid wordt daarbij niet beschadigd. Hij zou niet weten wat de klachten telkens weer uitlokt. Mogelijk speelt het warme weer van de laatste tijd een rol. De huisarts noemt de aandoening netelroos.

Meneer B., 72 jaar, is heel lang postbode geweest. De laatste tijd heeft hij zowel op zijn voorhoofd als op zijn neus een grijzig plekje. Het plekje op het voorhoofd is wat groter dan dat op de neus. In het midden zit er een soort putje in. Mevrouw B. vindt dat de plekjes langzaam groter worden. Meneer B. maakt zich geen zorgen. Zij geven soms wel wat irritatie maar zijn zeker niet pijnlijk. Op aandringen van zijn vrouw bezoekt hij toch het spreekuur van de huisarts. Deze vindt dat verder onderzoek nodig is. De uitslag is huidkanker. De schrik zit er dan goed in bij het echtpaar B. De huisarts heeft echter nadrukkelijk gezegd dat behandeling vrijwel zeker volledige genezing zal betekenen.

Nathalie, 19 jaar, zit nerveus tegenover de huisarts. Ze heeft haar haren opgestoken. Dan is het hoge woord eruit. Ze heeft links bij de kruin een kale plek. De huisarts kijkt er eens goed naar. Hij kan haar geruststellen: de kans is groot dat het haar binnen enkele maanden terugkomt.

Mevrouw D., 40 jaar, is twee weken geleden tijdens een wandeling over de hei gebeten door een teek. De teek bevond zich op haar linkerbovenbeen en had zich al wat volgezogen met bloed. Met een pincet slaagde ze erin de teek volledig te verwijderen. Sinds gisteren heeft zij op haar been echter een rode vlek die steeds groter wordt. De huisarts besluit haar een antibioticum voor te schrijven.

Meneer F., 70 jaar, heeft al een week pijnlijke blaasjes op de rug, rechts. De huisarts noemt het gordelroos. Hij heeft iets gekregen om erop te smeren maar het helpt weinig. De pijn zorgt ervoor dat hij slecht slaapt.

Mevrouw H., 24 jaar, heeft jeukende blaasjes aan de binnenkant van de vingers. Ze had als kind al eczeem en is bekend met hooikoorts en allergie voor huisstofmijt. Bovendien kan ze geen nikkel op haar huid verdragen: ook daar krijgt ze jeukende blaasjes van. Vorige maand bleek ze voetschimmel te hebben. Voor de jeuk tussen de tenen ging ze naar de huisarts. Die klacht is nu voorbij. De huisarts schrijft corticosteroïden voor.

Wanhopig zit Natasja, 16 jaar, tegenover de huisarts. Ze gaat erg gebukt onder de mee-eters en jeugdpuistjes in haar gezicht. Ze heeft 'alles' al geprobeerd. Ze wil nu graag 'iets sterkers'.

Keel, neus en oren

Samenvatting

Verkoudheid is een virale infectie van keel en neus. Jonge kinderen kunnen in de loop van verkoudheid beangstigend kortademig worden, wat kan wijzen op pseudokroep. Een bloedneus is meestal onschuldig. Een opgezette neusamandel kan obstructie van de neus geven en een loopneus. Adenotomie wordt vaak gecombineerd met plaatsing van trommelvliesbuisjes. Bij te vaak te heftige tonsillitis is tonsillectomie een mogelijkheid. Otitis externa is een infectie van de huid in de uitwendige gehoorgang. Een symptoom is het loopoor, dat ook kan wijzen op een doorgebroken OMA. Bij de neuritis vestibularis en benigne paroxysmale positieduizeligheid is de evenwichtszenuw respectievelijk het binnenoor betrokken. De ziekte van Ménière is een ziekte van het binnenoor. Andere oorzaken van perceptieslechthorendheid zijn lawaaidoofheid en ouderdomsdoofheid. OME leidt tijdelijk tot geleidingsdoofheid bij kleine kinderen. In de behandeling van obstructief slaapapneusyndroom kan een operatie in het KNO-gebied de klachten verminderen. Kanker in het KNO-gebied is zeldzaam.

E.A.F. Wentink, *Medische kennis*, Basiswerk AG, DOI 10.1007/978-90-368-1786-8_12

12.1 Verkoudheid

Dit is de meest voorkomende ziekte in Nederland. Neusklachten en keelpijn hebben meestal te maken met verkoudheid. Verkoudheid is een virusinfectie van neusslijmvlies en/of het slijmvlies in de keelholte. Vaak wordt hiervoor de term 'bovensteluchtweginfectie' gebruikt. De slijmvliezen in de larynx (met daarin de stembanden), trachea en de bronchiën kunnen ook meedoen. Hetzelfde geldt voor het oogbindvlies. Besmetting met een verkoudheidsvirus vindt plaats via druppeltjes in de lucht maar vooral ook via druppels aan de handen, of op aangeraakte voorwerpen. Verkoudheid verspreidt zich sneller als mensen dicht op elkaar zijn, en zeker als de ramen dicht zijn. Na één tot drie dagen ontstaan de symptomen, afhankelijk van de plaats(en) waar de infectie zich bevindt. Zo kan de patiënt last hebben van een verstopte neusholte, loopneus, keelpijn, hese stem, hoesten en branderige of ('s ochtends) 'dichtgeplakte' ogen. Het hoesten kan gepaard gaan met het opgeven van sputum (slijm). Dit wordt productieve hoest genoemd. De kleur van het slijm is niet van belang. Vooral bij bronchitis kan het hoesten heftig zijn.

Verkoudheid gaat hooguit gepaard met een klein beetje hoofdpijn of oorpijn. Bij keelontsteking door verkoudheid kunnen lymfklieren wat opgezet zijn. Echte kortademigheid of piepen zijn geen gewone verkoudheidsverschijnselen. Dat neemt niet weg dat patiënten met astma als gevolg van de prikkeling van de bronchiën een toename kunnen merken van hun astmaklachten. Verkoudheid geeft hooguit heel kort en meestal slechts geringe temperatuurverhoging. Langdurige hoge koorts past niet bij de gewone verkoudheid. Alleen kleine kinderen kunnen wel kortdurend hoge koorts ontwikkelen. Bij hoge koorts, hevige malaise en pijnklachten, moet eerder gedacht worden aan (echte) griep. Bij jonge kinderen kan verkoudheid als complicatie otitis media acuta geven. Dan heeft het kind veel oorpijn. Bij oudere kinderen en volwassenen kan een rhinosinusitis ontstaan. Het voornaamste symptoom hiervan is hevige hoofdpijn. Rhinosinusitis wordt in de praktijk vaak afgekort als sinusitis. Verkoudheid duurt meestal enkele dagen en in ieder geval niet langer dan enkele weken. De behandeling is symptomatisch, zoals neusspray tegen een verstopte neus en paracetamol tegen keelpijn. Een preventieve maatregel is vaak handen wassen.

12.2 Bloedneus

Bij jonge mensen komt een neusbloeding meestal door een onschuldige beschadiging van bloedvaatjes op het neustussenschot. Bij veel mensen zijn deze vaatjes vrij kwetsbaar. Een gewone neusverkoudheid gaat gepaard met een verhoogde doorbloeding. Soms kan een bloedvaatje hierdoor gaan bloeden. Een andere oorzaak is een trauma van buitenaf. Neuspeuteren kan tot een lichte beschadiging leiden. Bij ouderen is een neusbloeding soms te verklaren door hypertensie. Bij mensen die antistolling gebruiken, dient met bloedonderzoek nagegaan te worden of de dosering antistolling te hoog is. In zeldzame gevallen is er sprake van een bloedziekte. Eerste hulpadviezen zijn meestal voldoende: de patiënt moet eerst de neus snuiten; dan moet de neus (vlak onder waar het harde deel overgaat in het zachte deel) gedurende vijf minuten stevig worden dichtgeknepen met het hoofd licht voorover gehouden. Hiermee wordt voorkomen dat bloed achter in de keel stroomt. Zo nodig kan dit alles een keer worden herhaald. Na het volgen van de adviezen is de bloeding bijna altijd gestopt. Als dat niet zo is, kan het bloedende vaatje worden dichtgeschroeid met een chemische stof of door hitte. Als ook dat niet helpt, is het mogelijk de neusholte helemaal op te vullen met een neustampon. Voor de patiënt is deze behandeling erg vervelend. In de neusholte worden watten aangebracht met druppels die zorgen voor verdoving en voor het dunner worden van de bloedvaten in het slijmvlies, zodat het bloeden afneemt. Het kan nodig zijn aanvullend onderzoek te doen naar de oorzaak van de neusbloeding, bijvoorbeeld als die vaker vóórkomt.

12.3 Pseudokroep (laryngitis subglottica)

Pseudokroep (laryngitis subglottica) komt voor bij kinderen van één tot vijf jaar. Het is een beangstigende aandoening. De verschijnselen ontstaan meestal 's avonds laat of 's nachts. Overdag was het kind vaak al verkouden. Het slijmvlies aan de binnenkant van het strottenhoofd zwelt tijdelijk flink op. Hoe dit komt is niet precies bekend. Het kind krijgt last van een schorre blafhoest. Bij inademing kan de lucht niet goed naar binnen stromen. Het kind giert tijdens het inademen en voelt zich kortademig. De ergste kortademigheid is na maximaal een half uur verdwenen. Na enkele uren is het helemaal over. Pseudokroep is vrijwel nooit ernstig, maar de benauwdheid maakt het kind en de ouders heel angstig. Door de paniek neemt de benauwdheid toe. Het belangrijkste advies aan de ouders is: rustig blijven. Het kan helpen het kind af te leiden met zijn knuffel, een boekje of speelgoed. Het kind zal daar vaak rustiger van worden. Andere oorzaken van acute kortademigheid moeten worden uitgesloten. Daarom moet het kind door een arts worden gezien, eventueel (ook) in het ziekenhuis. Soms heeft het een heftige astma-aanval. In zeldzame gevallen bestaat een acute epiglottitis. Dat is een bacteriële infectie van het strottenklepje. Kenmerkend hiervoor is dat het kind een ernstig zieke indruk maakt, hoge koorts heeft en niet kan slikken. Het kind wil blijven zitten en laat het speeksel uit de mond lopen. Door de ingevoerde vaccinatie tegen Hib (een bacterie) komt deze ziekte tegenwoordig gelukkig minder voor. Een bekend advies bij pseudokroep is samen met het kind in een douche met heet stromend water te gaan zitten. De hete vochtige lucht wordt dan ingeademd en zou verbetering geven. Dit is echter niet het geval en kan bij een astma-aanval zelfs tot een gevaarlijke toename van de kortademigheid kunnen leiden. Daarom kan dit advies beter niet worden gegeven.

12.4 Rhinosinusitis

Het slijmvlies in de neusholte staat in verbinding met het slijmvlies in de sinussen. Dit zijn holten in de schedel die via gangetjes in verbinding staan met de neusholte. Een zwelling van het neusslijmvlies loopt dus door in de bijholten en sluit de onderlinge verbindingen af. De oorzaak is meestal een langdurige neusverkoudheid. In de bijholten komt dan te weinig frisse lucht. Ontstekingsvocht komt ervoor in de plaats en hoopt zich langzaam op. Meestal zijn vooral de kaakholten bij de ziekte betrokken. De medische term is (rhino)sinusitis maxillaris (kaakholteontsteking). De bijnaam hiervoor is voorhoofdsholteontsteking. Een echte ontsteking van de voorhoofdsholten is echter heel zeldzaam. De patiënt krijgt last van een zwaar, drukkend gevoel in het hoofd dat overgaat in hoofdpijn. De pijn neemt toe bij drukverhoging, zoals bij traplopen of vooroverbukken. Pijnstilling is dan een mogelijkheid. Neusspray kan de zwelling verminderen. Stomen wordt niet langer beschouwd als een goed advies (dat geldt ook voor stomen met alleen heet water). Met het genezen van de verkoudheid verdwijnt de afsluiting. Er stroomt weer lucht in de bijholten en het vocht kan via de neus naar buiten. Na maximaal drie weken zouden de klachten over moeten zijn. Soms is dat niet het geval en bij sommige patiënten komen zij telkens weer terug. Dan is mogelijk sprake van langdurige zwelling en afsluiting door een andere oorzaak, zoals slijmvliespoliepen, als gevolg van allergie. Vooral bij een eenzijdige sinusitis kan sprake zijn van een anatomische afwijking of van een probleem in het gebit. Nader onderzoek door de tandarts of de KNO-arts kan noodzakelijk zijn.

12.5 Problemen met de amandelen

12.5.1 Adenoïd

De neusamandel bevindt zich achter de neusholte. Hij bestaat uit lymfatisch weefsel. Dit weefsel speelt een rol in de weerstand. De neusamandel bestrijdt virussen en bacteriën. Dit is vooral bij kleine kinderen belangrijk. Tot de leeftijd van zeven jaar neemt de neusamandel in omvang toe. Dit wordt adenoïdhypertrofie genoemd. De neusholte kan hierdoor worden afgesloten. Het kind ademt door de mond. Dat kan leiden tot keelpijn. De open mond geeft een schijnbaar 'domme' uitdrukking aan het gezicht. Het kind kan gemakkelijk kwijlen. Afsluiting van de neus kan ook leiden tot snurken en ademstilstanden. Hierdoor kan het kind overdag slaperig zijn en vermoeid. Een ander probleem is dat de neusamandel de buis van Eustachius kan afsluiten. Dit leidt tot problemen in het middenoor. Sommige kinderen komen uiteindelijk in aanmerking voor een adenotomie: hoe meer problemen de neusamandel veroorzaakt, hoe eerder de indicatie voor de ingreep wordt gesteld. Na de ingreep kan de neusamandel weer aangroeien.

12.5.2 Tonsillen

De keelamandelen bevinden zich in de mond. Zij zijn met het blote oog te zien. Keelamandelen bestaan uit lymfatisch weefsel. Net als de neusamandel spelen zij een rol in de ontwikkeling van de weerstand. Zij bestrijden virussen en bacteriën. Vooral bij kinderen kunnen zij daarom heel groot worden, maar dit geeft zelden problemen. Bij tieners en volwassenen gaat een sterke activiteit van de tonsillen echter vaak samen met ontsteking. Dit wordt tonsillitis genoemd. De meest voorkomende klacht is keelpijn. Ernstige tonsillitis gaat bovendien gepaard met koorts, gezwollen lymfeklieren in de hals en ernstige pijn bij het eten, drinken en praten. Een enkele keer ontstaat een abces. In dat geval of als de patiënt elk jaar diverse malen een ernstige tonsillitis doormaakt, kan een tonsillectomie worden overwogen. Dit is een vrij grote ingreep. De indicatie moet zorgvuldig worden gesteld. Tonsillectomie wordt ook wel 'amandelen pellen' genoemd. Na afloop komt vaak misselijkheid, overgeven of koorts voor. Soms is er een nabloeding. Keelamandelen kunnen niet meer aangroeien. Wel kan een enkele keer lymfatisch weefsel uit de omgeving opzetten.

12.6 Otitis media

12.6.1 Otitis media acuta

Het middenoor is een kleine holte die aan de buitenkant wordt begrensd door het zeer gevoelige trommelvlies. In het middenoor bevindt zich lucht. De lucht maakt het mogelijk dat het

anatomie van het oor

1. uitwendige gehoorgang
2. hamer
3. stijgbeugel
4. halfcirkelvormige kanalen
5. slakkenhuis
6. zenuwen
7. buis van Eustachius
8. ovale venster
9. oorschelp
10. ronde venster
11. aambeeld
12. trommelvlies
13. naar neus-keelholte

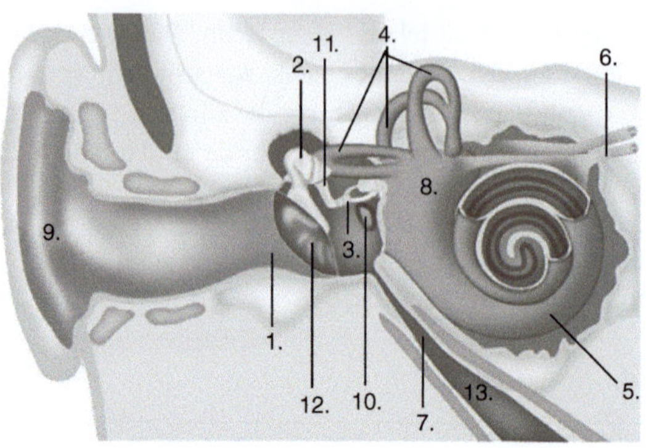

Figuur 12.1 Anatomie van het oor

trommelvlies en de gehoorbeentjes trillen. De geluidstrillingen worden zo overgebracht op het slakkenhuis (zie fig. 12.1). De lucht in het middenoor wordt aangevoerd vanuit de neuskeelholte via de buis van Eustachius. Deze buis is van binnen bekleed met een slijmvlies. Dit slijmvlies gaat rechtstreeks over in het slijmvlies aan de binnenkant van de neus. Bij neusverkoudheid is dit slijmvlies ontstoken en gezwollen. De neus – en dus ook de buis van Eustachius – raakt dicht. De verbinding tussen middenoor en buitenwereld is afgesloten. De lucht in het middenoor verdwijnt. Er komt vocht voor in de plaats. Als er veel bacteriën zijn, wordt dit langzamerhand pus. Pus wil altijd weg. Zolang de buis dicht zit, kan het echter nergens heen. De druk op het trommelvlies neemt toe en dat is erg pijnlijk. De patiënt heeft oorpijn. Bovendien kunnen de gehoorbeentjes niet goed trillen, waardoor het gehoor afneemt. Als de verkoudheid overgaat, zal de inhoud van het middenoor via de buis naar de neuskeelholte kunnen afvloeien. Als het te lang duurt, kan de druk op het trommelvlies zo groot worden dat de inhoud van het middenoor via een gaatje in de gehoorgang stroomt en vervolgens naar buiten. Dit is een 'loopoor'. Mensen kunnen er erg van schrikken, maar het is normaal gesproken onschuldig. Er is dan geen druk meer op het trommelvlies en de oorpijn is snel enorm afgenomen. Het gaatje in het trommelvlies groeit in de loop van enkele weken weer dicht. In de tussentijd is zwemmen of duiken niet verstandig. Water kan dan immers in het middenoor komen en leiden tot duizeligheid. Mocht het loopoor na een week nog niet over zijn, dan moet het kind door de huisarts worden gezien. Twee weken na een loopoor moet gecontroleerd worden of het gaatje in het trommelvlies helemaal genezen is.

De naam otitis media acuta wordt vaak afgekort als OMA. Deze aandoening gaat vanzelf over. OMA komt normaal gesproken alleen voor bij jonge kinderen. Het kind kan koorts hebben, huilen (vooral bij liggen, waardoor de druk in het middenoor stijgt) en diarree krijgen of moeten overgeven. De ergste oorpijn en koorts zijn verminderd na maximaal drie dagen. In de tussentijd is goede pijnstilling met paracetamol de beste aanpak. Neusspray of -druppels helpen niet. Antibiotica helpen ook niet. Soms houden de klachten echter lang aan en een enkele keer treden complicaties op. De kans hierop is groter bij kinderen met een palatoschisis, het syndroom van Down of een sterk verminderde weerstand. Het kind wordt in dat geval steeds zieker, krijgt een afstaand oor, drinkt niet goed of wordt suf. Een antibioticum is dan heel belangrijk.

12.6.2 Otitis media met effusie

Deze middenoorontsteking wordt vaak afgekort als OME en komt vooral bij kleine kinderen voor. De meeste peuters hebben er gedurende een aantal weken tot (normaal gesproken maximaal zes) maanden last van. Het geneest vanzelf, maar komt nogal eens terug. Bij OME is de buis van Eustachius tijdelijk verstopt. Soms als nasleep van een virusinfectie, soms ook zonder dat er een duidelijke oorzaak voor is aan te wijzen. OME gaat niet gepaard met acute klachten. Door het vocht in het middenoor kunnen de gehoorbeentjes echter minder goed trillen en hoort het kind niet goed. De spraak-taalontwikkeling wordt hierdoor belemmerd. Soms ontstaan gedragsproblemen (een slechthorend kind wordt vaker gestraft en daar wordt het kind gefrustreerd van). Soms wordt OME tijdelijk acuut. Dan krijgt het kind ook oorpijn en koorts. Als OME veel problemen geeft, kan het kind operatief worden geholpen. Dan vindt een adenotomie plaats en worden trommelvliesbuisjes aangebracht. Met andere woorden: de neusamandel wordt 'geknipt' en het kind krijgt 'buisjes'. Trommelvliesbuisjes worden in het ziekenhuis aangebracht. Het kind krijgt daarvoor een 'roesje' (een lichte narcose). Het zijn kleine holle buisjes van kunststof die aan beide uiteinden wat breder zijn zodat zij in het trommelvlies blijven zitten. Zij zorgen ervoor dat het ontstekingsvocht kan afvloeien, en veroorzaken dus een loopoor. Het middenoor krijgt weer lucht, de gehoorbeentjes kunnen weer trillen, het gehoor kan opvallend vooruitgaan. De buisjes zijn na maximaal ongeveer negen maanden door het lichaam uitgestoten. Het trommelvlies geneest vanzelf. De prognose van OME is goed. Een operatie is lang niet altijd nodig. De achterstand in spraak en taal wordt meestal uitstekend ingehaald.

12.7 Otitis externa

Deze aandoening komt vooral bij oudere kinderen en volwassenen voor. Het is een infectie van de huid in de uitwendige gehoorgang. Feitelijk is het dus een huidaandoening. De oorzaak is niet altijd duidelijk. Het begint met irritatie en gaat over in een soms jeukende ontsteking. In dat geval kan worden gesproken van eczeem. Het gebruik van corticosteroïden kan voldoende zijn om de klachten te doen verdwijnen. De jeuk kan echter aanleiding zijn tot krabben en dus tot beschadiging van de huid. Zwemwater kan de ontsteking verergeren. Bacteriën kunnen de beschadigde huid infecteren. In dat geval wordt de aandoening heel pijnlijk omdat er in de buitenste gehoorgang veel zenuwuiteinden zitten. Uit het oor loopt ontstekingsvocht naar buiten: otorroe (loopoor). Het vocht kan er vies en troebel uitzien. Ter preventie moet irritatie van de uitwendige gehoorgang voorkomen worden. Als een otitis externa eenmaal is ontstaan, komt de behandeling neer op reiniging. Daarna is het toedienen van eenvoudige zure oordruppels meestal voldoende. Deze veranderen het milieu in de gehoorgang zodanig dat bacteriën weinig kans meer hebben. Om de aanwezigheid van deze druppels te garanderen, wordt het oor getamponneerd. Het gaas in het oor wordt voortdurend vochtig gehouden. Na enkele dagen kan het worden verwijderd (zie ◘ fig. 12.2).

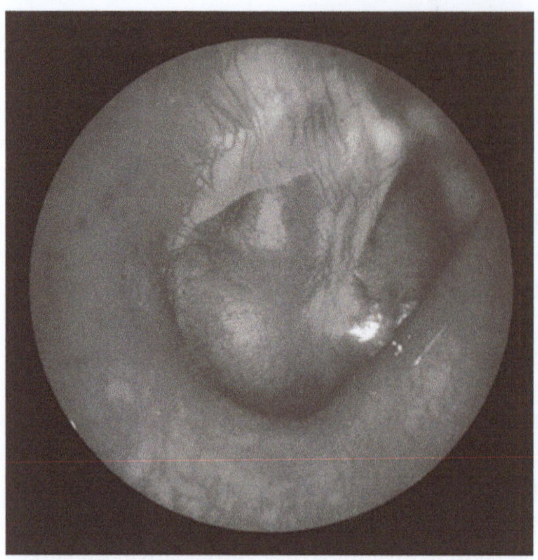

Figuur 12.2 Een beeld bij otoscopie: de gehoorgang is ontstoken, het trommelvlies is normaal; dit past bij otitis externa. (Bron: T.O.H. de Jongh, H. de Vries, H.G.L.M. Grundmeijer (2005). Diagnostiek van alledaagse klachten. Houten: Bohn Stafleu van Loghum)

12.8 Pathologie van het binnenoor

12.8.1 Neuritis vestibularis

De oorzaak van deze acute ontsteking van het evenwichtsorgaan is niet duidelijk. Mogelijk speelt een virus een rol. Veel patiënten die deze aandoening krijgen, hebben diabetes of hypertensie. De patiënt krijgt last van draaiduizeligheid, misselijkheid en braken. Bedrust is noodzakelijk. Na enkele dagen nemen de klachten langzaam af. Tegen de misselijkheid kan medicatie helpen. Vooral bij ouderen kunnen duizeligheidsklachten nog lang blijven bestaan. Fysiotherapie kan nuttig zijn om het evenwichtsgevoel te versterken.

12.8.2 Benigne paroxysmale positieduizeligheid

Kenmerkend voor deze aandoening is dat een aanval van draaiduizeligheid optreedt telkens na een snelle beweging van het hoofd. De aanval neemt na ongeveer een halve minuut af en duurt alles bij elkaar enkele minuten. De patiënt merkt dit bijvoorbeeld als hij zich omdraait in bed of als hij achteromkijkt. De klachten zijn op te wekken door de patiënt vanuit zittende houding met naar links of rechts gedraaid hoofd snel achterover te bewegen. De oorzaak van deze aandoening is meestal niet goed bekend. Er is in principe een probleem in het evenwichtsorgaan. De aandoening is dan onschuldig. Het is belangrijk hoofdbewegingen niet te vermijden. Ook zijn oefeningen mogelijk waarmee de klachten worden opgewekt. Dit geeft een soort gewenning. De klachten nemen dan eerder af. De klachten duren meestal niet langer dan een aantal dagen tot een maand.

12.8.3 Ziekte van Ménière

Bij de ziekte van Menière is sprake van aanvallen van draaiduizeligheid, afname van het gehoor en oorsuizen. In het begin van de ziekte heeft de patiënt vooral last van de aanvallen, later van (blijvende) slechthorendheid en oorsuizen. De oorzaak van de ziekte is niet bekend. Om onbekende redenen hoopt zich vocht op in het binnenoor. Spanning kan een aanval uitlokken. Een aanval duurt meestal enkele uren, soms korter. Meestal is ook sprake van misselijkheid en overgeven. De patiënt gaat hierbij op bed liggen. De frequentie van de aanvallen varieert van zelden tot meer keren per week. Na elke aanval kan blijken dat het gehoor is verslechterd en oorsuizen is ontstaan of toegenomen. Deze klachten gaan dus niet altijd over. De medische term voor oorsuizen is tinnitus (oorsuizen). De diagnose wordt gesteld op grond van de genoemde ziekteverschijnselen. Gehooronderzoek is noodzakelijk. Om andere oorzaken van de klachten uit te sluiten kan het nodig zijn nog verder aanvullend onderzoek te laten doen. Qua behandeling is het nuttig om overmatige spanning en stress te vermijden. Medicatie tegen de duizeligheid werkt weinig of niet en mogelijk zelfs averechts. Medicatie tegen de misselijkheid kan wel schelen. Voor slechthorendheid bestaan hulpmiddelen. Een patiënt kan hulp nodig hebben bij het omgaan met oorsuizen. Hiertegen bestaat geen medicatie. Een operatie aan het evenwichtsorgaan is niet mogelijk.

12.8.4 Presbyacusis

Dit is de meest voorkomende oorzaak van perceptieslechthorendheid. De klachten beginnen meestal na het vijftigste levensjaar. Vooral de hoge tonen – zoals de deurbel en de telefoon – worden steeds minder goed gehoord. Het wordt ook steeds moeilijker om in de aanwezigheid van veel mensen een gesprek te volgen. Harde geluiden worden onaangenaam (daar kun je aan denken als een slechthorende roept: je hoeft niet zo hard te praten, ik ben niet doof!). Presbyacusis gaat soms gepaard met tinnitus: een hoog en suizend geluid in het oor. De omgeving van de patiënt kan helpen door goed te articuleren en niet te snel te spreken. Daarnaast zijn aanpassingen aan telefoon en deurbel nuttig en kan geprobeerd worden het gehoor zelf met een gehoortoestel te verbeteren. Boven de leeftijd 67 jaar kan zonder verwijzing een gehoortoestel worden aangeschaft.

12.8.5 Lawaaidoofheid

Deze oorzaak van slechthorendheid komt steeds vaker voor. Het bezoeken van concerten met harde muziek of het luisteren naar muziek op de mobiele telefoon kan al snel leiden tot tijdelijke slechthorendheid en oorsuizen. Bij herhaalde, langdurige of ernstige blootstelling is blijvende beschadiging niet te vermijden. In het begin betreft het gehoorverlies vooral geluiden met een frequentie rond de 4.000 Hertz, de hoge tonen. In het audiogram is dit te zien als een zogenoemde lawaaidip. In de praktijk heeft de patiënt vooral last van een verminderd vermogen tot het verstaan van spraak in gezelschap. Mogelijke oplossingen zijn vergelijkbaar met die bij presbyacusis. Het grote verschil is dat lawaaidoofheid kan worden voorkómen met bijvoorbeeld (goede) oordoppen.

12.9 Obstructief slaapapneu syndroom

Bij kinderen wordt slaapapneu vaak veroorzaakt door opgezette amandelen. Bij volwassenen komt slaapapneu vooral voor bij mannen, bij overgewicht en misbruik van alcohol en/of slaaptabletten. Tijdens de inademing daalt de druk in de bovenste luchtwegen en vallen zij samen. Dit gaat gepaard met snurken. De ademstilstanden kunnen voor een bedgenoot beangstigend zijn. Stikken is echter niet mogelijk. De kwaliteit van de slaap raakt er wel door verstoord. Overdag is de patiënt slaperig. Deze aandoening komt veel voor. Op de één of andere manier kan slaap-apneu hoge bloeddruk en problemen met het hart geven. Onderzoek is noodzakelijk. Afvallen en stoppen met alcohol kan effect hebben. Bij anatomische afwijkingen in het kno-gebied kan een operatie leiden tot verbetering. Veel patiënten krijgen in de nacht een apparaat dat zorgt voor tegendruk, zodat de luchtwegen wijd genoeg blijven (deze behandeling wordt uitgevoerd door de longarts).

12.10 Larynxcarcinoom

Dit komt vooral voor bij oudere mannen. Een belangrijke oorzaak is roken. Een vroeg symptoom is heesheid of een andere verandering van de stem. Verwijzing naar de kno-arts is noodzakelijk als deze symptomen langer duren dan enkele weken. Laryngoscopie is het eerste onderzoek dat zal worden gedaan. Bij een mogelijk larynxcarcinoom zijn een biopt en onderzoek naar infiltratie en metastasering vervolgens noodzakelijk. De behandeling bestaat uit bestraling of een operatie. Als de stembanden zijn verwijderd, zijn er diverse manieren en technische hulpmiddelen om opnieuw te leren spreken.

Praktijkvoorbeelden

Daan, 2 jaar, wordt verkouden. Op de derde dag moet hij 's avonds enorm hoesten. Het is een hese blafhoest. Hij heeft geen koorts. Hij kan nog wel drinken maar is erg kortademig. In paniek belt zijn vader de huisartsenpost. Het vermoeden is dat Daan een aanval heeft van pseudokroep. De dokter gaat bij Daan thuis langs. De klachten zijn al flink verminderd. Daan moet die nacht nog wel erg hoesten maar de kortademigheid is voorbij. De ouders krijgen uitvoerige uitleg over de aandoening. Als een dergelijke aanval zich nog eens voordoet, weten zij waar zij op moeten letten.

Freek, 18 jaar, is snipverkouden. Hij is ook erg benauwd. Sinds zijn kleuterjaren is hij bekend met astma. Door zijn verkoudheid heeft hij de pufjes meer nodig dan anders.

Saskia, 4 jaar, huilt 's nachts van de pijn. Ze was de voorgaande dagen verkouden geweest maar nu maakt zij een zieke indruk en heeft ze koorts. 's Ochtends belt moeder met de huisartspraktijk. Telefonisch wordt de diagnose otitis media acuta gesteld. Met de goede voorlichting en de adviezen weet moeder precies wat zij moet doen. Paracetamol geeft enige verlichting. Na enkele dagen gaat Saskia weer naar school.

Meneer van F., 76 jaar, heeft tot enkele jaren geleden veel gerookt. Na het stoppen met roken is de rokershoest verdwenen. De laatste weken heeft hij een aanhoudende kriebelhoest. Bovendien is zijn stemgeluid veranderd. Hij is een beetje schor. De patiënt vindt dat heel erg, want zingen in een koor is zijn grootste hobby. De huisarts is door de symptomen gealarmeerd, laat een X-thorax maken en verwijst hem naar de kno-arts. Het onderzoek wijst uit dat meneer F. lijdt aan een vroeg stadium van larynxcarcinoom.

Meneer T., 42 jaar, is in paniek. De wereld draait, hij is misselijk en moet overgeven. Het enige wat hij kan doen, is op bed gaan liggen. De voorgaande dagen had hij last van een drukkend gevoel in zijn oor. Als hij de huisartspraktijk belt, zijn de klachten al sterk verminderd. De huisarts wil de patiënt zien op het spreekuur. Meneer T. klaagt tijdens het consult niet over oorsuizen of slechthorendheid. In de familie komt de ziekte van Ménière voor. De huisarts legt uit dat het belangrijk is de klachten goed in de gaten te houden. Voor het stellen van een definitieve diagnose is het nog te vroeg. Gehooronderzoek levert geen bijzonderheden op.

Lars, 3 jaar, kwijlt veel. De huid onder zijn mond is ontstoken. Zijn moeder is continu bezig met doekjes, slabbetjes en papiertjes. Lars heeft ook voortdurend een vieze neus. 's Nachts snurkt hij erg. Op het consultatiebureau wordt gezegd dat hij onvoldoende vooruitgaat met de spraak. Hij spreekt nog geen zinnetjes. De huisarts wacht in eerste instantie af, maar na enkele maanden zit Lars bij de kno-arts. Kort daarna wordt zijn neusamandel verkleind en krijgt hij buisjes in zijn trommelvliezen.

Meneer M., 50 jaar, heeft enkele dagen geleden een tentamen suicidii gedaan met kalmeringstabletten en fenprocoumon (antistolling). Vandaag heeft hij een bloedneus. Met goede eerstehulpadviezen is de bloeding gestopt. De antistolling is enkele dagen geleden gestaakt.

Mevrouw S. voelt zich al ruim een week niet goed. Het begon met een loopneus en neusverstopping. Kort daarna kreeg zij keelpijn. Nog wat later begon het hoesten. Zij had op dat moment ook last van haar stem. Het hoesten werd steeds erger. Vandaag gaat het hoesten gepaard met de productie van veel slijm. De lichaamstemperatuur is 38.2. Zij heeft geen hoofdpijn. De longen klinken 'schoon'. De huisarts stelt als diagnose acute bronchitis en besluit af te wachten. Voor de keelpijn adviseert hij paracetamol. Verder legt hij uit dat het beter is niet te fluisteren of de stem op een andere manier te veel te belasten. Een week later is de patiënt volledig opgeknapt.

Ogen

Samenvatting

De ogen kunnen rood zien, tranen, en geïrriteerd of branderig aanvoelen. Dat komt meestal door een onschuldige conjunctivitis. Langzaam moeite met lezen komt vaak door presbyopie. Pijn in de ogen kan te maken hebben met een uveitis of keratitis. Extreme pijn kan wijzen op acuut glaucoom. Cataract leidt tot blindheid, maar is heel goed te opereren. Behandeling van verlies van gezichtsvermogen door retinopathie is echter moeilijk. Veel ouderen worden slechtziend door maculadegeneratie. Bij chronisch glaucoom blijft het centrale gezichtsveld intact (kokerzien). Acute gezichtsvelduitval kan door ablatio retinae. Pijn en slecht zicht zijn spoedeisende symptomen.

E.A.F. Wentink, *Medische kennis*, Basiswerk AG, DOI 10.1007/978-90-368-1786-8_13

13.1 Inleiding

Een aantal onderdelen van het oog wordt geregeld met elkaar verward:

- De cornea (het hoornvlies) is een doorzichtig vlies. Dit bevindt zich aan de buitenkant. Het bevat veel zenuwen en is dus erg gevoelig.
- De conjunctiva (het bindvlies) bevindt zich ook aan de oppervlakte, namelijk aan de binnenkant van de oogleden en over het oogwit, tot aan de cornea.
- De uvea (het vaatvlies) bevindt zich in het oog en verzorgt de bloedvoorziening. Het voorste gedeelte is achter het hoornvlies te zien als iris (regenboogvlies).
- De retina (het netvlies) bevindt zich ook in het oog en speelt een rol in de waarneming. In de retina bevinden zich de staafjes en de kegeltjes.
- In het oog zit verder een lens. Deze is geheel doorzichtig. Accommoderen houdt in dat de lens van vorm verandert. De lens wordt dan boller en lichtstralen worden hierdoor sterker afgebogen.
- In de zijkant van de bovenste oogleden bevinden zich de traanklieren. Het traanvocht wordt daar geproduceerd – dus aan de buitenkant van het oog – en verdwijnt via afvoerkanalen in de binnenste ooghoeken, in de richting van de neus.
- Tussen de lens en het hoornvlies (dus in het oog) zit kamerwater. Dit vocht is onder meer belangrijk voor het op peil houden van de oogdruk.

13.2 Conjunctivitis

13.2.1 Oorzaken

Conjunctivitis is de meest voorkomende oogontsteking. Schadelijke prikkels zijn vooral irriterende invloeden zoals stof en contactlenzen, allergenen, virussen en bacteriën. Meestal is een oogontsteking een infectie. Virale conjunctivitis kan een onderdeel zijn van een gewone verkoudheid. Een specifieke oorzaak is het adenovirus. Een conjunctivitis door dit virus is nogal besmettelijk en een kleine epidemie kan het gevolg zijn. Bij deze aandoening doet soms ook het hoornvlies mee. Er zijn veel bacteriën die conjunctivitis kunnen veroorzaken. Voorbeelden zijn stafylokokken en bacteriën die ook soa's veroorzaken (chlamydia, gonokokken). Allergische conjunctivitis komt vaak door huisstofmijt, huisdieren of pollen. De patiënt is dan atopisch. Contactallergenen spelen ook vaak een rol. Voorbeelden zijn oogdruppels of -zalf, contactlensvloeistof en cosmetica.

13.2.2 Symptomen

Conjunctivitis leidt tot branderige, rode, tranende ogen. Bij allergie kan de jeuk opvallend zijn. Bacteriën leiden tot pusvorming. Conjunctivitis is niet echt pijnlijk, tenzij het hoornvlies erbij betrokken raakt. Door het vocht en de irritatie kan het lastig zijn om goed te zien, maar het gezichtsvermogen is niet echt aangetast. De klachten duren meestal enkele dagen tot maximaal twee weken. Klachten door allergische conjunctivitis kunnen langer duren of vaker terugkomen, afhankelijk van de mate van blootstelling aan allergeen.

13.2.3 Behandeling

Het is in ieder geval aan te raden contactlenzen uit te laten. Er zijn oogdruppels die de bloedvaatjes vernauwen en zo de klachten wat verminderen. Het frequent toedienen van oogdruppels zorgt ook voor reiniging. Bij hevige klachten en duidelijke pusvorming kan het zinvol zijn oogdruppels met antibiotica te gebruiken. Er zijn ook speciale oogdruppels tegen allergie.

13.3 Keratitis

Een veelvoorkomende oorzaak van een ontsteking van de cornea is het herpes simplex virus. Keratitis is pijnlijk omdat het hoornvlies heel gevoelig is. Het gezichtsvermogen neemt af. De patiënt is lichtschuw. De ogen tranen en zijn rood. Na afloop van de infectie kan littekenvorming zijn ontstaan. De gevoeligheid van de cornea kan verminderd zijn en dit maakt het oog kwetsbaar. Ook het gezichtsvermogen kan zijn afgenomen. Een verwijzing naar de oogarts is nodig als klachten van een oogontsteking niet binnen enkele dagen verminderen en uiteindelijk verdwijnen. Andere indicaties zijn het optreden van veel pijn of een afname van het gezichtsvermogen. Een onschuldige maar wel erg pijnlijke oorzaak van keratitis is UV-licht. Dat kan bijvoorbeeld door zonder bescherming zonlicht in de ogen te krijgen, bijvoorbeeld tijdens de wintersport, als het licht weerkaatst in de sneeuw. Lassen zonder bescherming is een andere oorzaak (een bekende bijnaam is 'lasogen'). De klachten treden pas een aantal uren na de blootstelling op, zijn dan heel heftig, maar na hooguit enkele dagen wel over.

13.4 Uveitis

Een oogontsteking met roodheid bevindt zich soms niet op maar in het oog. De patiënt heeft dan een uveitis (hieronder vallen ook de iritis en de iridocyclitis). Dit gaat gepaard met diepe pijn in het oog. De oorzaak is nogal eens onbekend. Uveitis kan een onderdeel zijn van allerlei infectieziekten en auto-immuunziekten. Bekend zijn bijvoorbeeld de inwendige oogontstekingen bij ziekten zoals reumatoïdeartritis. Uveitis recidiveert vaak. In de behandeling worden onder anderen corticosteroïden, maar – afhankelijk van de oorzaak – ook wel andere geneesmiddelen gebruikt.

13.5 Glaucoom

13.5.1 Acuut glaucoom

Het kamervocht wordt in het oog aangemaakt, stroomt door de pupil in de ruimte achter het hoornvlies, en wordt vervolgens afgevoerd naar het bloed. In zeldzame gevallen stopt de afvoer van kamervocht plotseling. Er komt dan wel kamervocht bij maar het kan niet weg. De druk in het oog neemt in korte tijd fors toe. De patiënt krijgt acuut erg veel pijn. Het oog is rood en kan vast of zelfs hard aanvoelen. Er kan sprake zijn van misselijkheid en braken. Deze situatie heet acuut glaucoom en is een spoedgeval. De patiënt kan aan het aangedane oog dezelfde dag blind worden. Na het geven van oogdrukverlagende oogdruppels en tabletten volgt verwijzing naar de oogarts. In het ziekenhuis wordt een blijvende oplossing gezocht met laserbehandeling of een operatie.

13.5.2 Chronisch glaucoom

Het komt vaak voor dat de afvoer van kamervocht in het oog in de loop van de jaren heel langzaam dichtslibt. De oogdruk neemt heel langzaam toe. Er wordt net iets meer kamervocht aangemaakt dan afgevoerd. Dit voelt de patiënt niet. Door de druk raakt de oogzenuw achter in het oog echter beschadigd. Langzaam zal daardoor de informatie van het netvlies niet langer meer via de oogzenuw naar de hersenen worden doorgegeven. Deze situatie heet chronisch glaucoom. Soms is de oogzenuw beschadigd, maar de oogdruk normaal. Daarom is oogboldrukmeting niet voldoende. Als de oogarts het oog van binnen onderzoekt, is te zien dat de oogzenuw (de blinde vlek) beschadigd is. Het gezichtsveld wordt van buiten naar binnen heel langzaam kleiner. Dit valt de eerste jaren niet op. Met perimetrie kan de omvang van het gezichtsveld worden onderzocht. Als het de patiënt opvalt is het te laat. Herstel is immers niet mogelijk. Bij verkleining van het gezichtsveld moet de oogboldruk worden verlaagd. Dit is mogelijk met vele soorten oogdruppels. Uiteindelijk volgt soms laserbehandeling of wordt bijvoorbeeld in het oog een drain aangebracht. Chronisch glaucoom komt nogal eens in de familie voor. In dat geval is het verstandig de ogen vanaf de leeftijd veertig jaar regelmatig bij de oogarts te laten controleren (zie ◘ fig. 13.1).

13.6 Cataract

13.6.1 Inleiding en oorzaken

Cataract wordt ook staar of grijze staar genoemd. De lens in het oog wordt bij deze ziekte troebel. Meestal komt dit door veroudering. De troebelingen nemen langzaam toe en beide ogen worden aangetast. Bij de meeste mensen boven de tachtig jaar is staar aanwezig. Een specifieke oorzaak is diabetes mellitus. Er zijn daarnaast nog veel andere oorzaken. Cataract kan bijvoorbeeld aangeboren zijn, als onderdeel van een erfelijke ziekte of syndroom, of als gevolg van een infectie tijdens de zwangerschap.

13.6.2 Symptomen

Het gezichtsvermogen neemt langzaam af. Dit geeft steeds meer problemen in het dagelijkse leven. Fel licht wordt door de troebelingen verstrooid. Hierdoor raakt de patiënt verblind (bij felle zon word je in een auto met vieze autoruiten ook eerder verblind dan wanneer de ruiten schoon zijn). Veel patiënten dragen een zonnebril of gaan met de rug naar het raam zitten. Met fundoscopie en (in het ziekenhuis) met spleetlamponderzoek kunnen de troebelingen zichtbaar worden gemaakt.

13.6.3 Behandeling

Als de klachten nog meevallen, kan worden afgewacht. Door overmatig licht te vermijden en door het gebruik van hulpmiddelen zoals een sterkere bril of een leesbril kan de patiënt zich vaak nog lange tijd redden. Uiteindelijk kan de patiënt kiezen voor een operatie. Het is mogelijk staar poliklinisch te behandelen met plaatselijke verdoving. De troebele lens wordt vervangen door een heldere kunstlens. Velen kiezen ervoor beide ogen te laten behandelen.

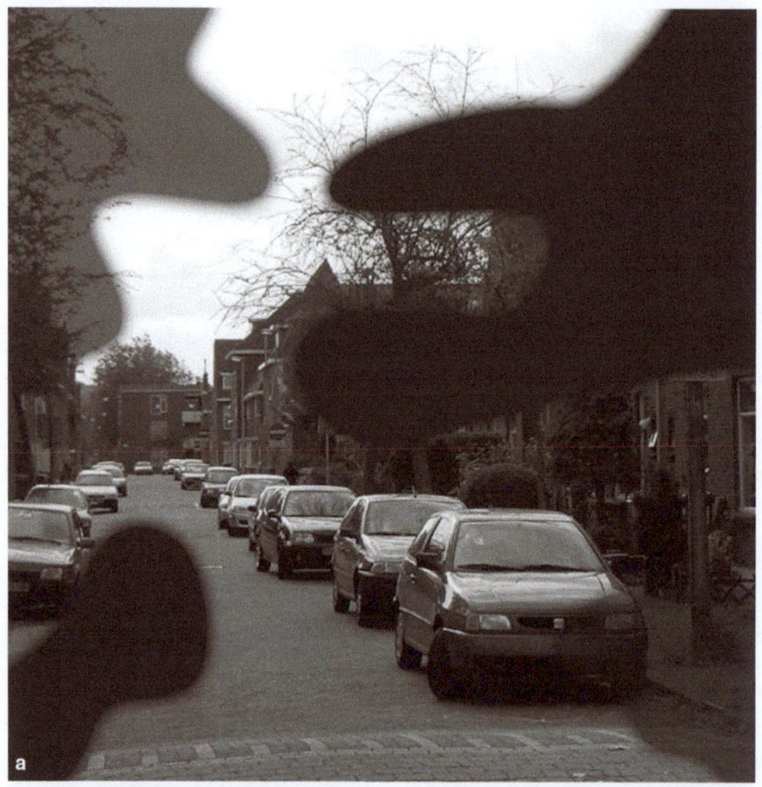

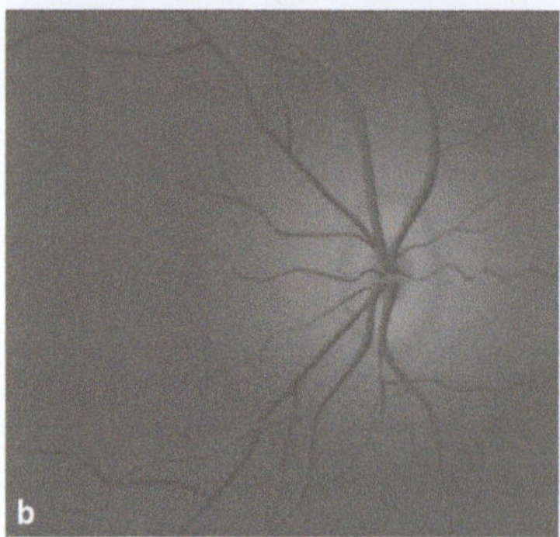

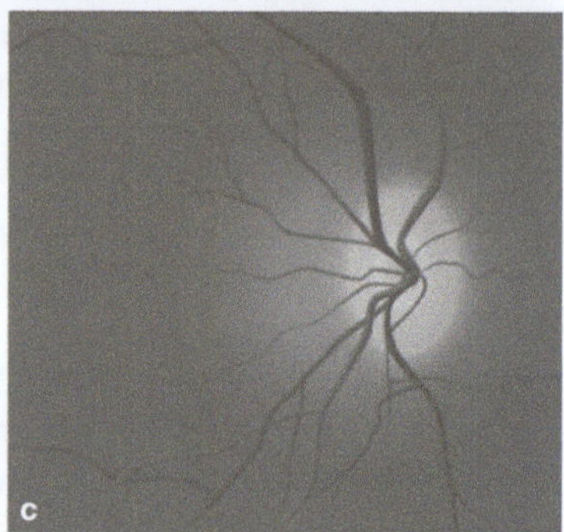

Figuur 13.1 **a** gezichtsvelduitval, **b** normale blinde vlek (oogzenuw), **c** beschadigde oogzenuw. (Bron: BSL Praktijk Atlas)

Meestal komt de ingreep neer op fako-emulsificatie. De lens wordt bij deze behandeling in kleine stukjes kapotgetrild. Daarna worden de stukjes weggezogen. Vervolgens wordt een kunstlens in het oog aangebracht. Na een week is er een zeer grote kans dat het gezichtsvermogen volledig is hersteld. De operatie kan echter gepaard gaan met complicaties en soms valt het resultaat tegen, ook afhankelijk van de conditie van de rest van het oog. Een staaroperatie kan de onherstelbare gevolgen van een eventueel gelijktijdig aanwezige maculadegeneratie of retinopathie niet verhelpen. Bij maculadegeneratie kan wel een injectie in het oog worden toegediend om verdere achteruitgang tegen te gaan. Na de operatie is accommoderen niet meer mogelijk. Met een kunstlens kan de patiënt alleen in de verte scherp zien. Voor dichtbij zien zijn daarom aanvullend een bril of contactlenzen nodig. Sommige mensen lezen graag en veel. Het is ook mogelijk een kunstlens voor dichtbij zien in te brengen. In dat geval is aanvullend een bril nodig voor scherp zien in de verte. Mensen die helemaal geen bril willen kunnen een multifocale kunstlens krijgen. Daarmee is het zicht echter iets minder scherp, en de kosten zijn veel hoger, terwijl de vraag is of het wordt vergoed.

13.7 Maculadegeneratie

In de macula bevinden zich uitsluitend kegeltjes. De kegeltjes zijn nodig om scherp te zien en om kleuren waar te nemen. Een beschadiging of achteruitgang van de macula betekent dat deze vermogens achteruitgaan. Maculadegeneratie kan veel oorzaken hebben. Het kan onder meer een complicatie zijn van diabetes mellitus, het gevolg zijn van een erfelijke ziekte of een trauma. Meestal is de ziekte echter een gevolg van veroudering. Roken verhoogt het risico in sterke mate. Veel ouderen hebben met de gevolgen van maculadegeneratie te maken. Het centrale gezichtsveld valt langzaam weg. Dit geeft bijvoorbeeld problemen bij autorijden, lezen, televisiekijken en breien omdat de patiënt steeds minder scherp kan zien. Belangrijk is het onderscheid tussen de droge en de natte vorm. Bij de droge vorm sterven cellen in de gele vlek af. Dit gaat heel langzaam. Deze vorm komt het meest voor. Van geen enkele behandeling is aangetoond dat het helpt. Soms ontstaan in de gele vlek kleine bloedvaatjes. Uit die bloedvaatjes kan vocht of zelfs bloed naar buiten lekken. Dat is de natte maculadegeneratie. De patiënt ziet centraal in het gezichtsveld vervormingen. Het gezichtsvermogen kan snel slechter worden. Medicijnen of laseren kan dan helpen, met name om verdere achteruitgang te voorkomen. De patiënt krijgt een injectie in het oog of in de bloedbaan, in combinatie met laseren. De droge vorm kan in de natte vorm overgaan. De patiënt moet zich dan snel melden omdat behandeling alleen in het beginstadium zinvol is.

13.8 Retinopathie

13.8.1 Diabetische retinopathie

In Nederland is dit de meest voorkomende oorzaak van moeilijk behandelbare blindheid. Als de diabetes lang bestaat, is de kans op beschadiging van het netvlies heel groot. Het risico kan worden verkleind door de ziekte zo goed mogelijk te behandelen. Diabetische retinopathie is zichtbaar als vochtophoping, uitgezette bloedvaatjes, exsudaten (naar buiten gelekte ophopingen van vloeistof) en kleine bloedingen. Later gaan bloedvaatjes dichtzitten. Hierdoor krijgt het netvlies te weinig zuurstof. Als reactie op de ischemie (tekort aan bloed en zuurstof) ontstaan nieuwe bloedvaatjes. De retinopathie is vanaf dat moment ernstig. De visusdaling treedt bijna altijd heel geleidelijk op. Het duurt lang voordat de patiënt in de gaten heeft dat er iets mis is. Om die reden is regelmatige controle bij de oogarts noodzakelijk. Behandeling en preventie van verdere achteruitgang is mogelijk met laserbehandeling. Hiermee kunnen lekkende plekjes in de bloedvaatjes worden dichtgemaakt. Ischemische gebieden kunnen worden vernietigd. Als gevolg daarvan worden geen nieuwe bloedvaatjes meer aangemaakt. Dankzij laser kan totale blindheid tegenwoordig meestal worden voorkómen.

13.8.2 Hypertensieve en atherosclerotische retinopathie

Langdurige ernstige hypertensie heeft nadelige gevolgen voor de bloedvaten in het netvlies. Dit is te verklaren door de hoge druk zelf, maar ook door de atherosclerose die mede als gevolg van hypertensie optreedt. Met fundoscopie en spleetlamponderzoek zijn de afwijkingen zichtbaar te maken. Het gezichtsvermogen gaat zo langzaam achteruit dat de patiënt het niet merkt. Als er klachten zijn, is het al te laat. Hypertensie en andere risicofactoren voor arteriosclerose moeten zo goed mogelijk preventief worden behandeld.

13.9 Ablatio retinae

Door diverse oorzaken, zoals ziekte van het netvlies, kan het netvlies beginnen los te laten. Door trek aan de zenuwcellen kan de patiënt lichtflitsen zien. Zodra het netvlies echt loslaat kan dat te merken zijn als een schaduw, of een soort gordijn. Als ook de gele vlek loslaat neemt het gezichtsveld zeer snel af. De patiënt moet zo snel mogelijk worden geopereerd.

13.10 Presbyopie

Om te kunnen lezen en om voorwerpen van dichtbij scherp te kunnen zien, is het nodig dat de lichtstralen precies op de gele vlek in het netvlies vallen. Daarvoor moeten de ogen accommoderen. De ooglenzen worden boller zodat de lichtstralen zo worden afgebogen dat zij precies op de gele vlek vallen. Met het toenemen van de leeftijd neemt het vermogen om te accommoderen af. Dat komt doordat de ooglenzen steeds stugger worden. Zij veranderen steeds moeilijker van vorm. Gemiddeld vanaf de leeftijd van 45 jaar beginnen mensen de gevolgen hiervan te merken. Ze moeten bijvoorbeeld een boek verder van zich afhouden om te kunnen blijven lezen. Positieve glazen kunnen de lichtstralen extra afbuigen zodat iemand van dichtbij scherper kan zien. Dit is de zogenaamde leesbril. Bij hypermetropie is een leesbril eerder nodig. Verziendheid houdt in dat iemand van dichtbij minder goed ziet. Het vermogen om te accommoderen schiet eerder tekort. Bij myopie ziet iemand van dichtbij juist wel heel goed. Accommoderen is minder snel nodig. Ouderdomsverziendheid treedt dan niet op. Het stugger worden van de lenzen maakt dat de bijziendheid afneemt. Dit heeft tot gevolg dat iemand op latere leeftijd juist met een zwakkere bril of zelfs zonder bril van dichtbij scherp kan zien en lezen.

Praktijkvoorbeelden

Mevrouw A., 48 jaar, is sinds enkele weken bekend met diabetes mellitus type II. Tot haar schrik heeft de huisarts haar direct verwezen naar de oogarts. Ze heeft weliswaar een leesbril, maar verder heeft ze totaal geen oogklachten. Haar moeder had echter ook suikerziekte en zij was aan het eind van haar leven helemaal blind. De oogarts onderzoekt het oog met behulp van de spleetlamp. Hij stelt vast dat er in het netvlies al afwijkingen zitten. Bovendien is sprake van beginnende staar. Frequente controle is noodzakelijk. De oogarts kan mevrouw A. gedeeltelijk geruststellen.

Milan, 18 jaar, is gisteren de hele dag gaan schaatsen. Het was prachtig weer. Vanaf gisteravond heeft hij vreselijk pijn in beide ogen. Toch heeft de huisarts gezegd dat het snel over zal gaan. Wel heeft Milan pijnstillende oogdruppels gekregen.

Meneer B., 61 jaar, is kunstschilder. De laatste tijd kan hij vooral bij veel licht niet goed werken. Schilderen is eigenlijk niet mogelijk. In zijn vrije tijd draagt meneer B. een zonnebril. Uiteindelijk wendt hij zich met zijn probleem tot de huisarts. De visus blijkt bij de test tamelijk goed te zijn. Gezien het feit dat meneer B. in zijn werk ernstig wordt gehinderd, wordt hij toch verwezen naar de oogarts. In het ziekenhuis blijkt in beide ogen staar aanwezig te zijn. Korte tijd later wordt meneer B. poliklinisch geopereerd, eerst aan het ene oog, en twee weken later aan het andere. De klachten zijn daarna verdwenen en meneer B. is weer druk aan het werk.

Mevrouw O., 78 jaar, is niet blind maar kan geen oogcontact meer maken. Bovendien kan ze boeken en de ondertiteling op de televisie niet meer lezen. Ze weet dat de gele vlek in haar beide ogen niet goed meer functioneert. Dat heeft de dokter gezegd. Volgens hem is er niets meer aan te doen. Gelukkig is mevrouw O. van nature heel vrolijk. Ze kan met haar handicap leven. Wel heeft ze suikerziekte. In haar vrije tijd geniet ze vooral van muziek en van het bezoek van de kinderen en kleinkinderen.

Meneer S., 49 jaar, merkt tot zijn schrik dat hij verkeer van rechts niet op tijd aan ziet komen. Als de huisarts rechts van de patiënt, maar ook links van de patiënt zijn vingers beweegt, kan de patiënt dat niet goed zien. In het ziekenhuis blijkt bij perimetrie dat grote delen van het gezichtsveld links en rechts zijn uitgevallen. Met spleetlamponderzoek blijkt dat de oogzenuw ernstig is aangetast. De oogboldruk is verhoogd. De oogarts noemt de ziekte van meneer S. chronisch glaucoom. De patiënt krijgt medicijnen om de oogboldruk te verlagen.

Sophie, 15 jaar, meldt zich met rode ogen in de huisartspraktijk. Haar ogen tranen, jeuken en zijn branderig. Ze is niet bekend met hooikoorts. Doorvragen wijst uit dat ze sinds een tijdje nieuwe oogmake-up gebruikt. De huisarts besluit via de lapjesproef te laten onderzoeken of de klachten inderdaad hierdoor te verklaren zijn.

Meneer T., 34 jaar, meldt zich in de huisartspraktijk met rode maar ook erg pijnlijke ogen. In de anamnese komen geen duidelijke oorzaken naar voren. Bij de visustest blijkt het gezichtsvermogen te zijn afgenomen. Meneer T. kan dezelfde dag nog terecht bij de oogarts.

Het echtpaar V. (55 jaar getrouwd) heeft de rollen omgedraaid: meneer V. had vroeger geen bril maar nu wel; mevrouw V. had vanaf haar jeugd een bril maar nu niet meer.

Zenuwstelsel

Samenvatting

Essentiele tremor is onschuldig. Migraine is een aanvalsgewijze hoofdpijn. Uiterst heftig is de clusterhoofdpijn. Trigeminusneuralgie en facialisparese zijn aandoeningen van hersenzenuwen. Facialisparese lijkt op een 'beroerte'. Een echte 'beroerte' is meestal een herseninfarct. Een TIA is een waarschuwing daarvoor. 'Parkinson' gaat samen met bewegingsarmoede, trillen en rigiditeit. MS is een ziekte van hersenen en ruggenmerg. Bij ALS ontstaan verlammingsverschijnselen met een slechte prognose. Bij polyneuropathie zijn zenuwen in met name armen en benen aangedaan. Bij epilepsie bestaan aanvallen van abnormale hersenactiviteit. Hersentumoren kunnen allerlei verschijnselen geven. De prognose loopt sterk uiteen. Hoofdsymptomen van meningitis zijn hoofdpijn, koorts en braken. De oorzaak is een bacterie of een virus. De prognose is verschillend. Veel mensen krijgen ooit een hernia in rug of nek, met uitstralende (zenuw)pijn in been respectievelijk arm. Pijnlijk is het carpaletunnelsyndroom. Een hoofdtrauma kan worden ingedeeld naar ernst. De prognose van een licht hoofdtrauma is heel goed.

E.A.F. Wentink, *Medische kennis*, Basiswerk AG, DOI 10.1007/978-90-368-1786-8_14

14.1 Essentiële tremor

Dit komt veel voor. De oorzaak is onbekend. De aandoening is autosomaal dominant erfelijk bepaald. Essentiële tremor moet worden onderscheiden van andere oorzaken van trillen, zoals hyperthyreoïdie, de ziekte van Parkinson en onthoudingsverschijnselen bij alcoholmisbruik. Essentiële tremor begint meestal op jongvolwassen leeftijd. Het trillen neemt in de loop van de jaren toe en is vooral zichtbaar aan de handen. Bij vermoeidheid, door cafeïne, spanningen of het uitvoeren van een bepaalde beweging wordt het erger. De patiënt kan zich erg schamen, bijvoorbeeld bij het vasthouden van een kopje koffie of een pen tijdens het schrijven. Het gebruik van alcohol doet het trillen vaak tijdelijk afnemen. Dit betekent een risico op alcoholmisbruik. Als de verschijnselen hinderlijk genoeg zijn, kan de patiënt worden behandeld met medicatie.

14.2 Migraine

14.2.1 Inleiding, oorzaken en ontstaan

Migraine komt veel voor, vooral bij vrouwen. Erfelijke aanleg speelt een grote rol. Het is een ziekte van de hersenen. De hoofdpijn treedt in aanvallen op. Vanuit de hersenstam worden hersencellen abnormaal geprikkeld. Dit gaat gepaard met een grote behoefte aan slaap. De bloedvaten in de hersenen worden wat nauwer en daarna juist wijder. De hoofdpijn zelf is te verklaren door irritatie van de zeer pijngevoelige grote bloedvaten en de hersenvliezen. De frequentie van de aanvallen varieert van enkele malen per week tot enkele aanvallen per jaar. Migraine komt op alle leeftijden voor. Bij vrouwen verdwijnen de aanvallen vaak tijdens zwangerschap en na de overgang. Het gebruik van orale anticonceptie kan de klachten doen toenemen maar ook afnemen. Voor een aanval bestaat meestal geen duidelijke aanleiding. Aan een aanval kan stress voorafgaan, maar ook juist ontspanning. Vaak wordt gedacht dat bepaalde voeding aanvallen uitlokt, maar daar is veel onduidelijkheid over, bewezen is het niet. Migraine moet niet worden verward met bijvoorbeeld hoofdpijn door overbelasting (spanningshoofdpijn) of het overmatig en vooral dagelijks gebruik van pijnstillers als paracetamol en NSAIDs(!). Dit heet pijnstillerafhankelijke hoofdpijn. Er zijn ook veel patiënten die chronisch hoofdpijn hebben, afgewisseld met aanvallen van migraine.

14.2.2 Verschijnselen

Er zijn aanvallen van heftige, bonzende hoofdpijn, meestal aan één kant. Er is altijd misselijkheid en braken. Geluid en licht worden moeilijk verdragen. Er is een sterke behoefte aan rust in een donkere, stille omgeving. De patiënt voelt zich ziek en moet slapen. De duur van de hoofdpijn varieert van een halve tot anderhalve dag. Migraine duurt altijd langer dan vier uur en korter dan drie dagen. Soms wordt de hoofdpijn voorafgegaan door (een kwartier tot maximaal een uur) klachten van de ogen. Typerend is vooral het zien van flikkeringen of wazig zien. Andere patiënten voelen voorafgaand aan deze verschijnselen zich uitbreidende tintelingen in één lichaamshelft of ruiken een sterke geur. Deze soort verschijnselen wordt aura genoemd. Migraine met aura heet klassieke migraine; migraine zonder aura komt veel vaker voor. Dit is de common migraine (gewone migraine). In zeldzame gevallen gaat de aanval gepaard met beangstigende verlammingsverschijnselen of onvermogen tot spreken. Dit heet migraine accompagnée.

14.2.3 Behandeling

Soms is het mogelijk de aanval te behandelen met een middel tegen het braken, gevolgd door gewone pijnstillers. Dikwijls is het echter nodig specifieke antimigrainemedicijnen te gebruiken. Een bekend gevaar bij migraine is het vaak en langdurig gebruiken van allerlei (zelfzorg) pijnstillers. Bij de al genoemde pijnstillerafhankelijke hoofdpijn moeten alle pijnstillers gedurende drie weken worden gestaakt. Dit kan een zware periode zijn. Na afloop kan duidelijk worden of er (nog steeds) sprake is van migraine. Als er vaak aanvallen optreden, kan het gebruik van preventieve medicatie worden overwogen. Patiënten die soms een aura hebben, hebben een iets verhoogde kans op een herseninfarct. Ook is het extra belangrijk om risicofactoren voor een herseninfarct te vermijden, zoals roken en voor vrouwen (als zij roken) ook het gebruik van orale anticonceptie.

14.3 Clusterhoofdpijn

Deze vorm van hoofdpijn wordt gekenmerkt door aanvallen van plotseling optredende, extreem heftige, borende pijn, aan één kant, vaak rond een oog. Tegelijkertijd is aan dezelfde kant het oog rood en is de neus verstopt of treedt een loopneus op. De pijn is het ergst na ongeveer tien minuten. De patiënt is dan wanhopig en moet veel bewegen. In het Engels is de bijnaam voor deze vorm van hoofdpijn: suicidal headache. De duur van de aanval varieert van dertig minuten tot maximaal drie uren. Het aantal aanvallen varieert van één tot vele keren per etmaal. De kans op een aanval is het grootst in het begin van de nacht. De oorzaak van clusterhoofdpijn is onbekend. De aandoening komt voornamelijk bij mannen voor. Zij komt minder vaak voor dan migraine, maar is niet erg zeldzaam. Een kleine hoeveelheid alcohol kan de klachten uitlokken. De aanvallen treden op in clusters (perioden) van enkele weken tot maanden. Buiten deze clusters is de patiënt klachtenvrij. Afgezien van het vermijden van alcohol is preventie niet mogelijk. Er zijn wel verschillende behandelmogelijkheden. Het inhaleren van zuivere zuurstof via een slangetje in de neuskeelholte is meestal snel effectief. Er zijn ook medicijnen die tot doel hebben de aanvallen te voorkómen.

14.4 Trigeminusneuralgie

De nervus trigeminus is de zenuw die de sensibiliteit van het gezicht verzorgt. Irritatie of prikkeling van deze zenuw – bijvoorbeeld door eten, scheren of spreken – leidt tot pijnklachten. Meestal wordt voor het bestaan van deze aandoening geen oorzaak gevonden. In dat geval wordt gesproken van essentiële trigeminusneuralgie. Dit komt vooral voor bij oudere mensen. De patiënt heeft vele malen per dag heftige, kortdurende pijnscheuten in het gezicht. Dit gaat de hele dag door. De aanvallen kunnen een tijdje verdwijnen maar komen later weer terug. Andere oorzaken moeten worden uitgesloten. Daarvoor is een verwijzing naar de neuroloog noodzakelijk. Medicamenteuze behandeling van essentiële trigeminusneuralgie is meestal goed mogelijk (gewone pijnstillers helpen echter nauwelijks). Soms volgt een operatie. Dan wordt bijvoorbeeld de zenuw uitgeschakeld (bijvoorbeeld door warmte of röntgenstraling), of vrij gelegd.

14.5 Facialisparese

Aangezichtsverlamming komt veel voor. Er zijn vele oorzaken. Meestal is het de acute idiopathische vorm. Andere termen hiervoor zijn paralyse van Bell of Bell's palsy. Dit kan vooral jonge volwassenen en mensen op middelbare leeftijd overkomen. Het weer actief worden van het herpes simplex virus speelt waarschijnlijk een grote rol. Plotseling of in de loop van enkele uren tot dagen, kan de patiënt zijn gezicht aan één kant niet meer bewegen. Soms gaat pijn diep in het oor aan de klachten vooraf. De patiënt kan zijn voorhoofd aan één kant niet meer fronsen, het oog niet meer sluiten en de tanden niet laten zien. De mondhoek hangt aan één kant naar beneden. De verlamming geeft veel praktische problemen, bijvoorbeeld bij het spreken en bij het eten. Er is vaak veel paniek. Een acute facialisparese moet worden onderscheiden van een CVA. De patiënt zelf denkt ook vaak ten onrechte aan een 'beroerte'. De patiënt moet in ieder geval met spoed worden gezien. Uitgebreider onderzoek kan worden verricht door de neuroloog en de kno-arts. Meestal blijkt uiteindelijk dat de diagnose paralyse van Bell klopt. Na een half jaar is het meestal over. Bij ongeveer een derde van de patiënten is het herstel zonder behandeling niet volledig. Corticosteroïden vergroten de kans op herstel. Het oog moet 's nachts worden afgedekt om uitdroging te voorkomen.

14.6 Polyneuropathie

Bij deze aandoening zijn veel zenuwen in het lichaam aangetast. Dit is het eerst te merken aan de benen. De aandoening is nogal eens idiopathisch. Veelvoorkomende oorzaken zijn diabetes mellitus en alcoholmisbruik. Er zijn ook zeldzame oorzaken als erfelijke ziekte, intoxicatie, nierinsufficiëntie, auto-immuunziekte, infectie enzovoort. De neuroloog kan bepalen in hoeverre aanvullend onderzoek noodzakelijk is. De klachten van polyneuropathie treden meestal op in de loop van weken, maanden of zelfs jaren. De patiënt heeft min of meer symmetrisch last: de klachten zijn aan beide kanten van het lichaam even erg. In het begin zijn er bij de veelvoorkomende soorten polyneuropathie vooral stoornissen in de sensibiliteit. Dit kan een doof gevoel zijn maar de patiënt kan ook last hebben van prikkelingen en pijn. Dit begint aan de voeten en breidt zich uit naar de onderbenen. Nog later kunnen ook de handen meedoen. Een deel van de patiënten krijgt in een later stadium ook last van de motoriek, namelijk verlammingsverschijnselen (bijvoorbeeld klapvoeten). De behandeling hangt af van de eventuele gevonden oorzaak. Soms is het nodig de pijn te bestrijden met speciale geneesmiddelen. Gewone pijnstillers helpen niet.

14.7 Carpaletunnelsyndroom

Deze aandoening komt veel voor, vooral bij vrouwen. Het is een voorbeeld van RSI (zie ook het hoofdstuk over het bewegingsapparaat). Een zenuw in de pols zit beklemd in de carpale tunnel (hier lopen zenuwen en pezen van de onderarm naar de hand). Dit veroorzaakt paresthesie (tintelend, prikkend of branderig gevoel) of juist een doof gevoel in de handpalm en de vingers, soms ook in de onderarm. Vooral 's nachts kan pijn optreden. Gebruik van de pols lokt de klachten uit. De klachten verdwijnen vaak spontaan maar komen nogal eens terug. De behandeling bestaat uit rust. Een spalk kan zinvol zijn. Een injectie met corticosteroïden kan de klachten verminderen. In ernstige gevallen of als de klachten niet overgaan, is een operatie een mogelijkheid.

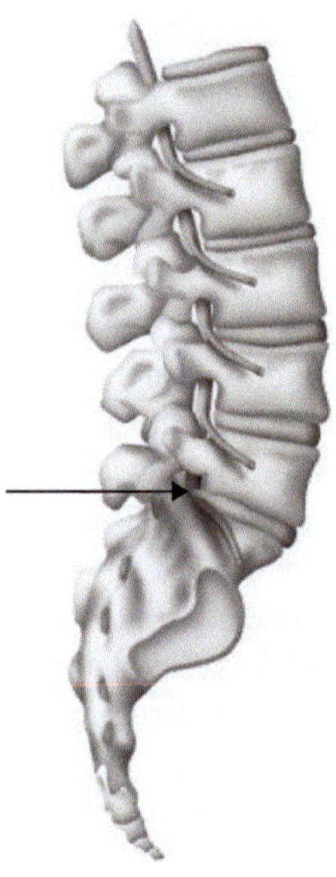

Figuur 14.1 Hernia nuclei pulposi. Ter hoogte van de pijl is een kleine uitstulping van een tussenwervelschijf te zien. (Bron: BSL Praktijk Atlas)

14.8 Hernia nuclei pulposi

14.8.1 Lumbosacrale hernia

Tussen de lage rugwervels bevinden zich tussenwervelschijven. In de buurt daarvan loopt links en rechts een dikke zenuwkabel. Deze loopt in verticale richting en bedient het been. De naam voor deze zenuw is: nervus ischiadicus. Het komt nogal eens voor dat een tussenwervelschijf minder stevig wordt. Uiteindelijk wordt deze platgedrukt en puilt de kern (nucleus) van een tussenwervelschijf tussen de wervels uit naar buiten. Dit heet een hernia nuclei pulposi (HNP). HNP gaat gepaard met rugklachten. Het wordt nog pijnlijker als de uitpuilende tussenwervelschijf de zenuwkabel raakt. Dit kan schietende pijn geven in een bil, en aan de achterkant van het been tot voorbij de knie. Dit wordt ischias genoemd (afgeleid van de naam van de betrokken zenuw). Drukverhoging, zoals hoesten, niezen en persen (hnp), kan deze pijn opwekken. Ook verandering van houding heeft invloed op de klachten. Een rughernia kan ook te merken zijn aan gevoelsstoornissen (bijvoorbeeld doof gevoel) of krachtsverlies (zie fig. 14.1).

Een bekende lichamelijke test die de arts kan uitvoeren om de diagnose te bevestigen, is de proef van Lasègue. De patiënt ligt hierbij op de onderzoeksbank. De arts beweegt het been 45 graden omhoog. Als er een hernia is, wordt de zenuwkabel onder spanning tegen de uitpuilende tussenwervelschijf getrokken. De proef is positief als de patiënt kenmerkende ischias voelt (zie fig. 14.2). Om zekerheid te verkrijgen en om andere oorzaken uit te sluiten is een MRI noodzakelijk.

De behandeling van een hernia in de rug komt neer op afwachten en zo nodig pijnstilling. Anders dan vroeger werd gedacht, is bedrust niet zinvol. Blijven bewegen is juist goed. Na enkele weken tot twee maanden zijn de klachten meestal vanzelf afgenomen. Als dat niet zo is, volgt eventueel een operatie. Meestal is daarna de ischias verdwenen. Dat geldt lang niet altijd voor de rugklachten; deze blijven vaak lang bestaan (zie fig. 14.3).

14

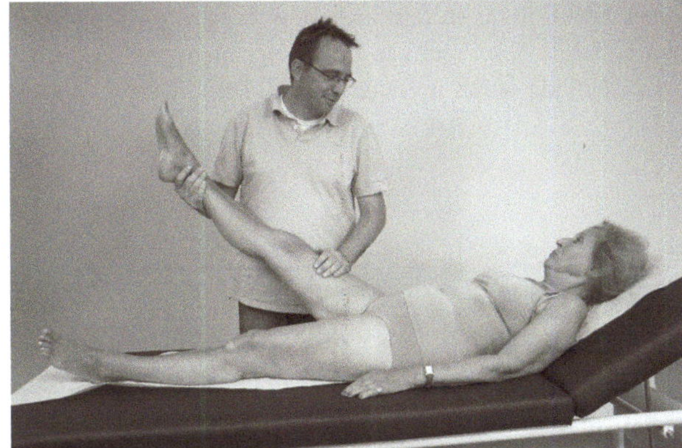

Figuur 14.2 De proef van Lasègue. (Bron: Fysische diagnostiek 2015. Red. Jongh et al. Houten: Bohn Stafleu van Loghum)

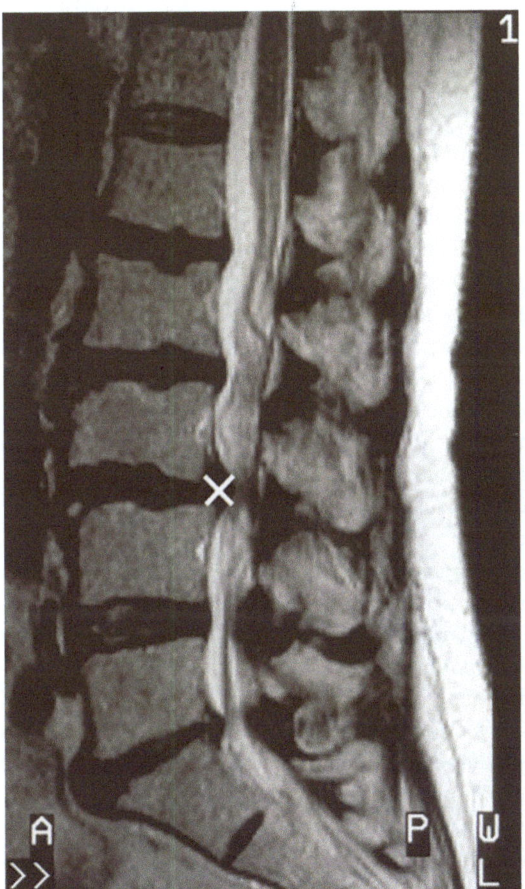

Figuur 14.3 MRI-scan van een hernia nuclei pulposi. (Bron: Jongh, Vries, Grundmeijer (2005). Diagnostiek van alledaagse klachten. Houten: Bohn Stafleu van Loghum)

Een hernia in de rug treedt vaker op bij mannen dan bij vrouwen en vaak al op jongvolwassen leeftijd. De oorzaak is onduidelijk. Ongeveer één op de vier mensen krijgt vroeg of laat uitstralende pijn in het been. Gelukkig is dat meestal maar tijdelijk. De prognose is meestal goed.

14.8.2 Cervicale hernia

Deze komt minder vaak voor dan de hernia laag in de rug. De patiënt heeft pijn in de nek met uitstraling richting de schouder en de arm. De klachten ontstaan meestal in de loop van enkele dagen. Meestal worden in de vingers tintelingen gevoeld. De pijn is sterk afhankelijk van de stand van de nek. Sommige patiënten merken een toename bij hoesten. Bij twijfel aan de diagnose kan een MRI worden verricht. Hiermee kunnen andere oorzaken worden uitgesloten. Een MRI is ook nuttig als een operatie wordt overwogen. Dit is het geval als de klachten langer duren dan enkele weken tot maanden. Tot die tijd bestaat de behandeling uit rust en eventueel pijnstillers. Verder wordt vaak (maximaal zes weken) een halskraag gegeven. Hiermee kan de patiënt bewegingen van de halswervelkolom zo veel mogelijk vermijden. In de meeste gevallen gaat een nekhernia vanzelf over.

14.9 TIA

TIA is de afkorting van tijdelijke ischemische aanval. De T van tijdelijk betekent dat alleen van een TIA kan worden gesproken als de verschijnselen van voorbijgaande aard zijn. Een TIA duurt vaak maar kort, bijvoorbeeld enkele minuten. In de helft van de gevallen is het na maximaal een half uur voorbij; na drie kwartier is driekwart van de TIA's over. Typerend voor het beloop in de tijd is dat de verschijnselen van het ene op het andere moment ontstaan. Een losgelaten stolsel loopt immers acuut vast in een slagader in de hersenen. Deze embolus is afkomstig uit het hart of uit een halsslagader. De afsluiting betreft meestal een gebied in de hersenen dat belangrijk is voor de motoriek of de taal. Er treedt dus neurologische uitval op, meestal verlammingsverschijnselen. Een patiënt kan bijvoorbeeld van het ene op het andere moment zijn arm en/of been niet meer bewegen. Het komt ook voor dat het gezicht tijdelijk scheef hangt. Als het taalvermogen uitvalt, kan de patiënt tijdelijk niet spreken en/of niet begrijpen wat anderen in de omgeving zeggen. Deze taalstoornis wordt afasie genoemd.

De enige manier waarop de diagnose TIA kan worden gesteld, is de anamnese. De FAST-test is hiervoor handig. FAST is de afkorting van: face, arm, speech, time. De patiënt (of zijn omgeving) wordt gevraagd of er iets te zien is aan het gezicht, of er krachtsverlies is in de arm, of er iets te merken is aan de spraak en hoe lang de verschijnselen al bestaan. Alle tijdelijke, neurologische uitvalsverschijnselen kunnen wijzen op een TIA. Zo'n TIA moet worden beschouwd als een waarschuwing dat in de toekomst een herseninfarct zal volgen. Na afloop moet worden onderzocht of de verschijnselen echt helemaal voorbij zijn. Bovendien moet naar oorzaken en risicofactoren worden gezocht. Dit houdt bijvoorbeeld onderzoek in naar het hart en de halsslagaders. Andere oorzaken van de uitvalsverschijnselen moeten uitgesloten worden. Een snelle verwijzing (binnen een werkdag) naar het ziekenhuis is dus noodzakelijk. Daar wordt de patiënt uitgebreid onderzocht. Tot de behandeling van een TIA behoort in ieder geval medicatie die invloed heeft op de stolling. De kans dat in de hersenen opnieuw een bloedvat wordt afgesloten, wordt dan kleiner.

14.10 CVA: herseninfarct

14.10.1 Inleiding

CVA is de afkorting van cerebrovasculair accident. In het Nederlands betekent dit: ongeluk met de vaten in de hersenen. De meest bekende bijnamen zijn beroerte en attaque. De Engelse term is stroke. Met 'beroerte' kan ook een hersenbloeding of een TIA zijn bedoeld. In de meeste gevallen is een CVA een herseninfarct. Een infarct betekent dat weefsel afsterft. Na een herseninfarct is een gebied in de hersenen dus afgestorven. De oorzaak is meestal een acute afsluiting van een slagader door een stolsel. Dit stolsel komt vaak uit het hart of uit een halsslagader. Een herseninfarct ontstaat dus op dezelfde manier als een TIA. De verschijnselen van een TIA en een herseninfarct zijn in het begin aan elkaar gelijk. Het verschil is dat een TIA tijdelijk is. Voorafgaand aan een herseninfarct heeft het tekort aan bloed en zuurstof te lang geduurd.

14.10.2 Onderzoek en behandeling

Vroeger was de gedachte dat aan een beroerte niets kon worden gedaan. Tegenwoordig is een CVA een absoluut spoedgeval. De patiënt wordt opgenomen op een stroke unit. Dit kan de prognose sterk verbeteren. Na binnenkomst in het ziekenhuis wordt direct een CT-scan gemaakt. De bedoeling hiervan is om een hersenbloeding uit te sluiten. Een infarct is de eerste uren tot dagen nog niet zichtbaar (zie fig. 14.4). Het lichamelijk onderzoek geeft veel informatie. Vele klachten en verschijnselen zijn mogelijk, waarvan verlammingen en afasie het meest voorkomen. Andere voorbeelden zijn dysartrie, coördinatiestoornissen, gezichtsvelduitval, stoornissen in de sensibiliteit, draaiduizeligheid enzovoort. Een herseninfarct geeft meestal geen hoofdpijn. Als de conclusie in het ziekenhuis is dat een bloedstolsel een slagader afsluit, kan een heel sterk medicijn het bloed ontstollen. Dit heet trombolyse. Het gevaar is wel aanwezig dat ernstige bloedingen ontstaan. Bovendien heeft de behandeling alleen zin als binnen zes uur na het eerste begin van de symptomen wordt begonnen. In het ziekenhuis wordt de lichamelijke toestand goed in de gaten gehouden. Er is een kans op sterfte. Van de patiënten die overleven, herstelt een klein gedeelte in de loop van langere tijd volledig. Anderen houden er relatief weinig aan over. De rest raakt matig tot ernstig gehandicapt. Vooral verlammingen en afasie komen veel voor. Veel patiënten hebben gedragsstoornissen of worden depressief. Ook voor de omgeving is dit moeilijk te verdragen. Revalidatie, zoals fysiotherapie en logopedie, is van sterke invloed op de prognose. Behandeling van atriumfibrilleren kan belangrijk zijn om de kans op stolling in het hart en dus op een recidief te verkleinen. Veel patiënten hebben uitgebreide arteriosclerose. Het beïnvloeden en behandelen van risicofactoren moet dan aandacht krijgen. Voorbeelden zijn stoppen met roken en het verlagen van hypertensie.

14.11 CVA: hersenbloeding

De echte hersenbloeding komt niet zoveel voor. Wat mensen hersenbloeding noemen, is in werkelijkheid vaak een infarct. In het ontstaan van hersenbloedingen spelen aangeboren zwakke plekken in de slagaderen nogal eens een rol. Verder zijn hypertensie en atherosclerose belangrijke factoren. Verzwakte bloedvaten in de hersenen staan van binnenuit onder

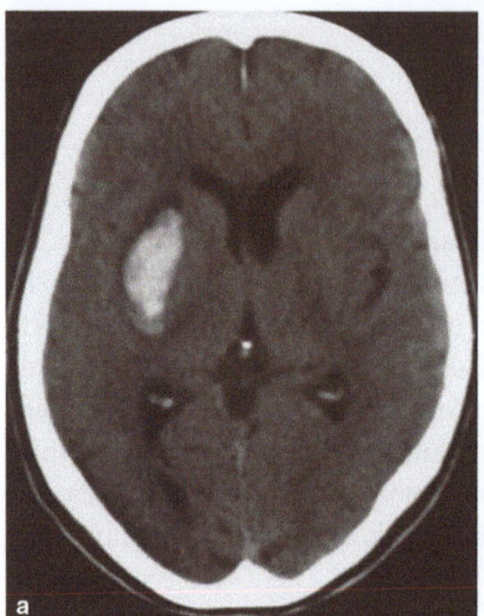

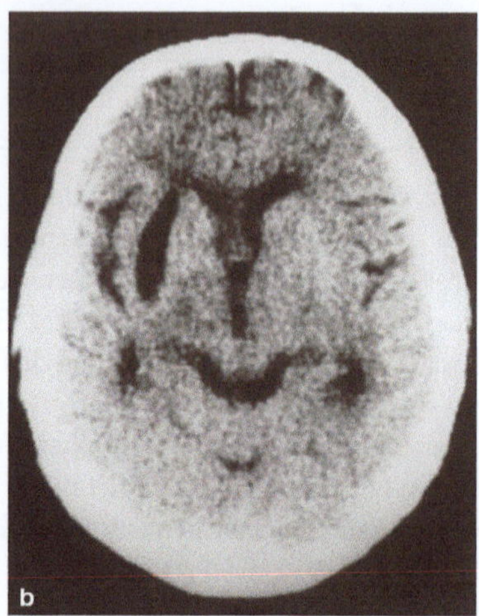

Figuur 14.4 A: een hersenbloeding; B: een herseninfarct in hetzelfde gebied (dit gebied is iets donkerder dan het omringende hersenweefsel en hetzelfde gebied aan de andere kant). (Bron: Kuks, Snoek, Oosterhuis (2003). Klinische neurologie. Houten: Bohn Stafleu van Loghum)

druk, vooral bij hypertensie. Dit leidt tot beschadiging en uiteindelijk tot een barst. Dit geeft hevige hoofdpijn. Verder lijken de verschijnselen sterk op die van het herseninfarct. Bij een grote bloeding zal het bewustzijn snel en sterk dalen. Op de CT-scan is het bloed direct zichtbaar als een lichte vlek. Uiteraard mag in deze situatie geen trombolyse worden toegepast. De prognose van de hersenbloeding is gemiddeld slechter dan die van het infarct. In het ziekenhuis kan worden geprobeerd het bloedende vat van binnenuit af te sluiten. Soms is het nodig de schedel te openen. Voor de patiënten die overleven is revalidatie noodzakelijk, net als na het herseninfarct. Tot een half jaar na de bloeding is verbetering nog mogelijk. Leefregels zoals niet roken, voldoende bewegen en gezonde voeding zijn belangrijk.

14.12 Ziekte van Parkinson

Deze hersenziekte ontstaat meestal op middelbare leeftijd. De oorzaak is nog onduidelijk. Een specifiek gebied in de hersenen gaat heel langzaam verloren. In dit gebied werkt de neurotransmitter dopamine. Door afname hiervan ontstaan de ziekteverschijnselen. In het begin is de ziekte nog heel vaag. De juiste diagnose wordt zelden vroeg gesteld. De patiënt kan heel langzaam moe, somber, traag of vergeetachtig worden. Er kunnen lichte klachten zijn van de spieren of de gewrichten. De talg- en zweetklieren gaan harder werken. Mictie en defecatie kunnen moeilijk worden. Kenmerkend is echter dat het vermogen tot het uitvoeren van soepele bewegingen verstoord raakt. De kracht in de spieren blijft intact, maar de snelheid van de beweging neemt af. De patiënt heeft grote moeite bewegingen in gang te zetten. Dit is bijvoorbeeld te zien aan het gebrek aan mimiek, het handschrift (kleine letters) en het looppatroon. De patiënt loopt uiteindelijk traag, met schuifelende pasjes en zonder meebewegen van de armen. De ziekte van Parkinson is daarnaast bekend door het beven, vooral te zien aan de handen. Het begint aan één kant en is het duidelijkst merkbaar in rust. Bij het pakken van een voorwerp neemt het af. De arts kan de stijfheid vaststellen door de armen te buigen. Er zijn dan schokjes te voelen. Dit staat bekend als het tandradfenomeen.

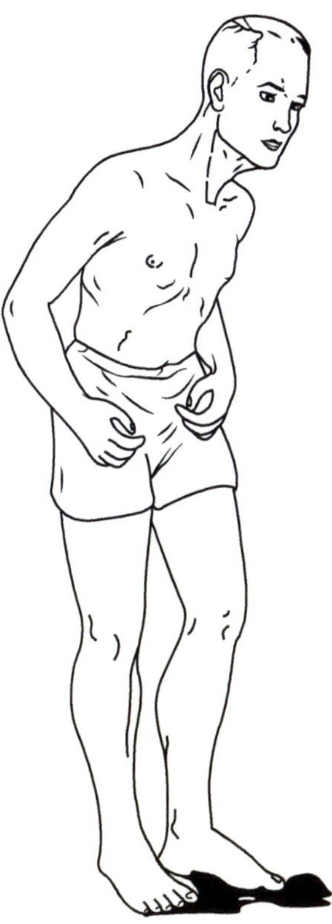

Figuur 14.5 Ziekte van Parkinson: gebogen houding, armen voor het lichaam, kleine passen. (Bron: Kuks, Snoek & Oosterhuis (2003). Klinische neurologie. Houten: Bohn Stafleu van Loghum)

Medische termen voor de kenmerkende symptomen van de ziekte van Parkinson zijn: hypokinesie, bradykinesie, tremor en rigiditeit. De problemen met het bewegen vallen vooral op aan het begin en aan het eind van een beweging. Opvallend en verwarrend is dat het lopen verbetert als de patiënt probeert een bepaald ritme aan te houden, dus door in de maat te lopen. De fysiotherapeut kan van dit gegeven gebruikmaken. Bij hevige emoties zoals schrik kan de patiënt even heel goed bewegen. Het lijkt net alsof de patiënt zijn symptomen overdrijft, maar dat is niet het geval. Het vermogen zich in het dagelijkse leven te redden neemt langzaam af.

Uiteindelijk is ondersteuning nodig bij alle mogelijke activiteiten zoals wassen, aankleden en eten. Een wandelstok en een rolstoel zijn niet te vermijden. De patiënt kan gemakkelijk vallen. De slaap is vaak onrustig. Meestal blijft de patiënt goed bij zijn verstand. Relatief vaak ontstaat echter de ziekte van Alzheimer. De ziekte gaat ook dikwijls gepaard met depressie. Behandeling van de ziekte van Parkinson komt neer op het leren omgaan met de beperkingen. Daarnaast is medicatie heel belangrijk. Hiermee probeert de neuroloog de hoeveelheid dopamine in het zieke hersengedeelte te verhogen. De klachten nemen daardoor af. Een probleem hierbij is dat de medicijnen maar tijdelijk werken. Bovendien kunnen de medicijnen veel bijwerkingen veroorzaken. De patiënt kan bijvoorbeeld psychotisch worden (zie fig. 14.5).

14.13 Meningitis

Meningitis is heel pijnlijk doordat de hersenvliezen veel zenuwuiteinden bevatten. De patiënt heeft hoofdpijn. De nek is bij voor- en achteroverbuigen in meer of mindere mate stijf. Dit heet nekstijfheid en verklaart de bijnaam 'nekkramp'. Met lichamelijk onderzoek is de nekstijfheid objectief vast te stellen. Het is echter niet altijd aanwezig, vooral niet bij jonge kinderen. Bij baby's kan wel sprake zijn van 'luierpijn'. De baby krijgt pijn tijdens het verschonen van de luier. Dit zal ook gebeuren als de hersenvliezen op een andere manier worden geïrriteerd, bijvoorbeeld als de baby wordt opgepakt. De oorzaak van meningitis is meestal een virus. Virale meningitis lijkt veel op griep. Bij beide ziekten bestaan hoofdpijn en koorts. De patiënt met griep is echter niet nekstijf. Het bewustzijn kan bij virale meningitis licht gedaald zijn. De ziekte gaat binnen een week vanzelf over, zonder restverschijnselen.

Soms is de meningitis bacterieel. De symptomen zijn dan heftiger en kunnen acuut ontstaan. De patiënt maakt een erg zieke indruk en de nekstijfheid is heel duidelijk. Sommige patiënten moeten braken. Het bewustzijn daalt nogal eens. Er kunnen uitvalsverschijnselen zijn, zoals verlammingen. De meest beruchte complicatie is de sepsis. Dit komt vooral voor als de meningitis wordt veroorzaakt door meningokokken: meningokokkensepsis. Niet alleen de hersenvliezen maar ook het bloed is in dat geval geïnfecteerd. De patiënt raakt in een shock. De bloeddruk wordt heel laag. Dit kan binnen enkele uren leiden tot de dood. De patiënt is angstig of verward en raakt later in een coma. In de huid kunnen petechiën of purpura zichtbaar worden. Dit zijn puntvormige, respectievelijk wat grotere bloeduitstortingen. Bij koorts zijn ze een zeer alarmerend ziekteverschijnsel omdat het kan wijzen op een sepsis. De meeste mensen zijn hiervan op de hoogte en dat verklaart dat ook onschuldige vlekjes bij koorts vaak veel onrust veroorzaken. Gelukkig zijn niet alle vlekjes bloeduitstortingen. De indruk die de patiënt maakt – ziek of niet – speelt een doorslaggevende rol. Ook bacteriële meningitis zonder sepsis is ernstig. Vele beschadigingen en complicaties zijn mogelijk. De hersenen zelf raken bij de infectie betrokken. Er kunnen problemen zijn met de motoriek of de taal. Soms treedt een epileptisch insult op. Na afloop van een bacteriële meningitis is de patiënt soms psychisch veranderd. Er kunnen gedragsproblemen zijn of klachten van het geheugen of de concentratie. Een veelvoorkomende complicatie is doofheid. Dit komt door beschadiging van een hersenzenuw. Een gedeelte van de patiënten overleeft de ziekte niet. Die kans is vooral aanwezig als niet op tijd wordt begonnen met het geven van een antibioticum. Aanvullend onderzoek bestaat uit een lumbaalpunctie. Bij meningitis zijn in het afgetapte hersenvocht afwijkingen te vinden. Zolang niet duidelijk is of de verwekker viraal of bacterieel is, wordt voor de zekerheid al wel gestart met een antibioticum.

14.14 Multipele sclerose (MS)

Dit is een vrij veelvoorkomende auto-immuunziekte van het centrale zenuwstelsel, dus van de hersenen (inclusief de oogzenuwen) en het ruggenmerg. De meeste patiënten zijn vrouwen. De symptomen beginnen vaak op jongvolwassen leeftijd. In het ontstaan spelen zowel erfelijke als omgevingsfactoren een rol. Het stellen van de diagnose is ingewikkeld en neemt veel tijd in beslag. De anamnese en het lichamelijk onderzoek zijn essentieel. Aanvullend is het vaak mogelijk afwijkingen aan te tonen in de liquor. Hiervoor is een lumbaalpunctie noodzakelijk. De arts vindt een toename van het aantal cellen en de hoeveelheid eiwit. Op een MRI zijn uiteindelijk multipele (vele) ontstekingshaarden zichtbaar. Het bestaan van MS wordt zeer waarschijnlijk als de symptomen van de patiënt overeenstemmen met de plaats van de afwijkingen op de MRI. Deze afwijkingen en de klachten kunnen vooral in het begin tijdelijk zijn.

De klachten en symptomen kunnen heel wisselend zijn. Er zijn patiënten die verschillende ziekteperioden hebben meegemaakt voordat de diagnose werd gesteld. Deze vorm van MS heet relapsing remitting. Met andere woorden: er zijn exacerbaties en remissies. Zeker in de beginjaren is dit meestal het geval. Bij een klein deel van de patiënten zijn de symptomen vanaf het begin blijvend. Dan komen er telkens nieuwe ontstekingshaarden en symptomen bij. Deze vorm van MS heet primair progressief. Bestaande verschijnselen kunnen in ernst variëren. Als er nieuwe verschijnselen bijkomen, wordt vaak gesproken van een schub (uitspraak: 'sjoep').

De ziekte begint nogal eens met tijdelijke visusstoornissen, zoals minder kunnen zien met één oog. Dit is te verklaren door een tijdelijke ontstekingshaard in of bij een oogzenuw. Een andere mogelijkheid is het optreden van stoornissen in de sensibiliteit, zoals een doof of juist tintelend gevoel, bijvoorbeeld in een arm of been. Vooral later kunnen ook motorische verschijnselen opvallen. Voorbeelden zijn tijdelijk krachtsverlies in een hand of toenemend en blijvend krachtsverlies in een been of beide benen. Er kunnen ook problemen zijn met de coördinatie. Veel patiënten krijgen mictieproblemen. Bij mannen kunnen de erecties afnemen. Patiënten met MS zijn ook ernstig vermoeid. Het beloop en de prognose zijn heel wisselend. Er zijn patiënten bij wie het erg meevalt. Anderen hebben in de loop van de tijd hulpmiddelen nodig. Een gedeelte van de patiënten komt in een rolstoel terecht. Verergering van bestaande klachten kan enigszins worden voorkomen door rustig en regelmatig te leven. Alleen bij een echte schub is een infuus met medicijnen zinvol. De klachten worden dan sneller wat minder, maar de prognose verbetert niet. Er zijn ook medicijnen die de prognose soms positief lijken te beïnvloeden, maar het effect is beperkt.

14.15 Amyotrofische lateraalsclerose

Dit wordt afgekort als ALS (uitspraak: A-L-S). De ziekte is zeldzaam maar zeer ernstig en om die reden bij vrij veel mensen bekend. Er is sprake van een verval en verbindweefseling van de gebieden in hersenen en ruggenmerg die belangrijk zijn voor de motoriek. Omdat de spieren zelf niet goed worden gebruikt, worden zij atrofisch. De eerste verschijnselen zijn bijvoorbeeld krachtsverlies in een hand of voet. Ook het spreken en slikken kan moeilijk worden. Verder kunnen spierkrampen optreden. Allerlei andere oorzaken van dit soort klachten moeten worden uitgesloten. De oorzaak van ALS zelf is onbekend. De ziekte verloopt bijna altijd snel progressief. Na vijf jaar zijn de meeste patiënten overleden. In het laatste stadium kan de patiënt alleen zijn ogen nog bewegen. Kunstmatige beademing of speciale medicatie kan de levensduur nog wat verlengen maar hier wordt niet altijd voor gekozen. De patiënt stikt niet maar wordt langzaam suf en overlijdt. Er zijn ook patiënten die kiezen voor euthanasie.

14.16 Epilepsie

14.16.1 De ziekte epilepsie

De ziekte epilepsie kan zich op heel veel verschillende manieren uiten. Bijna een half procent van de mensen heeft last van een van de vele vormen van de ziekte. Erfelijke aanleg speelt een rol. Verder is de oorzaak niet bekend. Bij epilepsie doen zich min of meer frequent aanvallen voor. Bij slechts één aanval wordt nog niet gesproken van epilepsie. Verder voldoen echt epileptische aanvallen aan bepaalde kenmerken. De neuroloog heeft veel aan een nauwkeurige beschrijving of aan een opname van de aanval. Epilepsie kan op alle leeftijden beginnen.

Meestal is dat al vroeg in het leven. Bij een grote, algemene aanval is er plotseling te veel elektrische activiteit, overal in de hersenen. De patiënt is dan volledig buiten bewustzijn. Een dergelijke aanval heet 'gegeneraliseerd'. Andere termen zijn insult en convulsie. Het bekendste voorbeeld bij volwassenen is de grote, primair gegeneraliseerde aanval, het tonisch-clonische insult. Van het ene op het andere moment is de patiënt bewusteloos, de spierspanning stijgt sterk, waarna grote schokken volgen. Er kan incontinentie voor urine zijn. Soms bijt de patiënt in zijn tong. Meestal duurt de aanval hooguit enkele minuten. Voor de omgeving is dat heel lang. Het kan heel eng zijn, zeker voor mensen die het niet eerder hebben gezien. Het enige wat je kunt doen, is ervoor zorgen dat de patiënt zich tijdens de aanval niet bezeert. Na afloop van het schokken moet de patiënt in stabiele zijligging worden gebracht, waarbij de luchtweg vrij moet zijn. De patiënt is dan nog niet helemaal wakker. Er volgt vaak een periode van gedaald bewustzijn en verwardheid. De patiënt kan nog spierpijn of hoofdpijn hebben. Als het schokken niet stopt en de aanval langer duurt dan vijf minuten, moet via de anus (als microklysma) een anti-epilepticum worden toegediend. Andere mogelijkheden zijn een neusspray of druppeltjes via de wangzak. De reden voor dit soort medicatie is dat de aanval gevaarlijk wordt als het te lang duurt. Na een half uur wordt gesproken van een status epilepticus. De risico's zijn dan heel groot. De hersencellen raken uitgeput en krijgen te lang te weinig zuurstof. Er is dan sprake van een spoedgeval.

Een ander veelvoorkomend voorbeeld van gegeneraliseerde epilepsie is de absence. Dit komt bij kinderen voor. Gedurende een aantal seconden is het kind volledig buiten bewustzijn. Dit begint en eindigt heel plotseling en valt soms nauwelijks op. Het kind staart voor zich uit en knippert misschien wat met zijn ogen. De omgeving kan denken dat het kind alleen maar wat is afgeleid en dagdroomt. Naast deze bekende soorten epilepsie bestaan er nog veel meer varianten. Voor de arts is het heel belangrijk een goede omschrijving te krijgen van hoe de aanval eruit heeft gezien. Onderzocht moet worden of het echt om epilepsie gaat. Heel vaak is dat namelijk niet het geval. Soms is het flauwvallen. Verder komt de psychogene aanval voor. Er is dan psychische of psychiatrische problematiek. Een lichamelijke oorzaak is lang niet altijd te vinden. Een hulpmiddel om epilepsie aan te tonen of uit te sluiten, is het EEG ('hersenfilmpje'). Bij epilepsie is hierop vaak abnormale elektrische activiteit zichtbaar. Bij partiële epilepsie zijn de afwijkingen slechts in bepaalde gebieden van de hersenen aanwezig. Tijdens de aanval kan het bewustzijn licht gedaald zijn. De patiënt is echter helemaal wakker als de omvang van de abnormale activiteit heel klein is. De symptomen van een partiële aanval zijn heel verschillend. Voorbeelden zijn het aanvalsgewijs schokken met een hand, het plotselinge optreden van tintelingen in een been, de tong enzovoort. In de behandeling is preventie van ongevallen heel belangrijk. Dit geldt vooral voor de gegeneraliseerde epilepsie. Autorijden kan dikwijls niet. Een algemene richtlijn is dat een patiënt een jaar geen aanval mag hebben gehad, voordat weer mag worden gereden. Afhankelijk van de soort epilepsie, de duur en de frequentie van de aanvallen worden medicijnen voorgeschreven. Het doel is de aanvallen zo goed mogelijk te voorkómen. Behandeling met anti-epileptica geeft vaak veel problemen, zoals hinderlijke bijwerkingen. Ook de leefstijl is belangrijk. Dat komt bijvoorbeeld neer op regelmaat, goed slapen en het vermijden van overmatig alcoholgebruik.

14.16.2 Epilepsie door andere oorzaken

Epileptische activiteit is niet altijd te verklaren door de ziekte epilepsie. De oorzaak kan iets heel anders zijn. Mensen met aangeboren hersenbeschadiging hebben heel vaak allerlei soorten epileptische aanvallen. Als deze langdurig en vaak optreden is verdere hersenbeschadiging mogelijk. Deze patiënten wonen meestal in speciale instellingen voor mensen met een verstandelijke beperking. Een meningitis of een infectie van de hersenen zelf kan ook leiden tot epileptische activiteit. Er is dan koorts: 'convulsie bij koorts'. Dit is iets anders dan de typische en veelvoorkomende koortsconvulsie. Deze term mag alleen gebruikt worden als de patiënt tussen de zes maanden en zes jaar oud is (meestal één of twee jaar) en sprake is van een snelle temperatuurstijging op de eerste dag van een koortsende ziekte. Binnen dezelfde koortsperiode komt het niet terug. Het duurt niet langer dan een kwartier en is symmetrisch (links en rechts hetzelfde). De ouders kunnen bij het meemaken van een koortsconvulsie enorm in paniek raken. Het lijkt net alsof hun kindje doodgaat. Achteraf is uitvoerige uitleg heel belangrijk. Vaak krijgen de ouders een medicijn in huis om toe te dienen als de verschijnselen zich in een volgende koortsperiode herhalen. Medisch gezien is dit niet nodig, maar psychologisch gezien kan het voor ouders fijn zijn deze mogelijkheid te hebben. Bij iedere twijfel aan de betekenis van de convulsie vindt onderzoek plaats in het ziekenhuis. Er kan immers een neurologische ziekte zijn, zoals meningitis of epilepsie. Het beleid is dan heel anders. Nog een voorbeeld is de epileptische aanval als (eerste) uiting van een hersentumor. De aanval begint vaak partieel maar wordt dan gegeneraliseerd. Vaak is de patiënt een volwassene van middelbare of oudere leeftijd die nooit eerder een aanval heeft gehad. Op de MRI is dan een (soms heel grote) tumor zichtbaar.

14.17 Hoofdtrauma

Een hoofdtrauma komt bijvoorbeeld door een val, een verkeersongeluk of geweld. Hoofdtrauma's komen op alle leeftijden voor, maar vooral bij jonge kinderen en ouderen. Het risico bij hoofdtrauma is dat ook hersenletsel bestaat. In de eerste plaats moet zo precies mogelijk duidelijk worden wat er is gebeurd en hoe de patiënt eraan toe is. Als de kans op hersenletsel als groot wordt ingeschat bestaat de hoogste urgentie. De patiënt moet dan met spoed naar het ziekenhuis. Dit is bijvoorbeeld het geval bij (gedeeltelijke) bewusteloosheid. Het bewustzijn wordt beoordeeld door de reactie van de patiënt te beoordelen op aanspreken en zo nodig op pijnprikkels. Die reactie wordt uitgedrukt in een score. Andere signalen van sterk verhoogd risico zijn een epileptisch insult na het trauma, uitvalsverschijnselen (zoals verlamming of niet goed kunnen spreken) of een fractuur aan de schedel. Ook de aard van het trauma kan een sterk verhoogd risico betekenen. Daarvoor zijn precieze criteria opgesteld. Voorbeelden zijn een val van grote hoogte (bijvoorbeeld twee maal de lichaamslengte) of een ongeval in een auto met een snelheid vanaf 45 km/uur (met autogordel om). In het ziekenhuis volgt naast aandacht voor de vitale functies (zoals bloeddruk, temperatuur en ademhaling) in ieder geval een CT-scan. Daarop is te zien of zich in het hoofd een bloeding heeft voorgedaan. Dit is de belangrijkste complicatie. Zo'n bloeding kan zich ook pas later manifesteren en bijvoorbeeld te merken zijn als bewustzijnsdaling of door andere alarmsymptomen. Vaak zit de bloeding in of onder het schedeldak. Medische termen daarvoor zijn epi- respectievelijk subduraal hematoom .

Naast sterk verhoogd risico wordt verhoogd risico onderscheiden. Verhoogd risico betekent dat er op zijn minst overleg moet zijn met de specialist in het ziekenhuis. Voor de inschatting of het risico verhoogd is, is het belangrijk om te weten of sprake is of was van amnesie. Amnesie betekent geheugenverlies. Retrograde amnesie is geheugenverlies voor wat er voor het trauma gebeurde. Langer dan dertig minuten betekent verhoogd risico. Anterograde (posttraumatische) amnesie betreft de periode vanaf het trauma. Vanaf twee uur is er al risico, maar vanaf vier uur geldt dat risico als verhoogd. Bij kinderen is amnesie moeilijk vast te stellen. Bij hen geldt daarom als kenmerk veranderd, vreemd gedrag, zoals het voortdurend vragen stellen.

Een ander teken van verhoogd risico is blijvend of terugkerend braken. Eenmalig braken kan meevallen en kan komen door de schrik of door pijn. Alcohol- en drugsgebruik maken de beoordeling moeilijker, en betekenen meer kans op hersenletsel, zodat voorzichtiger moet worden gehandeld. Drie of meer op zichzelf minder ernstige risicofactoren kunnen in combinatie met elkaar toch een reden zijn voor overleg met de specialist in het ziekenhuis, een beoordeling in het ziekenhuis, of een opname. Voorbeelden van deze risicofactoren zijn leeftijd vanaf 60 jaar, het gebruik van orale antistolling, duidelijk letsel in het gelaat (meer dan bijvoorbeeld een schaafwond), ernstige hoofdpijn en bepaalde kenmerken van het trauma. Bij een of twee van deze risicofactoren kan een afwachtend beleid nog goed zijn. Dan wordt wel vaak het wekadvies gegeven. Dat geldt in ieder geval voor kinderen tot zes jaar. Mondelinge en schriftelijke uitleg zijn daarbij noodzakelijk, om de (kleine) kans dat het advies goed wordt opgevolgd te vergroten. Bij een licht hoofdtrauma, zeker boven de leeftijd zes jaar, wordt het wekadvies niet als zinvol genoeg beschouwd. Met wekadvies wordt bedoeld dat de patiënt gedurende 24 uur regelmatig wordt gewekt. Als dat niet goed lukt, dan kan dat erop duiden dat er iets mis is.

Bij kinderen is men voorzichtiger. Bij hen zal vaak voor de zekerheid voor een korte observatie in het ziekenhuis worden gekozen. Juist bij kinderen komt het voor dat pas enige tijd na het trauma de situatie zorgwekkend blijkt. Dit staat bekend als de kindercontusie. Daarnaast moet men bij hoofdtrauma altijd alert zijn op kindermishandeling. Dat is bijvoorbeeld aan de orde als het letsel vreemd is, of als het verhaal over hoe het letsel tot stand is gekomen vragen oproept. Bij een ernstig vermoeden van kindermishandeling moet daarnaar gehandeld worden. Een specifiek voorbeeld is het shaken baby syndroom. De kans daarop is bijvoorbeeld aanwezig als ouders wanhopig worden door het overmatig huilen van hun baby. Als de baby krachtig door elkaar geschud wordt, kan ernstige schade optreden. Die kan ook pas uren daarna duidelijk worden, door een epi- of subduraal hematoom.

Gelukkig is een hoofdtrauma in de overgrote meerderheid van de gevallen licht. Er zijn dan geen extra risicofactoren. Er kunnen klachten zijn als hoofdpijn, duizeligheid, misselijkheid, concentratie- en geheugenproblemen, geprikkeldheid en overgevoeligheid voor licht en geluid. Deze klachten duren in principe maximaal enkele weken. Van bedrust gaan deze klachten niet sneller over. Het is vermoedelijk beter om gewoon aan de gang te blijven, maar daarbij wel op de klachten te letten. Ook televisie kijken en computergebruik zijn mogelijk, voor zover de klachten dat toelaten. Rustig aan doen is vooral de eerste dagen verstandig en begrijpelijk. Een activiteit als voetballen kan men dan beter nog vermijden. Het gaat erom niet te snel en te veel te willen, maar als de klachten het enigszins toelaten kan men actief zijn en de activiteiten uitbreiden. Tegen de hoofdpijn is enkele dagen een pijnstiller te overwegen (zie fig. 14.6).

14.18 Hersentumoren

De eerste verschijnselen zijn vaak subtiele veranderingen in het gedrag, het denken of het geheugen. Op dat moment wordt niet direct aan een hersentumor gedacht. Hersentumoren zijn heel zeldzaam. Als de tumor groter wordt, kan de druk aanleiding zijn tot abnormale elektrische activiteit. Dit veroorzaakt een epileptische aanval. Het komt ook voor dat een gedeelte van de hersenen uitvalt. Dit geeft bijvoorbeeld verlammingsverschijnselen, afasie of evenwichtsstoornissen. Door de toenemende druk in de schedel ontstaan uiteindelijk braken en hoofdpijn. Typisch voor het braken is dat dit vooral 's ochtends optreedt. Hoofdpijn is een laat ziekteverschijnsel. Een patiënt met hoofdpijn als enige symptoom heeft maar heel zelden een hersentumor. Onverwachte of onbegrepen neurologische of psychische symptomen kunnen ertoe leiden dat aan een hersentumor gedacht wordt. Met aanvullend onderzoek kan

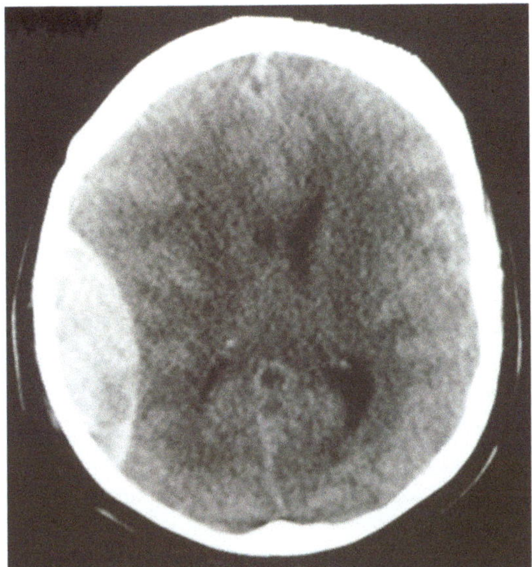

Figuur 14.6 CT-scan zes uur na een verkeersongeval; het lichte gebied wijst op een bloeding. Epiduraal hematoom. (Bron: Kuks, Snoek, Oosterhuis (2003). Klinische neurologie. Houten: Bohn Stafleu van Loghum)

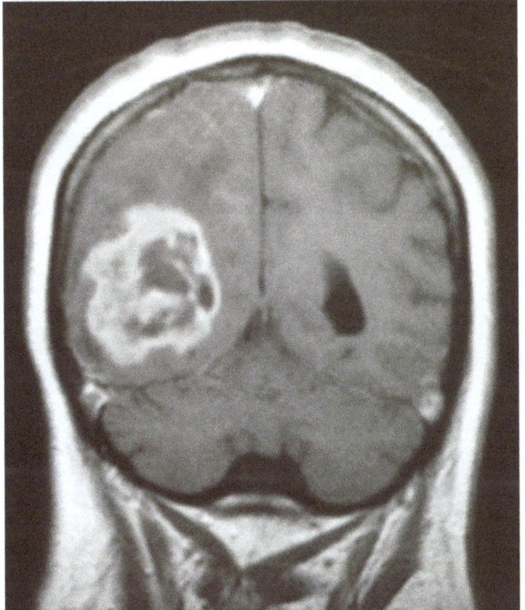

Figuur 14.7 MRI van een ernstige en grote hersentumor. (Bron: Kuks, Snoek, Oosterhuis (2003). Klinische neurologie. Houten: Bohn Stafleu van Loghum)

de tumor snel worden aangetoond. Er wordt daarvoor een MRI gemaakt. De voornaamste behandelingen zijn operatie en bestraling. Bij sommige hersentumoren helpt chemotherapie. De prognose van hersentumoren is heel wisselend en hangt onder meer af van de soort tumor, groeisnelheid en behandelmogelijkheden (zie fig. 14.7).

Praktijkvoorbeelden

Meneer A., 50 jaar, heeft een wat stijve linkerarm. Een paar maanden later beweegt de arm minder mee bij lopen. Bovendien begint de hand aan dezelfde kant wat te beven, vooral in rust. Het jaar daarna zijn de verschijnselen veel duidelijker geworden en bovendien dubbelzijdig. De mimiek is strak geworden, het handschrift klein, de man is 'anders', niet meer zo soepel en snel als voorheen. Medicatie kan goed helpen, maar de neuroloog heeft uitgelegd dat deze behandeling niet al te snel moet worden gestart omdat de werkzaamheid in de loop van de tijd uitdooft. De diagnose is ziekte van Parkinson.

Meneer B., 68 jaar, is altijd goed gezond geweest. Het enige probleem is hypertensie. Op een dag laat hij opeens zijn kopje koffie vallen. Zijn rechterarm blijkt verlamd te zijn. Bovendien heeft hij moeite met spreken. Na een paar minuten is alles weer normaal. Hij is wel geschrokken maar omdat alles weer goed is, besteedt hij er verder geen aandacht aan. Een paar weken later zit hij voor bloeddrukcontrole in de huisartspraktijk. Hij vertelt de praktijkassistente wat hem is overkomen. Dezelfde dag nog krijgt hij van de huisarts medicatie en zit hij op de TIA-poli in het ziekenhuis.

Meneer C., 48 jaar, krijgt opeens hevige pijn in het achterhoofd. Hij gaat op bed liggen en moet braken. Een paar uur later raakt hij in de war. Hij kan zich niet goed bewegen. Zijn vrouw belt de huisarts. De man wordt met spoed naar het ziekenhuis gebracht. Op de CT-scan is een grote bloeding zichtbaar.

Een jongetje van vier maanden drinkt niet goed, wordt niet goed wakker en hij heeft lichte koorts. Een paar uur later stijgt de temperatuur, hij maakt een steeds ziekere indruk en hij krijst het uit als moeder hem oppakt. Moeder ziet bovendien een paar paarsrode plekjes op de romp. Een paar uur later ligt de baby in het ziekenhuis op de intensive care. Voor zijn leven wordt gevreesd.

Meneer D., 40 jaar, heeft regelmatig enkele weken rugpijn. De laatste tijd heeft hij ook pijn in zijn rechterbeen. Die pijn is veel erger en houdt hem uit zijn slaap. Hij is een roker en voelt de pijn veel sterker als hij hoest. De pijn schiet door tot voorbij de knie en zelfs tot aan de zijkant van zijn voet. De huisarts doet lichamelijk onderzoek en legt uit dat hij een hernia heeft. Tot verbazing van de patiënt bestaat de behandeling uit pijnstilling en rustig aan doen. Hij had gedacht dat hij weken bedrust moest houden of zelfs naar het ziekenhuis zou moeten voor een operatie.

Mevrouw E., 28 jaar, heeft regelmatig een dag heftige bonzende hoofdpijn, vaak aan één kant, waarbij zij misselijk is, moet overgeven en geen licht kan verdragen. Tijdens een aanval kan ze niet werken. Het enige wat ze kan doen is op bed liggen en slapen. Na een dag is het meestal voorbij. Een aantal jaren geleden werd de aanval soms voorafgegaan door het zien van 'sterretjes', vreemde flikkerende vervormingen, ze kon het niet goed uitleggen. Ze heeft ook een keer meegemaakt dat ze tijdens de hoofdpijn haar linkerarm niet goed kon bewegen. Dat maakte haar heel angstig maar het ging vanzelf over. De aanvallen treden gemiddeld één keer in de twee maanden op. Ze heeft van de neuroloog medicatie gekregen.

Mevrouw G., 52 jaar, heeft vorige week meegemaakt dat haar hoofd wat begon te trekken naar links. Dit duurde slechts een aantal seconden, het ging vanzelf over. Verder heeft ze geen klachten, maar het valt haar wel op dat ze haar aandacht minder goed bij haar werk kan houden. Vandaag waste zij de ramen. Haar man zag hoe haar hoofd naar links bewoog, waarna ook haar arm zich ophief en naar links trok. Zij viel van het trapje op de grond, verstijfde helemaal en begon een aantal minuten lang te schudden. Op de CT-scan in het ziekenhuis was een grote tumor zichtbaar, in het voorste gedeelte van de hersenen.

Mevrouw H., 29 jaar, heeft een chronische ziekte. Het begon met een periode van enkele weken waarin zij met één oog niets kon zien. Dit was destijds helemaal overgegaan. Later kreeg zij allerlei andere klachten. Zij kon een tijdje als gevolg van krachtsverlies niet schrijven. Op dit moment heeft zij een doof gevoel in de linkerarm. Zij kan haar rechterbeen niet goed gebruiken. Het gericht en soepel uitvoeren van bewegingen is moeilijk. Ze is erg moe.

Meneer I., 67 jaar, is altijd goed gezond geweest. Op een dag merkt hij bij het wakker worden dat hij zijn gehele rechterlichaamshelft niet kan bewegen. Later merkt hij niets meer te begrijpen van wat zijn vrouw zegt. Hij kan ook niet meer uit zijn woorden komen. Onderzoek in het ziekenhuis wees uit dat de patiënt een groot herseninfarct heeft, links. Ondanks uitvoerige revalidatie is herstel uitgebleven. De patiënt zit in een rolstoel en maakt een boze, soms zelfs agressieve indruk.

Mevrouw J., 82 jaar, heeft de laatste tijd heftige pijnscheuten in haar gezicht. Ze durfde nauwelijks meer te praten of te eten omdat ze bang was dat ze weer een dergelijke pijnaanval zou krijgen. Ze is er zelfs een paar kilo door afgevallen. Uiteindelijk praatte ze erover met de dokter. Ze kreeg onderzoek in het ziekenhuis. De neuroloog schreef medicijnen voor. Op dit moment zijn de klachten een stuk minder dan voorheen.

Psychiatrie

Samenvatting

Psychiatrische stoornissen ontstaan onder invloed van vele factoren. Lichaam, geest en omgeving zijn niet los van elkaar te denken. De ernst van psychische stoornissen varieert sterk. Een goede diagnostiek is essentieel, met aandacht voor de persoon in kwestie, oorzaak en ontstaan van de klachten en beperkingen, en de gevolgen voor het leven van de patiënt. Diagnostiek vormt de basis voor de behandeling. Het DSM-systeem is een indeling van psychische stoornissen die van elkaar worden onderscheiden. Belangrijk zijn ook de specificaties en de V-codes. Er zijn neurocognitieve stoornissen, schizofrenie en andere psychotische stoornissen, bipolaire stemmingsstoornissen, depressieve stemmingsstoornissen, angststoornissen, obsessief-compulsieve stoornissen en stoornissen die daarop lijken, psychotrauma en stressor-gerelateerde stoornissen, somatische symptoomstoornis en daarmee verwante stoornissen, stoornissen in het gebruik van middelen en neurobiologische ontwikkelingsstoornissen (zoals autismespectrumstoornis en ADHD).

E.A.F. Wentink, *Medische kennis*, Basiswerk AG, DOI 10.1007/978-90-368-1786-8_15

15.1 Inleiding

Psychiatrie houdt zich bezig met psychische ziektebeelden. In de psychiatrie werken veel disciplines (beroepen). Een psychiater is een gespecialiseerde arts; een psycholoog heeft psychologie gestudeerd. Verder zijn er sociaal psychiatrisch verpleegkundigen en verpleegkundig specialisten. Bij de huisarts werken ook praktijkondersteuners voor psychische en lichte psychiatrische problemen (POH-GGZ). Welke hulpverlener zich met de patiënt bezighoudt hangt voor een groot deel af van de ernst en de complexiteit van de problematiek. Voorbeelden van behandelmethoden zijn medicatie en allerlei soorten psychotherapie. Daarnaast vragen de lichamelijke oorzaken en gevolgen van psychische ziekten aandacht. Goede psychiatrie is integraal: niet alleen psychische maar ook somatische, sociale en zingevingsfactoren worden in diagnostiek en behandeling betrokken. Lichaam en geest zijn één geheel, en er is een wisselwerking tussen dat geheel en de omgeving. Alles wat psychisch is bevindt zich in de hersenen. Een probleem in de hersenen heeft psychische gevolgen. Zowel psychofarmaca als psychotherapie veranderen de hersenen en dus het psychisch functioneren. Sociale factoren zijn bijvoorbeeld het werk en de woonomgeving. Zingeving duidt op alles wat er in het leven voor een mens echt toe doet. Dat is voor veel mensen hun godsdienst, levensbeschouwing of spiritualiteit. Wat godsdienst betreft: voor velen is de invloed op de gezondheid positief. Daar zijn echter uitzonderingen op, bijvoorbeeld wanneer de godsdienst mensen bang maakt en onderdrukt.

In de psychiatrie vallen de anamnese en het psychiatrisch onderzoek met elkaar samen. Tijdens het gesprek wordt onder meer gelet op het uiterlijk, de manier van contact maken, het bewustzijn, concentratie, het geheugen, de vorm en inhoud van het denken, of iemand wordt beïnvloed door het horen van stemmen, op emoties, angsten en de manier van bewegen. Geprobeerd wordt dit alles zo goed mogelijk te beschrijven en te begrijpen. Vaak is het ook nodig om informatie te krijgen van iemand die de patiënt goed kent. Uiteindelijk moet worden besloten of de patiënt in psychische zin ziek is. Er moet dan in ieder geval sprake zijn van een duidelijk lijden en/of van slecht functioneren. Een probleem is dat psychische stoornissen veel op elkaar lijken. Bovendien komen zij vaak in combinatie met elkaar voor. Met andere woorden: de differentiaaldiagnose is uitgebreid en er is veel comorbiditeit. Na het onderzoek wordt geprobeerd een diagnostische omschrijving (diagnose) te formuleren. Dit is een omschrijving van de patiënt, en de klachten, gecombineerd met een beschrijving van hoe de klachten waarschijnlijk of mogelijk zijn ontstaan en van de gevolgen voor het dagelijks leven. Op voorwaarde dat een psychische stoornis aanwezig wordt geacht, kan worden beoordeeld of wordt voldaan aan één of meer categorieën van het uit Amerika afkomstige DSM-systeem. Dit systeem is een manier om psychische stoornissen in te delen. Hiervoor zijn criteria opgesteld. In brieven over psychiatrische patiënten staat vaak een DSM-classificatie genoemd.

Het systeem wordt om de zoveel jaren herzien. In Nederland is de nieuwe (de vijfde) versie met ingang van 2017 in gebruik genomen. In de DSM-5 staan onder anderen alle door de samenstellers erkende psychische stoornissen vermeld. Altijd geldt dat de patiënt onder de stoornis moet lijden en/of dat er beperkingen zijn in het functioneren. Het aantal stoornissen is in de DSM-5 kleiner dan in de DSM-IV. Wel staan bij vele stoornissen allerlei mogelijke specificaties vermeld. Dat zijn aanvullende kenmerken, die extra informatie geven over het beeld van de patiënt en relevant kunnen zijn voor de behandeling. Met zogenaamde V-codes worden gegevens en omstandigheden benoemd die voor de psychische gezondheid belangrijk zijn, maar zelf geen psychische stoornis zijn. Voorbeelden zijn partner-relatieprobleem, lichamelijke mishandeling van een kind, dakloosheid, religieus of spiritueel probleem en vele anderen. Ook relevante lichamelijke ziekten en problemen moeten met hun codes in de DSM worden vermeld. Bij de DSM-classificatie hoort tot slot een beoordeling van het niveau van functioneren. Die wordt bijvoorbeeld uitgedrukt met een getal op een schaal van 0 tot 100.

Een voorbeeld van een DSM-classificatie is:

- 296.31 depressieve stoornis, recidiverende episode, licht;
- 301.83 borderline persoonlijkheidsstoornis (hoofdclassificatie);
- 995.81 lichamelijk geweld door een levenspartner;
- V60.2 laag inkomen.

De DSM-indeling (classificatie) is niet hetzelfde als de diagnose. Als bijvoorbeeld over een patiënt wordt gezegd: 'depressieve stemmingsstoornis', of 'ADHD' dan is dat niet genoeg. De DSM-indeling zegt niets over de mens om wie het gaat, bijna nooit iets over hoe de klachten zijn ontstaan, en ook niet echt iets over hoe de behandeling eruit moet zien. Daarvoor is een grondige diagnose wel geschikt. Dan moet ook nog beoordeeld worden wat mogelijk en wat haalbaar is, ook in overleg met de patiënt.

15.2 Behandelmogelijkheden

15.2.1 Biologische behandelmethoden

Psychofarmaca

Biologische behandelingen hebben een directe invloed op de hersenen. Het meest toegepast is farmacotherapie. Psychofarmaca zijn chemische stoffen die de hersenfunctie veranderen. Voorbeelden zijn anxiolytica (ook wel sedativa of hypnotica genoemd), antidepressiva, stemmingsstabilisatoren antipsychotica en stimulantia. Indicaties voor anxiolytica zijn angst en slaapproblemen. Nadelen zijn gewenning en verslaving. Indicaties voor antidepressiva zijn depressie en angststoornissen. Zij hebben vooral invloed op de neurotransmitter serotonine. Stemmingsstabilisatoren worden vooral toegepast bij mensen met een bipolaire stoornis. Antipsychotica zijn werkzaam bij psychosen en andere vormen van extreme onrust. Stimulantia worden toegepast bij ADHD. Deze aandoeningen worden verderop in dit hoofdstuk behandeld.

ECT

Dit betekent elektroconvulsietherapie. De patiënt krijgt twee keer per week onder narcose en na het geven van spierverslappers een elektrische stroomstoot toegediend. Hierdoor ontstaat een kort epileptisch insult. De meest voorkomende indicatie is ernstige depressie. Het komt namelijk soms voor dat de patiënt op geen enkele medicamenteuze behandeling reageert. De kans is dan vrij groot dat ECT alsnog helpt. Het is een laatste redmiddel. ECT roept veel emoties op. Het ziet er ingrijpend uit en kan worden ervaren als straf of als mensonterend. De werkzaamheid is echter bewezen en ECT is (vooral bij ouderen) veiliger dan vele psychofarmaca. De meest voorkomende bijwerking is het optreden van geheugenstoornissen. Deze zijn zelden blijvend.

Lichttherapie

Blootstelling aan een speciale lamp, bijvoorbeeld twee weken lang iedere ochtend een half uur, bijvoorbeeld in november, kan een winterdepressie voorkomen. Licht kan ook worden gebruikt in de behandeling van een vertraagd slaap-waakritme.

Overig

Gezonde voeding en voldoende lichaamsbeweging worden leefregels genoemd, maar zou je ook kunnen zien als biologische behandelmethoden. Bedenk dat door bijvoorbeeld sporten of stoppen met alcoholmisbruik psychische klachten en zelfs stoornissen soms kunnen genezen.

15.2.2 Psychologische behandelmethoden

Inleiding

De eerste voorwaarde voor een succesvolle psychotherapie is een goede werkrelatie tussen de behandelaar en de patiënt. Vertrouwen, hoop en motivatie zijn essentieel. Er zijn vele soorten psychotherapie. Elke soort kent aparte technieken. Het meest toegepast is cognitieve gedragstherapie (CGT, zie verder). Een ander voorbeeld is de psychodynamische psychotherapie. Deze behandeling gaat uit van de invloed van het onbewuste. Het doel is verschaffen van inzicht. De patiënt moet over zichzelf willen en kunnen nadenken. Tijdens de behandeling moet de patiënt angst en frustratie goed kunnen verdragen. Daarom is deze therapie bij veel ernstige stoornissen niet aangewezen; de patiënt zou het vanwege instabiliteit niet volhouden. Nog een voorbeeld van psychotherapie is de interpersoonlijke psychotherapie (IPT). Deze is gericht op het verbeteren van relaties. IPT is bewezen effectief bij sommige patiënten met een depressie. Verder is er de cliëntgerichte psychotherapie die vooral uitgaat van acceptatie van de cliënt zoals hij of zij is. Systeemtherapie richt zich op het systeem. Met systeem wordt de directe omgeving van de patiënt bedoeld, dus bijvoorbeeld het gezin of de partner. Systeemtherapie kan bijvoorbeeld gezinstherapie of relatietherapie zijn.

Cognitieve gedragstherapie

Het effect van cognitieve gedragstherapie (CGT) op allerlei stoornissen is overtuigend bewezen. Daarom is CGT vaak de behandeling van eerste keus. Met cognities worden vooral gedachten en overtuigingen bedoeld. Het blijkt dat het herkennen, onderzoeken, ter discussie stellen en veranderen van gedachten een positieve invloed kan hebben. Voor het uitproberen en veranderen van gedrag geldt hetzelfde. Door verandering van cognities en gedrag veranderen ook gevoelens, zoals allerlei angsten en somberheid. Het moet echt in die volgorde, maar de patiënt denkt vaak juist dat het omgekeerd moet. Daarnaast is het onderscheid tussen wat je denkt, wat je doet en wat je voelt moeilijk. De meeste patiënten moeten hierbij geholpen worden. De patiënt voelt zich bijvoorbeeld angstig of somber en wil hier vanaf. Het kost vaak veel tijd en oefening om te leren begrijpen dat dit mogelijk is door het veranderen van de gedachten en door in beweging te komen.

EMDR

De bekendste indicatie voor deze behandeling is de posttraumatische stressstoornis. De patiënt wordt geholpen zich zo goed mogelijk te concentreren op de op dat moment ergste beelden bij een trauma, zoals dat in het hoofd ligt opgeslagen. Tegelijkertijd wordt een afleidende taak uitgevoerd. Vaak is dat het met de ogen volgen van de bewegende vingers van de behandelaar. Een andere mogelijkheid is het horen van tonen via een koptelefoon. Deze methode werkt gemiddeld veel minder goed. EMDR is niet hetzelfde als hypnose. De patiënt blijft volledig bij bewustzijn. Het trauma wordt niet vergeten maar de spanning die het oproept en daardoor de klachten die door het trauma worden onderhouden nemen af. EMDR wordt tegenwoordig niet alleen succesvol toegepast bij PTSS, maar ook bij zeer vele andere psychische aandoeningen waarbij in het ontstaan allerlei kleine of grote negatieve ervaringen een rol hebben gespeeld. EMDR kan ook worden toegepast om de spanning of angst gekoppeld aan fantasieën of aan wat er zou kunnen gebeuren in de toekomst te doen afnemen. EMDR is geen 'trucje' maar een volwaardige psychotherapie. Het is geen wondermiddel dat altijd werkt, maar mits goed toegepast door een behandelaar met de juiste opleiding en ervaring met de doelgroep, zijn er vele soorten patiënten die er in meer of mindere mate iets aan kunnen hebben.

15.3 Neurocognitieve stoornissen

15.3.1 Delier

Bij een delier is het bewustzijn van de patiënt in wisselende mate gedaald. Op het ene moment is hij heel slaperig, verward of angstig, op het andere moment is hij goed wakker en aanspreekbaar. De delirante patiënt heeft vaak visuele hallucinaties. De hersenfunctie is verstoord door een lichamelijke ziekte of probleem. Dat kan van alles zijn. Veelvoorkomende voorbeelden zijn pneumonie en urineweginfectie. Ook het gebruik van of juist het stoppen met medicatie speelt vaak een rol. Een bijzondere vorm is het onttrekkingsdelier bij mensen die sterk afhankelijk zijn van alcohol en dan geen alcohol meer binnenkrijgen (bijvoorbeeld door een ziekenhuisopname). In tegenstelling tot wat vaak wordt gedacht speelt alcohol slechts bij een klein deel van de delieren een rol. In de behandeling van het delier komt het er vooral op neer dat de onderliggende oorzaak wordt behandeld. Dat is dus vaak een urineweginfectie of pneumonie, maar dat kan ook betekenen dat bepaalde medicatie wordt gestopt, en er zijn nog vele andere voorbeelden. Het geneesmiddel tegen onrust en hallucinaties is een antipsychoticum. Dit soort medicatie is vooral belangrijk als verpleging en behandeling anders niet goed mogelijk zijn en als de veiligheid van de patiënt wordt bedreigd (bijvoorbeeld omdat angst leidt tot uit bed stappen en ronddwalen met alle gevolgen van dien, zoals vallen). De patiënt moet tegelijkertijd geholpen worden met het vinden van houvast. Dat is bijvoorbeeld mogelijk door 's nachts licht te laten branden of door een klok goed zichtbaar neer te zetten. De patiënt heeft voortdurend uitleg nodig. De omgeving moet veilig zijn, vriendelijk en zo vertrouwd mogelijk. Een delier mag niet worden gemist, omdat het immers een belangrijk signaal is van een ziekte of probleem. Als een delier begint is vaak nog niet bekend wat er precies aan de hand is. Bovendien gaat een delier gepaard met cognitieve achteruitgang en een grotere kans op sterfte. Een verwarde oudere patiënt kan best delirant zijn. Onder ziekenhuispatiënten komt het delier heel veel voor.

15.3.2 Uitgebreide en beperkte neurocognitieve stoornissen

Zolang iemand in het dagelijks leven onafhankelijk kan functioneren wordt de stoornis beperkt genoemd. Het is dan wel zo dat veel activiteiten meer moeite kosten dan voorheen, de prestaties licht zijn afgenomen en in de omgeving maakt men zich wel zorgen. De stoornis wordt uitgebreid genoemd als de gewone dingen echt niet meer lukken, waardoor de patiënt blijvend ondersteuning nodig heeft. De meest vóórkomende soort uitgebreide neurocognitieve stoornis is de dementie. Dementie is een vermindering van hersenfuncties terwijl het bewustzijn helder blijft. Het eerste symptoom is dikwijls een achteruitgang van het geheugen. Ook de motoriek, spraak en planning verslechteren. Vooral in de beginperiode is het belangrijk om ook aan andere oorzaken te denken, die misschien wel te behandelen zijn. Iemand met een ernstige depressie kan dement lijken maar is het niet en een depressie is bijna altijd goed te behandelen. Hypothyreoïdie leidt tot enorme traagheid in het denken waardoor de patiënt dement lijkt, maar toediening van schildklierhormoon kan de verschijnselen doen verdwijnen. Zo zijn er nog meer oorzaken die soms behandelbaar zijn. Vaak zal de conclusie uiteindelijk echter zijn dat de patiënt lijdt aan de ziekte van Alzheimer. Deze vorm van dementie komt het meest voor. Alzheimer is niet of nauwelijks tegen te gaan. De hersenen gaan langzaam te gronde. Op een MRI is het verlies van hersenweefsel zichtbaar. De oorzaak van de ziekte van Alzheimer is niet bekend. Bij een klein deel van de patiënten speelt erfelijkheid een grote rol. Een andere oorzaak van dementie zijn problemen met de bloedvaten. Hypertensie is hiervoor een belangrijke risicofactor. Er is dan sprake van vasculaire dementie. In de loop van de jaren ontstaan in de hersenen steeds weer kleine infarcten of bloedingen en de hersenfunctie gaat stapsgewijs steeds verder achteruit. Dementie gaat vaak gepaard met andere (psychiatrische) problemen zoals depressie, angst, agressie, hevige onrust of psychose. Het kan nodig zijn dit te behandelen met medicijnen. Het dag-nachtritme verdwijnt. Uiteindelijk kan de patiënt zichzelf niet meer verzorgen en wordt bedlegerig. Een vorm van dementie zoals de ziekte van Alzheimer leidt uiteindelijk tot de dood. Tegenwoordig kunnen tegen de ziekte medicijnen worden gegeven. Het effect is tot nu toe helaas zeer beperkt. Psychosociale behandeling is even belangrijk en moet op maat zijn voor zowel de patiënt als de eventuele familie en partner. Patiënten worden bijvoorbeeld geholpen met het vinden van houvast of door het helpen ophalen van prettige oude herinneringen.

15.4 Schizofrenie en andere psychotische stoornissen

15.4.1 Psychose

De term psychose wordt gebruikt voor de patiënt die wanen en/of hallucinaties heeft. De termen waan en hallucinatie worden vaak door elkaar gehaald. Een waan is een stoornis in het denken; de patiënt heeft ergens een onjuiste overtuiging over en is niet op andere gedachten te brengen. Daarbij leeft de patiënt niet in de 'gewone' realiteit. Een hallucinatie is een levensechte waarneming van iets wat er niet is. Zo kan de patiënt iets zien, horen, ruiken of voelen wat er in werkelijkheid niet is. Vaak gaat het om het horen van stemmen. De stemmen praten tegen of over de patiënt, zijn afkomstig van bekenden of onbekenden en kunnen het gedrag van de patiënt sterk beïnvloeden. Een psychotische patiënt is meestal zeer angstig. Het functioneren van de patiënt is ernstig belemmerd. Als dat niet zo is, moet worden betwijfeld of de patiënt wel echt psychotisch is; er zijn ook veel mensen die stemmen horen maar geen psychose hebben en een groot deel van hen is psychisch zelfs gezond. De term psychose moet alleen gebruikt worden als er naar het oordeel van degene die de patiënt onderzoekt sprake is van een psychiatrische stoornis. Een psychose kan door zeer veel oorzaken ontstaan, ook door lichamelijke ziekten en het gebruik van alcohol of drugs. De ernst van psychose varieert van vrij onschuldig, kortdurend en eenmalig tot zeer ernstig en vernietigend. Berucht is de psychose door het gebruik van cannabis bij mensen die (zonder dat zij dit van tevoren weten!) genetisch kwetsbaar zijn. Het kan achteraf meevallen maar de kans op levenslang psychotische problemen is dan aanwezig. Psychotrauma, nu of in het verleden, kan psychose uitlokken of de kwetsbaarheid doen toenemen. Ook een ernstige depressie kan gepaard gaan met psychose. De patiënt is er dan bijvoorbeeld van overtuigd schuldig te zijn aan de armoede in de wereld. In een manie, het omgekeerde van depressie, kan iemand psychotisch worden en bijvoorbeeld de waan hebben volledig onkwetsbaar te zijn of heel rijk. Er zijn ook mensen die in het kader van een ernstige persoonlijkheidsstoornis psychotisch kunnen worden. Belangrijk is de psychose in de eerste week van het kraambed, een dramatisch en (zowel voor de vrouw als voor de baby) gevaarlijk ziektebeeld. Kortom, psychose is een breed begrip.

15.4.2 Schizofrenie

Verschijnselen van schizofrenie

Ongeveer 1 op de 150 mensen ontwikkelt in de loop van het leven een vorm van schizofrenie. Schizofrenie komt dus heel vaak voor. De verschijnselen ontwikkelen zich doorgaans vanaf jongvolwassen leeftijd. Er wordt onderscheid gemaakt tussen positieve en negatieve symptomen . Een symptoom is 'positief' als het er normaal gesproken niet zou zijn. Hieronder vallen de waan, de hallucinatie en/of het ernstig verward en chaotisch spreken. Mensen met schizofrenie worden vroeg of laat voor kortere of langere tijd psychotisch. De grenzen tussen de patiënt en de omgeving lijken vaak te verdwijnen. Een voorbeeld is dat de patiënt ervan overtuigd is te worden beïnvloed door zenders in muren of door de televisie, of dat geheime organisaties de eigen gedachten kunnen lezen. Veel patiënten horen stemmen die over of tegen hen praten. Veel patiënten zijn angstig of achterdochtig. Ziektebesef en -inzicht ontbreken vaak volledig, zeker in het begin en tijdens een psychose. Voor de patiënt zijn de psychotische belevingen immers de werkelijkheid. Bij schizofrenie is na afloop van de psychose iets veranderd in het denken, gevoelsleven, gedrag en de motivatie. Er lijkt iets te ontbreken wat er normaal gesproken wel is. Dit zijn de negatieve symptomen. Het denken kan traag of onlogisch zijn geworden. Het geheugen, de concentratie of het vermogen te plannen, kunnen zijn afgenomen. Het gevoelsleven kan verarmen en de sociale vaardigheden nemen af. Dat geldt ook voor de motivatie zich ergens voor in te zetten en de ambitie iets te bereiken. De patiënt kan zich in toenemende mate terugtrekken. Het functioneren in studie, op het werk of in relaties raakt ernstig verstoord. Patiënten die zich bewust zijn wat er aan de hand is, worden depressief. Er is immers een gebrek aan perspectief: de plannen die iemand had, kunnen niet worden uitgevoerd. Relaties worden verbroken, opleidingen niet afgemaakt. Het suïciderisico is hoog. Tijdens een psychose komen suïcides voor doordat stemmen daartoe opdracht geven. Wat veel vaker voorkomt, is dat de patiënt in een relatief rustige (en tegelijkertijd wanhopige) periode de balans opmaakt en niet meer verder wil.

Behandeling van schizofrenie

In de behandeling van schizofrenie is psycho-educatie essentieel. De patiënt en zijn omgeving krijgen voorlichting over de aard van de ziekte. Medicatie kan noodzakelijk zijn om psychotische symptomen te bestrijden en het optreden van een nieuwe psychose te voorkomen. Als de diagnose schizofrenie vaststaat is medicatie bewezen gedeeltelijk preventief. Onderhoudstherapie (langdurig gebruik van medicatie) moet minimaal een jaar en in veel gevallen langer of zelfs levenslang doorgaan. Antipsychotica hebben veel bijwerkingen en de therapietrouw is vaak matig. De oude soorten antipsychotica geven vooral problemen met de motoriek. De nieuwe soorten antipsychotica geven vaak verhoogde bloedsuikers en sterke gewichtstoename. Zorgvuldige begeleiding en medische controle zijn noodzakelijk. Psychotherapie kan helpen om beter met de stemmen te leren omgaan. De omgeving kan worden geleerd de patiënt emotioneel niet te zwaar te belasten. De toestand van de patiënt kan bijvoorbeeld verslechteren als gevolg van hevige kritiek. De prognose van schizofrenie is gemiddeld niet goed en de meeste patiënten houden levenslang symptomen. Normaal functioneren is voor de meesten niet mogelijk. Na een psychose is revalidatie essentieel. De patiënt leert dan met zijn beperkingen en handicaps om te gaan. Overbelasting moet worden vermeden. Regelmaat en voldoende slaap zijn belangrijk. Dagbesteding heeft een gunstig effect (regelmaat, het gevoel iets zinvols te doen). Veel patiënten hebben behoefte aan begeleiding bij het wonen. Het is belangrijk dat iemand signaleert wanneer het weer misgaat. Dat komt meestal door het niet of niet goed gebruiken van medicatie, maar ook stress, weinig slapen of drugsgebruik zijn voorbeelden van factoren die een terugval kunnen bevorderen.

15.5 Bipolaire stemmingsstoornissen

Als iemand een depressie doormaakt is het nodig om na te gaan of er ooit een (korte!) periode is geweest waarin het net andersom was. Als dat ooit echt zo geweest is, is de stoornis bipolair.

15.5.1 Bipolaire I stoornis

Ongeveer één procent van de mensen ontwikkelt in zijn leven een bipolaire I stoornis. Hierbij is minstens één keer een manie voorgekomen. In de volksmond heet dit 'manisch-depressief'. De belangrijkste oorzaak van deze vaak ernstige psychiatrische ziekte is een erfelijke stoornis in de hersenen. Kenmerkend voor de echte manie zijn de sterk gestegen stemming, de enorme energie, het gebrek aan slaapbehoefte, het drukke gedrag, de seksuele ontremming, het vele praten en het snelle denken. Een manische patiënt ziet geen problemen en dat kan rampzalige gevolgen hebben. Er wordt bijvoorbeeld veel te veel geld uitgegeven. Een manie kan zelfs psychotische vormen aannemen. Dan ontstaat bijvoorbeeld een grootheidswaan (bijvoorbeeld de overtuiging de ware machthebber van het land te zijn). Uiteindelijk put de patiënt zichzelf uit en maakt de vrolijkheid plaats voor agressie. Dit is vooral te verwachten als de patiënt in de gaten krijgt dat de wereld toch niet zo fantastisch is als werd gedacht. Natuurlijk moet met de patiënt worden gesproken, maar praten of psychotherapie helpt niet. Om de schade te beperken, is opname in een kliniek en het snel geven van medicatie heel belangrijk. Dwang is hierbij vaak onvermijdelijk. Met de medicijnen moet ook na afloop van de manische episode worden doorgegaan. De bedoeling is terugval te voorkomen.

15.5.2 Bipolaire II

De verschijnselen tijdens een episode van verhoogde stemming kunnen ook veel subtielere zijn: gedurende een korte periode voelt de patiënt zich energiek en gelukkig. Er is verminderde slaapbehoefte en veel activiteit. Hierbij ontstaan geen grote moeilijkheden. Dit noemen we een hypomanie. Er is dan een bipolaire II stoornis. Dit komt veel vaker voor dan de echte manie. Medicatie kan overwogen worden, maar is minder effectief en niet per definitie nodig.

15.5.3 Leven met een bipolaire stoornis

Terwijl medicatie in de behandeling een grote rol kan spelen, is het ook van groot belang dat de patiënt of (veel vaker!) de omgeving het tijdig signaleert als het misgaat. Zo kunnen minder slapen of toenemend piekeren voor de patiënt waarschuwingen zijn dat de stemming niet goed is. Het leren leven met de ziekte kost veel tijd en begint met acceptatie. Door regelmatig te leven, de signalen dat het misgaat te herkennen, en de medicijnen goed in te blijven nemen, kan de patiënt in veel gevallen een relatief normaal leven leiden.

15.6 Depressieve stemmingsstoornissen

15.6.1 De aard van depressie

Iedereen kent het begrip depressie. Of iemand echt aan een depressieve stoornis lijdt, moet zorgvuldig worden beoordeeld. Veel depressies worden over het hoofd gezien. Dat komt onder meer doordat patiënten hun klachten niet rechtstreeks vertellen. Dat doen zij alleen als ernaar gevraagd wordt. Vaak worden alleen lichamelijke problemen genoemd en ook dat kan er snel toe leiden dat een depressie wordt gemist. Dat is jammer, want depressies zijn goed te behandelen, hoewel dat vaak wel veel tijd neemt. Van een depressie is sprake als gedurende minimaal twee weken de stemming verlaagd is, of als de patiënt niet meer kan genieten of belangstelling kan opbrengen voor de omgeving. Het slapen gaat vaak niet goed. Ook het eetgedrag is verstoord; meestal is er geen eetlust. De patiënt is dikwijls traag en moe. De concentratie is vaak belemmerd. Er kan sprake zijn van een sterk schuldgevoel of zelfverwijt. Soms is de patiënt suïcidaal. Bij ernstige depressies kan de depressie een psychotisch karakter hebben. Het is belangrijk goed te onderzoeken hoe een depressie is ontstaan. Meestal geldt: hoe ernstiger de depressie, hoe groter het aandeel van biologische (vaak erfelijke) factoren.

15.6.2 Verschillende soorten depressie

Een bijzondere depressie is de premenstruele stemmingsstoornis. Hierbij ervaren vrouwen telkens in de week voor de menstruatie minimaal vijf depressieve symptomen. Bij de persisterende depressieve stemmingsstoornis bestaan de depressieve symptomen minimaal twee jaar en bij kinderen en adolescenten minimaal één jaar. In de leeftijdsgroep tot achttien jaar wordt ook de disruptieve stemmingsdisregulatiestoornis onderscheiden. Er zijn dan wekelijks minimaal drie driftbuien met agressie en ook tussen de uitbarstingen in is de stemming overwegend prikkelbaar of boos.

15.6.3 Behandeling van depressie

Bij een kortdurende, relatief milde depressie kan het beste worden afgewacht. Belangrijk is dan wel bezig te blijven, dus bijvoorbeeld niet op bed gaan liggen en wel naar school of werk gaan. Hoe moeilijk het ook is: lichaamsbeweging en dingen doen, zijn effectieve manieren om een depressie tegen te gaan. Als het langer gaat duren of als de klachten wat ernstiger zijn, kan gekozen worden tussen psychotherapie en geneesmiddelen. Het is van belang om met de wens van de patiënt rekening te houden. Het moeilijke van antidepressiva is dat er bijwerkingen kunnen zijn en dat het minimaal twee tot vier weken duurt voordat er enig effect optreedt. Psychotherapie komt meestal neer op cognitieve gedragstherapie. De patiënt leert negatieve gedachten te herkennen, te onderzoeken, zo mogelijk in twijfel te trekken en te veranderen. Een ernstige depressie is voor de patiënt een hel. Medicatie is noodzakelijk en kan levensreddend zijn. De patiënt is echter zo ziek dat enige motivatie of inzicht in principe ontbreekt. De patiënt moet zeker door korte gesprekken worden ondersteund maar praten en ook psychotherapie maken de patiënt dan niet beter. Een dwangopname of zelfs dwangbehandeling kan noodzakelijk zijn, in de eerste plaats om suïcide te voorkomen. Wat de medicatie betref kunnen verschillende stappen worden gezet. Daarvoor bestaan richtlijnen. Een laatste mogelijke stap is ECT.

Een depressie kan bijzondere kenmerken hebben die aangeven welke last de patiënt ondervindt, maar die ook belangrijk zijn voor de behandeling. Een voorbeeld zijn de al genoemde psychotische kenmerken. Een ander voorbeeld zijn de atypische kenmerken: veel slapen, veel eten met gewichtstoename, vermoeidheid in de benen. Er zijn patiënten die tijdens hun depressie opvallend angstig zijn, of die tegelijkertijd symptomen vertonen die passen bij een (hypo)manie. Dit worden gemengde kenmerken genoemd. Nog een voorbeeld is de peri partum, dat is tijdens de zwangerschap of binnen vier weken na de bevalling (deze depressie staat ook bekend als de postpartumdepressie). Tot slot is er de depressie met een seizoensgebonden patroon. Deze staat ook bekend als de winterdepressie. Dit is niet de voor velen min of meer normale ontstemming bij langdurig regenachtig weer, maar een echte depressie die meermalen optreedt in perioden met maar weinig zonlicht. Kenmerkend zijn ook te lang slapen en veel eten met gewichtstoename. Lichttherapie helpt vaak, met name preventief.

15.7 Angststoornissen

Angststoornissen komen op alle leeftijden voor, dus ook bij kinderen en ouderen. Er is veel overlap met depressie. Dat geldt vooral voor de gegeneraliseerde angststoornis. Als ook sprake is van paniekaanvallen, dan worden die als specificatie in de classificatie opgenomen. Angststoornissen worden vaak niet herkend. Dat is jammer, want behandeling is meestal goed mogelijk. Cognitieve gedragstherapie en antidepressiva zijn de voornaamste manieren om een angststoornis aan te pakken.

15.7.1 Paniekstoornis

Bij een paniekaanval ontwikkelt iemand binnen een aantal minuten heftige lichamelijke en psychische symptomen. Voorbeelden zijn stekende pijn op de borst, ademnood, trillen, misselijkheid, duizeligheid, de angst om gek te worden of de angst om dood te gaan. Als deze aanvallen onverwacht optreden en als zij dikwijls voorkomen, heeft de patiënt een paniekstoornis. De patiënt kan zich anders gaan gedragen en maakt zich over de aanvallen erg ongerust.

15.7.2 Agorafobie

Agorafobie betekent angst in een situatie terecht te komen waaruit iemand niet kan ontsnappen als hij een paniekaanval zou krijgen. Deze situaties vermijdt hij daarom als het kan. Bekende voorbeelden zijn liftvrees en straatvrees.

15.7.3 Sociale fobie

Hierbij bestaat angst om beoordeeld te worden of in gezelschap te zijn waarin iemand bekeken zou kunnen worden. Een specifieke sociale fobie is gekoppeld aan een bepaalde situatie, zoals het moeten maken van een toets. Een gegeneraliseerde sociale fobie betreft bijna alle situaties waarin mensen bij elkaar komen. Dit kan er bijvoorbeeld toe leiden dat verjaardagen en vergaderingen niet meer bezocht worden.

15.7.4 Specifieke fobie

Dit gaat over angst voor één situatie of voorwerp. Alleen al het denken hieraan leidt tot een angstreactie. Vermijdingsgedrag is het gevolg. Voorbeelden zijn de fobie voor bepaalde dieren, injectienaalden of hoogte. Of een behandeling nodig is, hangt af van de mate waarin iemand aan de klachten lijdt of in het functioneren wordt beperkt.

15.7.5 Gegeneraliseerde angststoornis

Bij deze stoornis is de angst heel algemeen en chronisch aanwezig. De patiënt is al minstens een half jaar een groot deel van de tijd aan het piekeren over grote problemen maar ook over kleine alledaagse dingen. Er is een voortdurende bezorgdheid. Een duidelijke aanleiding is er niet. De angst gaat gepaard met allerlei lichamelijke klachten.

15.8 Obsessief-compulsieve stoornis en stoornissen die daarop lijken

15.8.1 Obsessief-compulsieve stoornis

Dit wordt vaak afgekort als OCS of OCD (obsessive compulsive disorder). De oude term is dwangstoornis. De patiënt heeft last van obsessies (dwanggedachten) en compulsies (dwanghandelingen). Voorbeelden zijn: wasdwang, controleren, tellen, dingen recht leggen, dwangmatig fantaseren iemand anders iets aan te doen. Dit lijdt tot grote lijdensdruk. De patiënt is dagelijks langdurig met zijn dwang bezig. Het begin van de klachten is gemiddeld op jongvolwassen leeftijd. Het niet toegeven aan de dwang geeft angst. Kenmerkend is magisch denken: als iets wel (of niet) wordt gedaan, dan zal er iets (ergs) gebeuren. Zonder behandeling is de prognose slecht. Cognitieve gedragstherapie komt het meest in aanmerking. Dit komt neer op exposure (blootstelling) en responspreventie (voorkómen dat de patiënt op de blootstelling reageert). De patiënt wordt blootgesteld aan omstandigheden waarin het moeilijk is de dwang te weerstaan. Door in die situaties niet aan de dwang toe te geven, kan het dwangmatig gedrag langzaam afnemen. Psychotherapie zonder exposure werkt niet of nauwelijks! Een andere mogelijkheid is het langdurig gebruik van een vaak hoge dosering antidepressivum. Dat kan de symptomen vaak zodanig verminderen dat de stoornis in ieder geval draaglijk wordt. Soms moet een antipsychoticum worden toegevoegd. Met medicatie zonder psychotherapie kan het beter gaan, maar als de dosering wordt verlaagd of zelfs met de medicatie wordt gestopt is de kans op een terugval groot. Het vervelende is dat dan een verhoging van de dosering of een herstart met antidepressivum niet altijd weer tot het eerder bereikte effect leidt.

15.8.2 Morfodysforie

Een andere uitdrukking hiervoor is 'stoornis in de lichaamsbeleving'. Dit is niet zeldzaam. De patiënt is er ten onrechte van overtuigd dat er iets heel erg mis is met zijn uiterlijk. Dit kan ver gaan. Patiënten spreken zelden spontaan over dit probleem. Morfodysforie wordt meestal niet herkend. Een groot deel van de dag wordt bijvoorbeeld besteed aan in de spiegel kijken. Er is een grote afkeer van zichzelf en vaak diepe somberheid. De aandoening is ernstig. De lijdensdruk is zeer hoog. Een deel van de patiënten is zo overtuigd van het probleem dat de aandoening een psychotisch karakter krijgt. Vaak wordt hulp gezocht bij de plastisch chirurg. Operaties helpen echter niet. Aan het uiterlijk kan operatief wel iets worden veranderd maar er komt een andere extreme ontevredenheid voor in de plaats. De problemen nemen dus alleen maar toe. Er is bij morfodysforie een duidelijk risico op suïcide. Cognitieve gedragstherapie lijkt te werken. Ook een antidepressivum kan werkzaam zijn.

15.8.3 Overige voorbeelden

De verzamelstoornis, de excoriatiestoornis (huidpulken) en trichotillomanie (haren uittrekken) worden in de DSM-5 tot de met de obsessief-compulsieve stoornis verwante stoornissen gerekend.

15.9 Disruptieve, impulsbeheersings- en andere gedragsstoornissen

Hiertoe worden de oppositionele opstandige stoornis (ODD), de (ernstiger) normoverschrijdende gedragsstoornis en stoornissen in de impulsbeheersing gerekend (zoals de periodieke explosieve stoornis). ODD wordt onderscheiden in drie typen. Het boze/prikkelbare, het type dat ruzie zoekt en openlijk ongehoorzaam is, en het wraakzuchtige type. Bij de normoverschrijdende gedragsstoornis bestaan ernstige gedragingen zoals anderen pesten of intimideren, mishandelen, stelen, liegen en het ernstig overtreden van regels. Bij de periodieke explosieve stoornis bestaan extreme uitbarstingen van agressie. Deze classificaties komen, net als de antisociale persoonlijkheidsstoornis, veel voor in de forensische psychiatrie. Dit is het deel van de psychiatrie dat zich bezighoudt met de psychiatrische aspecten van mensen die de wet overtreden.

15

15.10 Psychotrauma en stressor-gerelateerde stoornissen

15.10.1 Acute stressstoornis

Het doormaken van een ernstig psychotrauma staat centraal bij de stressstoornis. Bij een acute stressstoornis leidt dit tot een vorm van dissociatie, zoals het niet meer weten wat je voelt, geheugenverlies, of de ervaring dat het is alsof de wereld niet echt is. Het trauma wordt telkens opnieuw beleefd. Er is veel angst. De patiënt is prikkelbaar en probeert alles wat met het trauma te maken heeft te vermijden. De patiënt is 'in shock' (zo wordt dat gezegd).

15.10.2 Posttraumatische stressstoornis (PTSS)

Meestal is een trauma de patiënt zelf overkomen, maar ook het getuige zijn geweest van iets heel ergs kan uitlopen in een trauma. Bij PTSS duren de verschijnselen minimaal een maand. Er bestaan daarbij herbelevingen, zowel overdag als in de vorm van nachtmerries. De patiënt is voortdurend waakzaam, bang dat er iets gaat gebeuren. Kenmerkend is ook vermijdingsgedrag: wat doet denken aan het trauma wordt vermeden. Er zijn problemen in het denken, de stemming en/of het gedrag, die in de tijd zijn gerelateerd aan het trauma. PTSS wordt behandeld met een vorm van psychotherapie die neerkomt op het zich in de verbeelding blootstellen aan het trauma, waarna de verwerking op gang kan komen. Een nieuwere, gemiddeld snellere en gemiddeld goed werkzame behandeling is de eerder genoemde EMDR.

15.10.3 Reactieve hechtingsstoornis

Hiervan bestaat geremd emotioneel gedrag ten opzichte van de verzorgers, dat al aanwezig is voor het vijfde levensjaar, en waarbij het voldoende zeker moet zijn dat er in de eerste levensjaren sprake is geweest van een vorm van ernstige verwaarlozing, waarvoor de verzorgers verantwoordelijk zijn. Dus in principe alleen bij jonge kinderen, en in bijzondere gevallen, mag van een reactieve hechtingsstoornis worden gesproken. Later in het leven kan ernstige verwaarlozing (overigens net als mishandeling) bijdragen aan het ontstaan van zeer vele psychische stoornissen, zoals depressie, stoornissen in het gebruik van middelen, PTSS (bij specifiek trauma), schizofrenie en vooral persoonlijkheidsstoornissen. Wat bij een kind een reactieve hechtingsstoornis was, is bij de adolescent of de volwassene bijvoorbeeld een borderline persoonlijkheidsstoornis (zie elders in dit hoofdstuk), met of zonder comorbiditeit.

15.10.4 Aanpassingsstoornis

Een aanpassingsstoornis zou je kunnen beschouwen als een risico voor een psychiatrische stoornis. Kenmerkend is dat een onaangename gebeurtenis binnen drie maanden tijdelijk leidt tot allerlei angst- en depressieve symptomen of gedragsproblemen. Veelvoorkomende uitlokkende factoren zijn ziek worden of opgenomen worden in een ziekenhuis. De patiënt raakt de controle kwijt. Dit geeft klachten zoals vermoeidheid, snelle irritatie, gespannenheid, slaapproblemen, somberheid, machteloosheid of concentratieproblemen. Deze klachten kunnen vanzelf overgaan, maar zonder behandeling bestaat het risico op bijvoorbeeld een echte depressie. Daarom moet de patiënt geholpen worden de greep op de situatie terug te krijgen. Cognitieve gedragstherapie kan daarbij helpen.

15.11 Somatische symptoomstoornis en verwante stoornissen

15.11.1 Somatische symptoomstoornis

Hierbij bestaat minimaal één lichamelijke klacht. De patiënt is daar overmatig mee bezig. Gedachten, gevoelens en gedrag staan sterk onder invloed van de lichamelijke klacht(en). Dit komt heel veel voor. Het gaat om mensen met chronische lichamelijke klachten waarvoor geen lichamelijke oorzaak wordt gevonden. Zeer belangrijk is echter de erkenning dat dit geen specifiek psychische ziekten zijn. Psychische factoren spelen heel vaak een rol, maar niet altijd. Sowieso is het onprofessioneel en het getuigt van minachting als mensen met dit soort stoornis niet serieus worden genomen. Heel veel patiënten die de huisarts of een specialist bezoeken, hebben een dergelijke stoornis, zoals fibromyalgie, prikkelbaredarmsyndroom, chronisch vermoeidheidssyndroom, spanningshoofdpijn en whiplash. Een belangrijke mogelijke specificatie is 'met voornamelijk pijn'. Die is van toepassing op chronische pijnpatiënten. Een voorbeeld is chronische lage rugpijn. Een groot deel van de volwassenen heeft hier last van. Soms leidt een dergelijke pijn tot een stoornis. Aangenomen kan worden dat de meesten geen lichamelijke afwijking hebben in de wervelkolom. Een verkeerde houding en beweging kunnen bij sommigen wel een rol spelen. Mogelijk speelt psychische overbelasting mee. Vaak leiden de klachten tot inactiviteit. Angst voor beschadiging van de rug en dus voor een toename van de pijn speelt hierbij een rol. Bij chronische lage rugpijn maar ook bij andere onverklaarde pijn heeft cognitieve gedragstherapie effect. Het gebruik van antidepressiva is bij sommige soorten chronische pijn enigszins werkzaam.

De behandeling voor somatische symptoomstoornis is in het algemeen cognitieve gedragstherapie. De nadruk moet daarbij niet worden gelegd op (onbekende!) oorzaken, maar op de gevolgen die de klachten hebben en hoe daarmee kan worden omgegaan. De klachten nemen daardoor meestal af. De patiënt dient van tevoren goed gemotiveerd te worden, maar dit kan heel lastig zijn. De patiënt heeft immers duidelijk lichamelijke klachten. Het is voor de patiënt vaak moeilijk om aan te nemen dat een psychologische benadering effect kan hebben. De patiënt is bang niet serieus genomen te worden en te worden beschouwd als aansteller. Velen zoeken hun toevlucht in (alternatieve) behandelingen die niet werkzaam zijn. Een extreme vorm van deze problematiek is die waarbij op alle vormen van stress wordt gereageerd met lichamelijke klachten en problemen. Dit komt vooral bij vrouwen voor. Vanaf jongvolwassen leeftijd worden de huisarts en vervolgens allerlei specialisten vaak bezocht. Uitleg over de stoornis en cognitieve gedragstherapie helpen weinig. De prognose is slecht. De behandeling komt er meestal op neer de medische consumptie te beperken en met de patiënt afspraken te maken over hoe vaak het spreekuur bij de huisarts bezocht mag worden.

15.11.2 Conversiestoornis

Bij conversie treden soms zeer indrukwekkende lichamelijke verschijnselen op. Zij lijken sterk op acute neurologische problematiek, zoals verlamming, blindheid, niet kunnen spreken of (schijnbaar epileptische) aanvallen. Ernstige onbewuste problemen of conflicten spelen bij conversie een grote rol, althans, daar lijkt het op. De patiënt ervaart de verschijnselen als lichamelijk. Dat is logisch want de verschijnselen zijn echt. Er is geen sprake van aanstellerij of bedrog. De behandeling kan heel moeilijk zijn. Hypnose kan geprobeerd worden. Gedragstherapie kan werkzaam zijn. Elke vooruitgang, hoe klein ook, moet dan worden beloond.

15.11.3 Ziekteangststoornis

De patiënt ervaart onschuldige lichamelijke gevoelens als een teken van ernstige bedreiging van de gezondheid. Dit heet catastrofale interpretatie. Er zijn veel voorbeelden te bedenken:

stekende pijn in de borst is het bewijs voor een hartziekte, een plekje in de huid is kanker, het vergeten van een naam een teken van dementie. De patiënt zoekt voortdurend geruststelling, maar dit helpt slechts kort. Een ander woord voor deze stoornis is hypochondrie.

15.11.4 Psychische factoren die somatische aandoeningen beïnvloeden

Deze classificatie is van toepassing bij mensen met een lichamelijke ziekte of probleem, die er relatief veel last van hebben, bijvoorbeeld door angst of depressie of een gebrekkige therapietrouw door boosheid.

15.11.5 Nagebootste stoornis

De patiënt doet min of meer bewust een psychische of lichamelijke ziekte of aandoening na. Het onbewuste doel is het verkrijgen van de patiëntenrol. Dit levert namelijk veel aandacht op. De patiënt gedraagt zich vaak heel plezierig. Het zijn meestal vrouwen met opvallend vaak een medische achtergrond. Vroeg of laat krijgt de arts of de omgeving door dat de stoornis wordt nagebootst. Het vereist dan tact om deze diagnose mee te delen. Onvoorzichtigheid kan leiden tot dramatische gevolgen, zoals suïcide. Het syndroom van Von Münchhausen komt overeen met de nagebootste stoornis, maar hierbij vertelt de patiënt bovendien op vaak zeer dramatische wijze allerlei extra onwaarheden over het eigen leven. Tragisch is het syndroom van Von Münchhausen by proxy, waarbij de patiënt een ziekte nabootst bij iemand anders. Het gaat vooral om moeders die hun jonge kind doelbewust ziek maken met als gevolg dat het kind in het ziekenhuis terechtkomt en de moeder de rol krijgt van 'moeder van de patiënt'. De moeder krijgt aandacht en steun. Het kind loopt niet alleen gevaar door de handelingen van moeder, maar ook door de onnodige diagnostiek en behandelingen. De dader moet worden ontmaskerd en het kind moet in veiligheid worden gebracht. Belangrijk is dat de nagebootste stoornis niet hetzelfde is als simulatie. Bij simulatie doet iemand net alsof hij een stoornis of een kwaal heeft. Er is een bewust doel, bijvoorbeeld thuis kunnen blijven van school of werk, of in aanmerking komen voor een uitkering. Eigenlijk is hier geen sprake van een psychiatrisch probleem, maar van gedrag waar de betrokkene controle over heeft en dat door de meeste mensen als slecht (immoreel) zal worden beoordeeld en strafbaar moet zijn.

15.12 Dissociatieve stoornissen

Een voorbeeld van gewone dissociatie is dat je op een fiets of in de auto zit en na verloop van tijd opeens tot de ontdekking komt al bijna op de plaats van bestemming te zijn aangekomen. In de tussentijd heb je aan andere dingen gedacht, maar het fietsen of autorijden ging toch goed, 'op de automatische piloot'. Dissociatie kan ook een ziekteverschijnsel zijn. Dan gaat er stress, een belastende of zelfs traumatische gebeurtenis aan vooraf. Dissociatie als ziekteverschijnsel gaat vaak samen met PTSS. Patiënten met een ernstige dissociatieve stoornis zijn meestal zwaar en veelvuldig getraumatiseerd. Dissociatie neemt meestal de vorm aan van amnesie: geheugenverlies. Er zitten dan gaten in de tijd. De patiënt weet helemaal niet meer wat hij in een bepaalde periode gedaan heeft. Een bijzondere vorm is die waarin de patiënt gaat zwerven. In extreme gevallen wordt een andere identiteit aangenomen.

Bij depersonalisatie heeft de patiënt het gevoel alsof hij het contact met zijn lichaam heeft verloren, of zelf niet echt te zijn. Bij derealisatie bestaat het gevoel niet meer in de werkelijkheid te zijn, alsof je alles bekijkt en hoort achter glas. Heel zeldzaam is de complete dissociatieve identiteitsstoornis (DIS). Toch is deze aandoening vrij bekend: omdat het zo vreemd is, sterk tot de verbeelding spreekt en regelmatig op de televisie wordt getoond. Een andere naam voor DIS is multipele persoonlijkheidsstoornis. De dissociatie gaat hierbij zover dat zich verschillende persoonlijkheden afsplitsen, de zogenoemde alters. Van het ene op het andere moment kan het gedrag van de patiënt hierdoor compleet veranderen.

15.13 Eetstoornissen

15.13.1 Anorexia nervosa

De patiënt is bijna altijd een meisje of vrouw. De ziekte begint meestal op een leeftijd tussen twaalf en achttien jaar oud. De patiënt ervaart zichzelf ten onrechte als (veel) te dik, ook bij het kijken in een spiegel. Met andere woorden: het lichaamsbeeld is verstoord. Biologische factoren spelen in het ontstaan een grote rol. De invloed van genen is namelijk groot. Er is ook een verband met psychologische factoren. Veel patiënten zijn bijvoorbeeld erg perfectionistisch. De patiënt kan (onbewust) bang zijn voor zelfstandigheid. De cultuur is ook van invloed, met een ideaalbeeld van slank tot zeer slank. Een opmerking over dikke benen of billen kan ernstige gevolgen hebben. Veel meisjes gaan hun uiterste best doen om af te vallen en dat kan uit de hand lopen. De patiënt is erg bang om in gewicht toe te nemen. Extreem lijnen, braken, het gebruik van laxeermiddelen en enorme lichamelijke inspanning komen voor. Vaak worden allerlei trucs bedacht om maar niet te hoeven eten. De afname van het lichaamsgewicht kan gevaarlijk worden voor de lichamelijke gezondheid. Het eerste teken is het wegblijven van de menstruatie. Bij jonge meisjes raakt de groei verstoord. Bij een BMI onder de 15 wordt het lichamelijke risico groter. Bij een te snel dalende of een veel te lage BMI (bijvoorbeeld onder de 12) is ziekenhuisopname noodzakelijk. Een herstel van de voedingstoestand en dus de lichamelijke gezondheid is dan het eerste behandeldoel. Vervolgens moet de patiënt gaan eten. In sommige gevallen is opname in een kliniek onontkoombaar. In alle gevallen moet de patiënt normaal leren eten. Dat is het voornaamste doel van de therapie. De angst moet worden overwonnen. De patiënt moet voortdurend gemotiveerd worden. Bij jonge patiënten moeten de ouders bij de behandeling worden betrokken. De kans op herstel is uiteindelijk ongeveer vijftig procent. Het herstel van anorexia neemt over het algemeen wel een aantal jaren in beslag. Veel patiënten houden min of meer chronisch eetproblemen. Een klein gedeelte van de patiënten raakt zo ernstig ondervoed dat de dood erop volgt.

15.13.2 Boulimia nervosa

Dit begint meestal op een leeftijd tussen de 16 en 24 jaar. De aandoening kan zijn voorafgegaan door anorexia nervosa. Kenmerkend zijn de vreetbuien met controleverlies. De patiënt eet in korte tijd zo ongeveer alles wat hij kan vinden. Na afloop ontstaat een gevoel van schuld en schaamte. De vreetbuien worden vrijwel nooit spontaan gemeld. Het gewicht blijft normaal door te braken en soms door op andere momenten te vasten of veel lichaamsbeweging te nemen. Zoals bij de meeste psychiatrische stoornissen is er vaak comorbiditeit: veel patiënten zijn depressief, drinken te veel alcohol of hebben een borderline persoonlijkheidsstoornis (zie elders in dit hoofdstuk). Cognitieve gedragstherapie is de beste behandeling. Antidepressiva kunnen ook een positieve invloed hebben. De prognose van boulimia nervosa is wat beter dan die van anorexia nervosa.

15.13.3 Eetbuistoornis

Deze staat ook bekend als binge eating disorder. Het verschil met boulimia is dat de patiënt de eetbuien niet compenseert. Het resultaat is overgewicht. De aandoening komt vooral voor op middelbare leeftijd.

15.14 Seksuele disfuncties

Libidoverlies is kenmerkend voor veel psychiatrische stoornissen en overigens ook voor lichamelijke ziekten en psychologische of relatieproblemen. Libidoverlies kan heel ernstig zijn bij depressies. Bij een manie bestaat dikwijls juist ontremming, de behoefte aan seks is dan toegenomen. Mensen met schizofrenie functioneren door hun ziekte psychologisch gezien anders en dat geldt ook voor hun seksualiteit. Autistische mensen hebben wel seksuele behoeften maar maken moeilijk contact. Veel psychofarmaca en ook andere geneesmiddelen zoals antihypertensiva, hebben negatieve bijwerkingen op de seksualiteit. Dit is een van de belangrijkste oorzaken voor gebrekkige therapietrouw. Er zijn verschillende seksuele stoornissen. Zo zijn er mensen die van jongs af aan een afkeer hebben van seksualiteit. Anderen zijn niet in staat tot het krijgen van een orgasme. Vrouwen kunnen vaginistisch zijn, waarbij het samentrekken van spieren rond de vagina het binnendringen van de penis niet of slechts gedeeltelijk mogelijk maakt. Mannen kunnen last hebben van ejaculatio praecox: de zaadlozing vindt dan te vroeg plaats. Er is vaak een relatie met faalangst. De behandeling van seksuele stoornissen is sterk afhankelijk van de aard en de ernst van de problematiek. Seksuele problemen komen veel voor, maar zijn nog voor een groot deel taboe. Er is veel schaamte. Naar de seksualiteit van patiënten wordt weinig gevraagd. Er zijn wel gespecialiseerde hulpverleners, seksuologen. Dit zijn vaak psychologen, psychiaters of andere artsen.

15.15 Parafilie

Parafilie geeft aan dat mensen op een afwijkende manier seksueel opgewonden raken, en daar ernstig onder lijden, sociaal niet goed functioneren en/of anderen schade berokkenen. De 'patiënt' zal hiervoor zelden uit zichzelf hulp zoeken. Behandeling wordt gedwongen opgelegd als de patiënt een ander dwingt in zijn voorkeuren mee te gaan, bijvoorbeeld bij sadistische neigingen of pedofilie. In die gevallen bestaat een ernstige persoonlijkheids- of ontwikkelingsstoornis en is behandeling heel moeilijk. De samenleving moet tegen de patiënt worden beschermd. Parafilieën zoals urofilie, fetisjisme, masochisme, sadisme en travestie, kunnen ook relatief onschuldige voorkeuren zijn die met een welwillende of betaalde partner kunnen worden beleefd.

15.16 Slaap-waakstoornissen

15.16.1 Insomniastoornis

Er zijn grote verschillen tussen mensen in slaapbehoefte en slaapgewoonten. Moeilijk in- of doorslapen komt veel voor. Het is noodzakelijk eventuele somatische of psychische oorzaken op te sporen. Dit kan veel tijd in beslag nemen. Voorbeelden van lichamelijke oorzaken zijn hoesten door astma of jeuk aan de anus door eitjes van aarsmaden. Voorbeelden van psychische oorzaken zijn nare dingen die zijn gebeurd of nog staan te gebeuren in de toekomst. Psychiatrische stoornissen zoals depressie en angst gaan ook samen met grote slaapproblemen. Bij de insomniastoornis staat het probleem op zichzelf. De patiënt wordt door het slaapgebrek overdag in zijn functioneren belemmerd (als dat niet zo is, is er dus geen slaapstoornis). Ook bestaat het risico dat de patiënt depressief wordt of misbruik gaat maken van alcohol. Slaappillen verslechteren de kwaliteit van de slaap en zijn alleen voor enkele dagen soms een goed idee. Het heeft meer zin aandacht te besteden aan de slaaphygiëne. Dit houdt bijvoorbeeld in dat iemand de slaapkamer alleen gebruikt om te slapen en niet om te eten, lezen of tv te kijken. Lichaamsbeweging overdag kan gunstig werken. Een ander punt is dikwijls dat iemand naar bed gaat als hij 'moe' is of als het 'tijd' is. Dit is niet altijd verstandig. De enige goede reden om te gaan slapen is de behoefte aan slaap. Dit merk je door geeuwen of door het dichtvallen van de ogen. Wakker in bed liggen is zinloos en versterkt de angst voor het naar bed gaan. De patiënt houdt er immers van tevoren al rekening mee dat hij niet zal kunnen slapen. Bij slapeloosheid in de nacht kan de patiënt er beter uitgaan om iets te doen wat ontspant, iets waaraan hij plezier beleeft. Veel mensen gebruiken voor allerlei slaapproblemen melatonine, dat vrij te koop is. Soms werkt dit goed, maar vaak wordt niet gezocht naar de oorzaak of oorzaken van het slaapprobleem, terwijl niet bekend is of melatonine met name op de langere termijn ook schadelijk kan zijn.

15.16.2 Circadianeritme slaap-waakstoornissen

Het meest bekend is het type met verlate slaapfase. Het lichaam is dan geheel ingesteld op heel laat slapen en wakker worden, waardoor het te moeilijk is om op tijd op te staan. Eerder naar bed gaan werkt niet want eerder inslapen lukt niet. Het is wel zinvol om te proberen steeds vroeger op te staan, ook in het weekend. Blootstelling aan (zon)licht in de ochtend helpt. Dit heeft een gunstige invloed op de melatoninestofwisseling.

15.17 Middelgerelateerde en verslavingsstoornissen

Het huidige medische inzicht is dat de ernstige vormen van deze stoornissen een hersenziekte zijn. Het gaat hier niet om negatieve karaktereigenschappen of om algemene 'zwakte' van de wil. Juist op de patiënten die het meest ziek zijn, wordt gemiddeld het meest neergekeken. In het spraakgebruik blijven de woorden misbruik en verslaving bestaan, maar het precieze verschil daartussen is onduidelijk en mede daarom komen deze termen in de DSM-5 niet langer voor. Gesproken wordt voortaan over stoornissen in het gebruik van middelen. Een ernstige stoornis komt min of meer overeen met wat ook verslaving of afhankelijkheid wordt genoemd. Kenmerkend is de centrale positie die het middel in het leven van de patiënt inneemt. Bij het staken van het gebruik volgen onthoudingsverschijnselen. Een kenmerk is ook de hunkering, ook craving genoemd, een onbedwingbaar verlangen naar het middel. Zo'n ernstige stoornis gaat vaak over maar in de ernstigste gevallen is de prognose uiteindelijk slecht. De specificatie 'vroege remissie' betekent dat het minstens drie maanden voorbij is. Bij een langdurige remissie is dat minstens een jaar. Een succesvolle behandeling wordt moeilijker naarmate de verslaving langer duurt. Een vroege diagnose is daarom essentieel. Motiverende gespreksvoering is nodig om de patiënt zover te krijgen voor een behandeling te kunnen kiezen. De behandeling kan moeilijk zijn. Het komt erop neer dat de patiënt zich probeert bewust te worden van de omstandigheden waarin het ongewenste gedrag optreedt, alternatieven bedenkt en deze vervolgens uitvoert. Op die manier kan hij proberen zichzelf onder controle te krijgen. Ook dit is een vorm van cognitieve gedragstherapie.

Een ernstige stoornis in het gebruik van middelen kan zowel oorzaak als gevolg zijn van psychiatrische problematiek. De verslavingszorg en de psychiatrie zijn in Nederland voor een groot deel van elkaar gescheiden. Veel mensen hebben echter een 'dubbele diagnose'. Voorbeelden zijn: combinatie van ADHD met een stoornis in alcohol- of cannabisgebruik, of een combinatie van depressie of angststoornis met alcoholisme. Ook mensen met een borderline of antisociale persoonlijkheidsstoornis (zie elders in dit hoofdstuk) zijn zeer verslavingsgevoelig. De behandeling van gecombineerde problematiek kan erg ingewikkeld zijn. Algemeen uitgangspunt is dat alle problemen min of meer tegelijk aangepakt moeten worden. In de praktijk wordt toch vaak gestreefd naar het eerst oplossen van ernstige verslavingsproblematiek. Het is immers moeilijk een diagnose te stellen of te behandelen met medicatie of psychotherapie als de patiënt sterk onder invloed is van alcohol of drugs. Nieuw in de DSM-5 is de gokstoornis. Het gokken kan een centrale positie innemen in iemands leven. Stoppen met gokken leidt dan tot onthoudingsverschijnselen.

15.18 Persoonlijkheidsstoornissen

15.18.1 Algemeen

Ongeveer tien tot vijftien procent van de mensen heeft een persoonlijkheidsstoornis. Dat houdt in dat iemand vanaf de jonge volwassenheid langdurig niet goed functioneert op allerlei gebieden. Het probleem zit in de persoonlijkheid, in het karakter. Dit kan tot uiting komen in de manier van denken, het omgaan met emoties, het contact met anderen en de impulsbeheersing. De omgang met anderen verloopt vaak niet goed. Mensen met een persoonlijkheidsstoornis zijn bijvoorbeeld extreem onvoorspelbaar, gewetenloos, excentriek, labiel, achterdochtig, op zichzelf, dwangmatig, ontwijkend, afhankelijk, theatraal of vol van zichzelf en overgevoelig voor kritiek. In het ontstaan van een persoonlijkheidsstoornis spelen de erfelijke aanleg, in wisselwerking met de ervaringen in de vroegste kinderjaren een grote rol. Vaak is er iets misgegaan in de hechting met de ouders. De lijdensdruk kan hoog zijn, bij de patiënt maar mogelijk vooral bij mensen in de omgeving. De diagnostiek kan ingewikkeld zijn en tijdrovend. Er is informatie nodig over het functioneren gedurende langere tijd. Bovendien hebben mensen met een persoonlijkheidsstoornis vaak ook andere stoornissen zoals depressie of verslaving. Deze moeten vaak verdwijnen of behandeld worden, voordat goed beoordeeld kan worden of iemand een persoonlijkheidsstoornis heeft en voordat behandeling daarvan mogelijk is. Tegenwoordig bestaan voor mensen met persoonlijkheidsstoornissen intensieve psychotherapeutische behandelmogelijkheden. Het pessimisme van vroeger is gedeeltelijk verdwenen. Veel patiënten kunnen in ieder geval gedeeltelijk leren anders te functioneren. Dat kost wel veel tijd, motivatie, energie en pijn.

15.18.2 Borderline persoonlijkheidsstoornis

Dit komt voor bij ongeveer 1 op de 150 mensen. De meeste patiënten zijn vrouw. Velen werden als klein kind verwaarloosd, misbruikt of mishandeld. Dit is echter niet altijd zo. Het gedrag en het gevoelsleven zijn labiel. De patiënten kunnen een extreem beroep doen op de omgeving, wat veel afwijzende reacties oproept. Het begrip 'borderliner' heeft een negatieve klank en dat doet geen recht aan de patiënt. De lijdensdruk is heel hoog. Er zijn snelle en sterke stemmingswisselingen. Het denken is vaak zwart-wit: de ander is of helemaal goed of helemaal fout, en dat kan heel snel veranderen. Er is een sterke verlatingsangst. Het dreigende einde of het verbreken van relaties wordt niet verdragen. De patiënt voelt zich vaak leeg. Tijdelijk kan hevige agressie of ernstige (soms psychotische) achterdocht bestaan. Soms probeert de patiënt de pijn te verdrijven door bij zichzelf een andere, lichamelijke pijn te voorzaken. Dit heet automutilatie. De impulsiviteit is hoog. Angst en frustratie worden moeilijk verdragen. Medicijnen hebben meestal weinig zin. Er is vaak comorbiditeit zoals verslaving, boulimia nervosa of depressie. In de behandeling is het belangrijk steun te bieden maar tegelijk duidelijk te zijn en ongewenst gedrag te begrenzen. Veel patiënten dringen aan op acute opname in een kliniek. Dat is geen goed idee, afgezien van soms voor maximaal één of twee dagen, in een heftige crisis, als het thuis even echt niet meer gaat. Dat wordt BOR-bed genoemd (bed op recept). Van een echte opname op een gewone psychiatrisch afdeling wordt de patiënt slechter, en niet beter. De patiënt kan vaak beter zelf zo veel mogelijk de verantwoordelijkheid blijven dragen. Een ander probleem is dat het heel vaak komt tot een TS (tentamen suicidii, een zelfmoordpoging). Uiteindelijk komt ongeveer tien procent van de patiënten met een borderline persoonlijkheidsstoornis door suïcide aan hun eind. Gelukkig bestaan tegenwoordig intensieve trainingen en psychotherapieën die het functioneren van de patiënt sterk kunnen verbeteren.

15.18.3 Antisociale persoonlijkheidsstoornis

Dit komt voor bij ongeveer 1 op de 150 mensen. De meeste patiënten zijn mannen. Soms hadden zij in hun jeugd ADHD en dit werd dan waarschijnlijk onvoldoende behandeld. Kenmerkend voor iemand met een antisociale persoonlijkheidsstoornis is het voortdurend schenden van de rechten van anderen. Dit gebeurt op allerlei manieren. De patiënt kan zich met zijn verstand, maar niet met zijn gevoel goed in de ander inleven, en maakt daar dan misbruik van. Zo kan het komen tot berekenende agressie, leugens, oplichting, riskant gedrag in het verkeer, vechtpartijen enzovoort. Oppervlakkig gezien kan de patiënt spijt hebben en dat kan op charmante wijze worden geuit, maar het gaat in feite om eigenbelang. Echt berouw ontbreekt. Als het leven een puinhoop is, ontstaan nogal eens depressieve klachten. Er is ook vaak verslavingsproblematiek. Nogal eens komt het tot een suïcide, al dan niet zo bedoeld. Bij een minderheid van de patiënten is de situatie zo ernstig dat moet worden gesproken van psychopathie. Vooral bij hen lijken de hersenen duidelijk afwijkend te functioneren.

15.19 Neurobiologische ontwikkelingsstoornissen

15.19.1 ADHD (aandachtsdeficiëntie hyperactiviteitsstoornis)

Ongeveer 1 op de 25 kinderen heeft een vorm van ADHD. Bij jongens valt vaak vooral de hyperactiviteit en de impulsiviteit op. Meisjes hebben vaker vooral last van concentratieproblemen.

Deze vorm heet ook ADD. De meeste kinderen ontwikkelen in de loop van de tijd comorbiditeit. Zij worden opstandig of antisociaal, zijn angstig of depressief, of raken uiteindelijk verslaafd aan cannabis of alcohol. Op volwassen leeftijd is nogal eens sprake van persoonlijkheidsproblematiek. De diagnostiek van de onderliggende ADHD kan dan moeilijk zijn. De diagnose mag niet ten onrechte gesteld worden; een druk en enthousiast kind heeft niet meteen ADHD. De differentiaaldiagnose is uitgebreid. Wat ADD of ADHD lijkt is het heel vaak niet. Zo zijn er voor concentratieproblemen of druk gedrag veel oorzaken te bedenken die niets met ADD of ADHD te maken hebben. Dat is een groot probleem. Aan de andere kant wordt ADHD vaak gemist. Ook dat is een groot probleem, vooral omdat er goede behandelmogelijkheden zijn. Genezing is niet mogelijk, maar de symptomen kunnen wel worden tegengegaan, zodat het functioneren op school en thuis verbetert. Dit heeft een gunstige invloed op de ontwikkeling en op de prognose. Wie als kind duidelijk ADD of ADHD had merkt daar als volwassene meestal nog wel iets van. Vaak kan dan nog steeds worden gesproken van ADD of ADHD. Bij volwassenen uit het zich wel anders. Zij vergeten vaak afspraken, zijn voortdurend alles kwijt, voelen een innerlijke rusteloosheid, zijn impulsief. Het functioneren op het werk en in relaties is verstoord. Volwassenen met ADHD hebben net als kinderen vaak comorbiditeit. In de behandeling speelt medicatie een grote rol. Bij de meeste patiënten helpt dit goed. Bij kinderen is ouderbegeleiding vaak helpend.

15.19.2 Autismespectrumstoornissen

Er is een groep mensen met een ernstige verstandelijke beperking en bovendien autisme. Deze mensen spreken niet of nauwelijks en leven vrijwel altijd in een instelling. Er zijn nog veel meer mensen met een gemiddeld normale intelligentie, met een vaak wel bijzondere of wat achtergebleven ontwikkeling bij wie toch van autisme wordt gesproken. Alle vormen van autisme samen worden autismespectrumstoornis (ASS) genoemd. Het is de bedoeling dat termen als 'Asperger' en 'PDDNOS' niet meer worden gebruikt. Afhankelijk van de mate van hulpbehoevendheid wordt ASS ingedeeld in graad 1, 2 of 3. Deze indeling heeft betrekking op de mate van ondersteuning die nodig is. Bij graad 1 is dat het minst, bij graad 3 het meest. Autismespectrumstoornis is een hersenafwijking. Deze is voornamelijk erfelijk bepaald. De diagnose wordt vaak al op de kinderleeftijd gesteld, zeker als de symptomen heel duidelijk zijn. Bij andere kinderen of volwassenen met een stoornis in het autistische spectrum valt de stoornis minder op. Aan het uiterlijk is dan bijvoorbeeld niet of nauwelijks iets te zien. Er zijn wel problemen op het gebied van de sociale vaardigheden, communicatie en contact. De informatieverwerking is verstoord. Autistische patiënten zien en begrijpen de wereld niet zoals anderen dat doen. Zij hebben vaak een sterke behoefte aan regelmaat en voorspelbaarheid en veranderingen worden moeilijk verdragen. Op schijnbaar onbegrijpelijke momenten kan veel angst of agressie ontstaan. De patiënt is vaak star, niet flexibel. Er is een sterke aandacht voor details terwijl het grote geheel niet wordt begrepen. Autistische mensen hebben vaak heel specifieke interesses of hobby's. Zij kunnen daar in extreme mate in opgaan. Dat kan houvast geven en de angst verminderen. Er is vaak sprake van een ongewone gevoeligheid, of soms verminderde gevoeligheid voor sensorische prikkels zoals geluid, licht of pijn. Genezing is niet mogelijk. De omgeving en de bejegening moeten autismevriendelijk zijn (prikkelarm, bijvoorbeeld duidelijk en voorspelbaar, en niet te veel lawaai). Verder kan op allerlei manieren geprobeerd worden de patiënt met zijn beperkingen te leren omgaan. Tot op zekere hoogte kunnen bijvoorbeeld manieren worden aangeleerd om sociaal wat beter te functioneren.

15.20 Overig

Er is nog veel meer. Voorbeelden zijn de specifieke leerstoornis (zoals de leesstoornis), taalstoornis, en ticstoornissen (waaronder Gilles de la Tourette). Belangrijk is ook de verstandelijke ontwikkelingsstoornis (verstandelijke beperking, vroeger zwakbegaafdheid en zwakzinnigheid genoemd). Daarvoor is niet alleen het IQ belangrijk maar ook het niveau van functioneren in het dagelijks leven. Dat laatste bepaalt in feite hoe ernstig de beperking is.

15.21 Suïcidaliteit en tentamen suicidii

Hierbij gaat het niet om psychiatrische stoornissen maar wel om verschijnselen die vaak met een psychiatrische stoornis te maken hebben. Dat kan een depressie zijn, maar ook iets anders. Veel mensen overwegen ooit in hun leven, gedurende kortere of langere tijd, een eind aan hun leven te maken. Het aantal mensen dat per jaar een echte poging waagt, is veel kleiner maar nog altijd groot: in Nederland tussen de 15.000–30.000 mensen. De afkorting TS betekent tentamen suicidii, een poging tot suïcide. De patiënt verkeert in grote moeilijkheden. Vaak is er een gebrek aan hoop of een onvermogen met agressie om te gaan. De arts moet nagaan welke aanleidingen er zijn geweest. De patiënt is zich daar niet altijd goed van bewust. De situatie van de patiënt moet in ieder geval zo goed mogelijk in kaart worden gebracht. Hierop kan een eventueel hulpaanbod worden gericht. Het aantal geslaagde suïciden bedraagt in Nederland jaarlijks ongeveer 1.800–1.900. Dat betekent dat ongeveer één op de honderd mensen door suïcide sterft. In het Nederlands worden de termen zelfdoding en zelfmoord gebruikt. Zelfdoding klinkt neutraler. Dat is een voordeel. Het is namelijk professioneel om tegenover suïcidaliteit geen veroordelende houding aan te nemen. De term zelfmoord klinkt anders. Het goede van deze term is echter dat de nadruk ligt op de agressie. Dit speelt namelijk vaak een grote rol. De patiënt richt door zich te suïcideren een enorme hoeveelheid agressie op zichzelf en in feite ook op de omgeving. Dat laatste is waarschijnlijk vooral het geval als iemand zijn daad in een impuls uitvoert. De zogenoemde treinsuïciden (ongeveer 180 per jaar) treffen niet alleen de patiënt zelf en zijn omgeving, maar ook de treinmachinist en hulpdiensten op een bijzonder tragische manier.

Na een geslaagde suïcide is het moeilijk of onmogelijk de motivatie van de patiënt te achterhalen. Dat kan soms wel als er een afscheidsbrief is. Suïcidaliteit kan wijzen op een persoonlijkheidsstoornis, schizofrenie of verslaving. Het komt ook voor dat mensen in een psychose stemmen horen die de opdracht geven er een eind aan te maken. Dat is iets heel anders dan suïcide als gevolg van een depressie, de oorzaak die het meest voorkomt. Een ernstige depressie is zo ondraaglijk dat de patiënt geen andere uitweg ziet. De meest gebruikte methoden in Nederland zijn ophanging, vergiftiging en voor een trein springen. Voor de omgeving is het verlies van een dierbare door suïcide zeer tragisch. Preventie is moeilijk. Wanneer de patiënt erover praat, moet dit in ieder geval serieus genomen worden. Er wordt wel gedacht dat degenen die erover praten, het niet doen. Dat klopt lang niet altijd. Het komt ook veel voor dat mensen er niet over praten. Dan is ernaar vragen aangewezen. Het is een misverstand dat mensen hierdoor op een idee worden gebracht. Impulsiviteit, overmatig alcoholgebruik, agressie, sociale isolatie en ontbreken van hoop zijn voorbeelden van risico's die de kans op suïcide groter maken. Het risico kan afnemen door bijvoorbeeld probleemoplossingsvaardigheden, sociale steun, dierbare mensen in de omgeving, of het geloof. Hulp aan de patiënt die een TS heeft gedaan, kan bestaan uit het proberen te verminderen van risico's en het proberen te versterken van beschermende factoren. Opname in een kliniek is meestal slechts gedurende korte tijd een goed idee. Psychiatrische diagnostiek en behandeling zijn in ieder geval noodzakelijk.

Praktijkvoorbeelden

Meneer A. is 24 jaar. Als kind hoorde hij er niet echt bij. Hij heeft zijn schoolopleiding afgemaakt, hoewel hij in het examenjaar weinig meer deed, zich vaak terugtrok op zijn kamer en in zichzelf praatte. Vier jaar geleden werd hij binnen een dag erg verward. Hij begon te schreeuwen en met deuren te gooien. Hij was doodsbang. Stemmen zeiden akelige dingen. Hij was ervan overtuigd in bezit te zijn genomen door de duivel. Hij verzette zich heftig tegen de mensen van de psychiatrische crisisdienst. In de kliniek wilde hij niet blijven en werd daarom gedwongen opgenomen. Hij werd zelfs verpleegd in een aparte ruimte, de separeer. Toen hij zijn hoofd begon te verwonden, kreeg hij medicatie. Later accepteerde hij antipsychotica. Inmiddels is de diagnose schizofrenie gesteld.

Meneer B., 22 jaar, is er zeker van dat iedereen kan zien dat hij een buikje heeft en een slappe onderkin. Hij heeft zich al gemeld bij een plastisch chirurg. Die heeft echter twijfels aan het nut van een operatie en heeft het advies gegeven zich eerst in een instelling voor geestelijke gezondheidszorg te laten onderzoeken.

Meneer C., 49 jaar, is niet in staat tot het voeren van een normaal gesprek. Overdag werkt hij bij de plantsoenendienst. 's Avonds is hij urenlang bezig met speelgoedtreinen. Hij heeft geen familie en geen relatie. Hij is 'een aparte'. Vandaag kreeg hij een brief van de woningbouw dat hij zijn huisje tijdelijk moet verlaten in verband met een renovatie. Meneer C. is nu volledig van slag.

Mevrouw D., 32 jaar, durft 's avonds niet meer naar buiten. Ze is bang om in paniek te raken en om iemand tegen te komen. De gedachte alleen al maakt haar nerveus. Thuis heeft ze het goed. Haar echtgenoot doet de boodschappen. Zij verzorgt het huis, zo goed mogelijk. Ze zegt dat ze altijd al een huismus is geweest.

Mevrouw E., 40 jaar, is voor de tweede keer in haar leven erg somber. Dat duurt nu al bijna een maand. Ze kan nergens meer van genieten, zelfs niet van haar lievelingsserie op de televisie. Het eten smaakt haar niet. Ze ligt vaak wakker. Tegenover haar man voelt ze zich schuldig. De huisarts vindt de verschijnselen zo duidelijk dat zij medicatie voorstelt of een verwijzing naar de GGZ.

Sonja F., 19 jaar, krast vaak in haar onderarmen. Ze leidt een stormachtig leven. Ze is al drie keer in het ziekenhuis geweest in verband met een TS. Ze heeft vriendjes maar kan het contact niet lang vasthouden omdat ze nogal claimend is. Ze voelt zich dikwijls ellendig maar soms ook even heel goed. Ze kan zich niet concentreren en heeft naar eigen zeggen om die reden de school niet afgemaakt. Ze blowt en voelt zich voortdurend onrustig.
Als ze boos is, roept ze vaak dat ze er een eind aan wil maken. Ze vond haar huisarts een fantastische man, maar toen hij weigerde haar slaappillen te geven, werd ze enorm kwaad en wilde ze een andere huisarts.

Meneer G., 25 jaar, wilde vroeger concertpianist worden. Sinds enkele jaren is bekend dat hij lijdt aan schizofrenie. In het begin was alles heel heftig. Hij weigerde continu medicijnen. Uiteindelijk ging hij akkoord met een depotpreparaat, eens in de twee weken. De laatste week was hij opvallend rustig en vriendelijk. Het kwam als een donderslag bij heldere hemel dat hij zich heeft opgehangen aan de trap.

Monique is al geruime tijd somber en zit nu tegenover haar cognitieve gedragstherapeut. Monique heeft zojuist gezegd dat geen enkele man haar aantrekkelijk vindt. De therapeut heeft gevraagd welke bewijzen ze daarvoor heeft.

Mevrouw H., 42 jaar, is al meer dan een jaar extreem moe. Ze kan niets meer en ligt voornamelijk op de bank. De verzekeringsarts heeft gezegd dat ze aan de slag moet. Ze zou psychotherapie moeten krijgen. Dat heeft mevrouw H. als kwetsend ervaren. Ze voelt zich immers echt heel moe.

Vroeger was Miranda een tijdje broodmager, maar nu is ze weer goed op gewicht. Haar grote geheim is dat ze af en toe grote hoeveelheden kaas, koekjes, taart, noten en pudding koopt, die vervolgens 's avonds naar binnen propt om van de buikpijn vervolgens het meeste weer uit te braken.

Mevrouw I., 45 jaar, is sinds ongeveer acht jaar extreem achterdochtig. Ze mijdt het contact met familie, kennissen en buren. Vrienden heeft ze allang niet meer. Op een dag is ze ervan overtuigd dat ze wordt afgeluisterd. Ze houdt haar huis niet schoon en schreeuwt nogal eens, ook 's nachts. De woningbouwvereniging heeft een uitnodiging gestuurd om eens langs te komen. De huisarts heeft een tip gekregen van een ongeruste buurtbewoner. Hij denkt erover de GGZ in te schakelen.

Meneer J., 50 jaar, zou best willen slapen, maar als hij in de loop van de avond moe is en naar zijn slaapkamer gaat, is hij bij het zien van zijn kussen bij wijze van spreken direct klaarwakker. Zo kan het niet verder. Overdag moet hij vaak geeuwen en dat kan eigenlijk niet. Hij is vertegenwoordiger. Meestal neemt hij een paar glazen wijn voor het slapen gaan. In de loop van de nacht wordt hij dan meestal toch vroeg en onrustig wakker.

Mevrouw K., 40 jaar, werd als kind misbruikt. Ze heeft een zwaar leven. Als ze iets naars hoort, schiet ze in een soort trance. Seksueel contact is voor haar niet mogelijk. Ze krijgt bij lichamelijke aanraking herbelevingen. Nog altijd heeft ze nachtmerries over wat er is gebeurd.

Mevrouw L, 70 jaar, kan het niet meer aan. Haar man is de hele nacht heen en weer aan het lopen en aan het schreeuwen. Hij is al een tijdje aan het dementeren, maar ze heeft het al die tijd nog volgehouden. Nu lukt het niet meer. Haar man herkent haar niet eens meer.

Mevrouw M, 25 jaar, komt de praktijk binnen. Ze is grensoverschrijdend en lacherig. Ze beledigt de assistente. Ze gedraagt zich alsof ze directrice is van het gezondheidscentrum. Ze praat aan één stuk door, onder meer over haar vele mannen die privéjets bezitten en haar juwelen geven. Ze is van plan al haar geld, minimaal een miljoen euro, te investeren in huizen in Canada. Tegen een keurige kantoorbediende roept ze 'Hé, lekker ding!'. Die weet niet wat hij hoort.

Nicole is veertien. Zij denkt dat iedereen negatief over haar oordeelt. In de therapie wordt ze uitgedaagd vast te stellen of wat zij denkt wel echt waar is. Zij let voortaan meer op het positieve wat ze meemaakt dan op het negatieve. Bovendien pakt ze haar hobby's weer op en ontmoet nieuwe vriendinnen. Na enkele maanden zijn haar stemmingsklachten helemaal verdwenen.

Bijlagen

E.A.F. Wentink, *Medische kennis*, Basiswerk AG, DOI 10.1007/978-90-368-1786-8

Verklarende woordenlijst

aanpassingsstoornis milde en tijdelijke psychische stoornis als reactie op een stressvolle gebeurtenis

abces holte gevuld met pus

abdominaal heeft te maken met buik

abortus miskraam

abortus provocatus kunstmatig opgewekte miskraam

absence vorm van epilepsie

accommoderen lens in oog boller maken om scherper te kunnen zien

ACE-remmer geneesmiddel, onder meer tegen hoge bloeddruk

acrovesiculeus eczeem vorm van eczeem, vooral tussen de vingers

actieve immunisatie inenten met antigeen, het lichaam moet zelf antistoffen maken

actinische keratose voorstadium van huidkanker

acute reuma tijdelijke auto-immuun gewrichtsontsteking als reactie op een streptokokkeninfectie, kan gepaard gaan met hartklepbeschadiging

acute stressstoornis kortdurende psychische stoornis na trauma

Addison, ziekte van bijnierschorsinsufficiëntie

adenoïd neusamandel

adenoïdhypertrofie vergrote neusamandel

adenoom voorbeeld van een goedaardig gezwel

adenotomie kleiner maken van de neusamandel

ADHD voorbeeld van een psychische stoornis, met bijvoorbeeld concentratieproblemen, overbeweeglijkheid en impulsiviteit

adipositas overgewicht

AED automatische externe defibrillator, apparaat om mee te reanimeren bij een hartstilstand

afasie taalstoornis

agorafobie angst ergens niet te kunnen ontsnappen als een paniekaanval optreedt

agranulocytose ernstige tekort aan witte bloedcellen

ALAT stof in het bloed, zegt iets over de lever

alkalische fosfatase stof in het bloed, zegt iets over de botten

ALL acute lymfatische leukemie

allergeen iets wat een allergische reactie kan veroorzaken

alopecia haaruitval

alopecia androgenetica haaruitval door veroudering

alopecia areata plaatselijke haaruitval

ALS zie amyotrofische lateraalsclerose

alter een van de persoonlijkheden bij de dissociatieve identiteitsstoornis

Alzheimer, ziekte van meest voorkomende vorm van dementie

AML acute myeloïde leukemie

amnesie geheugenverlies

amylase stof in het bloed, zegt iets over de alvleesklier

amyotrofische lateraalsclerose ernstige neurologische aandoening

anafylaxie ernstige allergie

anemie bloedarmoede

aneurysma verwijde slagader

angina pectoris pijn op de borst door zuurstoftekort in de hartspier

anti-D antistoffen tegen Rhesusfactor

antimycoticum geneesmiddel tegen schimmel

anurie geen urineproductie

aorta grote lichaamsslagader

aplastische anemie bloedarmoede door beenmergstoornis

apneu ademhalingsstop

appendectomie verwijderen van de blinde darm

appendicitis ontstoken blinde darm

arterie slagader

arterieel heeft te maken met slagader

artritis gewrichtsontsteking

artritis urica jicht

artrodese operatie waarbij gewricht wordt vastgezet

artrose gewrichtsziekte, 'slijtage'

ASAT stof in het bloed, zegt iets over de lever

ascites ophoping van veel vocht in de buikholte

asdrukpijn hevige pijn bij druk in de lengterichting van een gebroken bot

aspecifieke maagklachten maagklachten die niet passen bij een duidelijke ziekte

Asperger, stoornis van vorm van autisme

astma luchtwegziekte met vernauwing en ontsteking van luchtpijpvertakkingen

asystolie hartstilstand door het niet meer samentrekken van de hartspier

atherosclerose ziekte van de slagaderen met vernauwing

atopisch erfelijk allergisch

atrioventriculaire knoop cellen op de verbinding tussen hartboezem en -kamers, geven elektrische prikkels door

atrium boezem van het hart

atriumfibrilleren onregelmatig samentrekken van de boezems

atrofie verdwijnen van weefsel

aura verschijnselen voorafgaand aan migraineaanval

auscultatie beluisteren

autisme psychische stoornis met onder meer ernstige sociale en communicatieve problemen

autismespectrumstoornis een van de autistische stoornissen

auto-immuunziekte ziekte waarbij het afweersysteem zich tegen het lichaam keert

autosomaal dominant manier van erfelijkheid waarbij de kans op ziekte 50 % is als een van de ouders de ziekte heeft

bacteriëmie aanwezigheid van bacteriën in het bloed

Baker, cyste van cyste aan de achterkant van de knie

basalecelcarcinoom veelvoorkomende huidkanker

basalioom veelvoorkomende huidkanker

BDD zie body dysmorphic disorder

Bechterew, ziekte van ontstekingsziekte van gewrichten

Bell, paralyse van onbegrepen verlamming van de spieren in het gezicht

benigne goedaardig

benigne paroxysmale positieduizeligheid duizeligheid uitgelokt door bewegingen van het hoofd

binge eating eetbuistoornis

biopt afgenomen weefsel

bipolaire stoornis stemmingsstoornis waarbij zowel depressie als manie kan voorkomen ('manisch-depressief')

block blokkade van elektrische prikkels in het hart

BMI body mass index, gewicht gedeeld door het kwadraat van de lengte

body dysmorphic disorder psychische stoornis waarbij de patiënt onterecht enorm in beslag wordt genomen door een probleem met het eigen uiterlijk

Borrelia Burgdorferi bacterie die de ziekte van Lyme veroorzaakt

boulimia nervosa eetstoornis met (vr)eetbuien en controleverlies

bovensteluchtweginfectie infectie van het slijmvlies in neus, keel, strottenhoofd (verkoudheid)

Bowen, ziekte van voorstadium van huidkanker

BPPD zie benigne paroxysmale positieduizeligheid

bradykinesie traag bewegen

BRCA breast cancer

bronchitis ontstoken luchtpijpvertakkingen

bronchopneumonie combinatie van bronchitis en pneumonie

bronchoscopie luchtpijpvertakkingen van binnen bekijken

bronchus luchtpijpvertakking

bronchuscarcinoom kanker in een bronchus, 'longkanker'

BSE bezinkingssnelheid van de erytrocyten

bursitis ontstoken slijmbeurs

bypass omleiding

caecum blinde darm

Candida soort schimmel

cannabis hasj, marihuana

CANS complaints of arms, neck and shoulders

carcinoom meest voorkomende type kanker

cardiaal heeft te maken met het hart

cardiogeen heeft te maken met het hart

cardiovasculair heeft te maken met hart en bloedvaten

carotis arteria halsslagader

carpaletunnelsyndroom symptomen als gevolg van een beklemde zenuw in de pols

cataract staar, troebeling van de lens

causaal oorzakelijk

CCU hartbewaking

cellulitis infectie van het onderhuidse bindweefsel

cervicaal heeft te maken met de hals

cervix hals (bijvoorbeeld van de baarmoeder)

cervixcarcinoom baarmoederhalskanker

CGT cognitieve gedragstherapie

Chlamydia soort bacterie

cholecystectomie verwijderen van de galblaas

cholecystitis ontstoken galblaas

cholelithiasis galstenen

claudicatio intermittens pijn in de kuiten bij lopen als gevolg van bloedvatvernauwing

CLL chronische lymfatische leukemie

clonisch samentrekken van spieren

clue cell cel, te zien onder de microscoop bij vaginose

clusterhoofdpijn ernstige vorm van hoofdpijn die in clusters (perioden) voorkomt en daarbuiten niet

CML chronische myeloide leukemie

cobalamine vitamine B12

coeliakie darmziekte door contact met gluten

cognitie gedachte

coïtus geslachtsgemeenschap

colectomie het verwijderen van de dikke darm

colitis ulcerosa darmontstekingsziekte

collesfractuur gebroken pols

collumfractuur gebroken heup

coloncarcinoom dikke darmkanker

colonoscopie dikke darm van binnen bekijken

colposcopie bekijken van de vaginawand

coma diepe bewusteloosheid

comedo mee-eter

common migraine gewone migraine, zonder aura

commotio cerebri matige hersenschudding

comorbiditeit bijkomende ziekte

compulsie dwanghandeling

conatief heeft te maken met wat iemand wil

conjunctiva oogbindvlies

conjunctivitis ontstoken oogbindvlies

conservatief niet operatief

constitutioneel heeft te maken met de aanleg

contactallergeen stof die door contact met de huid een allergische reactie veroorzaakt

contactbloeding vaginaal bloedverlies doordat de baarmoeder wordt aangeraakt, bijvoorbeeld bij coïtus

contacteczeem huidontsteking door contactallergie

contractuur vergroeiing van een gewricht

contusie kneuzing, beschadiging van spier- en bindweefsel

contusio cerebri ernstige hersenschudding met beschadiging

conversie psychische stoornis met lichamelijke verschijnselen

convulsie stuip

coördinatiestoornis spierbewegingen zijn niet op elkaar afgestemd

COPD chronic obstructive pulmonary disease: chronische bronchitis en longemfyseem

cornea hoornvlies

coronairsclerose vernauwing van kransslagaderen

corticosteroïden bijnierschorshormonen

coxartrose versleten heup

creatinine stof in het bloed, zegt iets over de nieren

Crohn, ziekte van darmontstekingsziekte

cryochirurgie behandelen door bevriezing

CT computertomografie

cts carpaletunnelsyndroom

curatief genezend

curettage verwijderen van baarmoederslijmvlies

Cushing, syndroom van ziekteverschijnselen door te veel bijnierschorshormonen (door gebruik van medicatie)

Cushing, ziekte van te hoge productie van bijnierschorshormonen door een tumor in de hypofyse

CVA cerebrovasculair accident

cyste holte, gevuld met inhoud (geen pus)

cystitis blaasontsteking

cystokèle verzakte blaas

cystoscopie de blaas van binnen bekijken

d-dimeer stof in het bloed die iets zegt over diepe veneuze trombose

defecatie productie van ontlasting

dehydratie uitdroging

delier bewustzijnsstoornis door lichamelijke oorzaak

depersonalisatie gevoel alsof je geen goed contact meer hebt met het eigen lichaam

derealisatie gevoel alsof je geen goed contact meer hebt met de omgeving

DEXA-meting meting van de dichtheid van het bot

diabetes mellitus suikerziekte

diafragma middenrif

dialyse zuivering van het bloed

diepe veneuze trombose stolselvorming in een diepe ader

differentiaaldiagnose een overzicht van de mogelijke diagnosen bij een bepaalde patiënt

dipslide kweek van urine, om een urineweginfectie aan te tonen

DIS dissociatieve identiteitsstoornis, stoornis waarbij verschillende persoonlijkheden in één persoon aanwezig zijn

dissociatie scheiding van psychische verschijnselen

distaal ver verwijderd van het midden

distorsie verstuiking, overrekking van banden

diureticum plaspil

diverticulitis ontstoken instulpingen ('zakjes') in het darmslijmvlies

diverticulose de aanwezigheid van vele instulpingen ('zakjes') in het darmslijmvlies

divertikel instulping ('zakje') in het darmslijmvlies

dopamine chemische stof in de hersenen

dotteren van binnenuit openmaken van vernauwde bloedvaten

DSM-systeem systeem om psychiatrische aandoeningen in te delen

duodenum twaalfvingerige darm

duplexonderzoek onderzoek van de stroomsnelheid van bloed

Dupuytren, contractuur van bindweefselvorming en vergroeiing aan de hand

DVT diepe veneuze trombose

dysartrie stoornis in de articulatie

dysfagie slikstoornis

dyshidrotisch eczeem vorm van eczeem aan de handen, vooral tussen de vingers

dysmenorroe veel pijn bij de menstruatie

dyspareunie pijn bij de coïtus

dyspepsie aspecifieke maagklachten, lichte bovenbuikklachten

dyspnoe kortademigheid

ECG elektrocardiogram

echocardiografie onderzoek van het hart met echografie

echografie onderzoek met geluidsgolven

eclampsie de ernstigste vorm van zwangerschapshypertensie, gaat gepaard met een epileptische aanval

ECT zie elektroconvulsietherapie

eczeem huidontsteking

EEG zie elektro-encefalogram

ejaculatio praecox te vroege zaadlozing

elektroconvulsieve therapie behandeling van een ernstige psychiatrische stoornis (meestal depressie) door het veroorzaken van een insult

elektro-encefalogram onderzoek van de elektrische activiteit van de hersenen, 'hersenfilmpje'

embolus losgelaten stolsel

endocarditis ontsteking aan de binnenkant van het hart

endocrien heeft te maken met hormonen

endometriose aanwezigheid van baarmoederslijmvlies op abnormale plaatsen

endometrium baarmoederslijmvlies

enkel/arm-index verhouding van de bloeddruk aan de enkel tot de bloeddruk aan de arm

epicondylitis lateralis humeri tennisarm

epicutaan op de huid

epididymitis ontstoken bijbal

epiduraal op de dura (het buitenste hersenvlies)

epiglottitis infectie van het strottenklepje

epilepsie overmatige elektrische activiteit van hersencellen

EPO zie erytropoëtine

erectie stijf worden van de penis

erysipelas infectie in de huid, wondroos

erythema chronicum migrans rode, steeds groter wordende vlek bij de ziekte van Lyme

erytrocyt rode bloedcel

erytropoëtine een hormoon uit de nieren dat de vorming van rode bloedcellen stimuleert

essentiële hypertensie hoge bloeddruk zonder bekende oorzaak

essentiële trigeminusneuralgie pijnscheuten in het gezicht, oorzaak onbekend

EUG zie extra-uteriene graviditeit

Eustachius, buis van verbinding tussen middenoor en neuskeelholte

exacerbatie verergering

excisie uitsnijden

exophthalmus uitpuilen van een oog

exposure blootstelling

exsudaat eiwitrijk vocht

extern spalken met een hulpmiddel van buitenaf immobiel maken

extractie het tijdens een bevalling aan de foetus trekken om de geboorte te versnellen

extrasystole extra hartslag

extra-uterien buiten de baarmoeder

extra-uteriene graviditeit buitenbaarmoederlijke zwangerschap

facialisparese verlamming van spieren in het gezicht door uitval van een zenuw

fako-emulsificatie vernietiging van de ooglens met behulp van trillingen

fetisjisme seksuele opwinding door bijvoorbeeld voorwerpen of kledingstukken

fibromyalgie onbegrepen aandoening die wordt gekenmerkt door pijn op verschillende plaatsen in het bewegingsapparaat (spieren en bindweefsel)

fistel verbinding tussen een hol orgaan en een ander hol orgaan of de buitenwereld

fluor vaginale afscheiding

fobie angst voor iets specifieks, gaat gepaard met vermijdingsgedrag, en alleen al de gedachte eraan maakt angstig

fontanel zachte plek in de schedel bij jonge baby

forceps tang

fout-negatief de uitslag van een test is negatief, maar de ziekte of kwaal is toch aanwezig

fractuur botbreuk

FT4 actief schildklierhormoon

fundoscopie netvlies bekijken

furunculose vaak steenpuisten hebben

furunkel steenpuist

ganglion gevulde holte in het kapsel van een gewricht of pees

gangreen afsterven van weefsel, gevolgd door bacteriële infectie, rotting en stank

gastritis ontsteking in de maag

gastro-enteritis ontsteking van maag- en darmslijmvlies

gastroscopie de maag aan de binnenkant bekijken

gecompliceerde urineweginfectie nierbekkenontsteking of blaasontsteking bij een jong kind, een man of een diabeet

gegeneraliseerd algemeen, overal

gegeneraliseerde angststoornis algemene angst, voor 'alles', niet gekoppeld aan iets speciaals

gemengde episode periode met manische en depressieve kenmerken

glaucoom verhoogde oogboldruk met beschadiging van de oogzenuw

glomerulonefritis ontsteking van de nierschors

glomerulopathie ziekte van de nierschors

gonartrose versleten knie

gonorroe door bacteriën veroorzaakte seksueel overdraagbare aandoening

Graves, ziekte van te snel werkende schildklier door auto-immuunproblemen

graviditeit zwangerschap

hallucinatie niet te corrigeren onjuiste zintuiglijke waarneming

hamerteen vormafwijking van een teen

hartfalen niet goed pompen van het hart

hartinfarct afsterven van hartweefsel

Hashimoto, ziekte van ontstekingziekte van de schildklier, waarbij de schildklier te langzaam werkt

Hb hemoglobine

Helicobacter pylori bacterie die maagziekten kan veroorzaken

HELLP hemolysis, elevated liver enzymes, low platelets. Is een ernstige vorm van zwangerschapshypertensie

hematemesis bloedbraken

hematogeen via het bloed

hematoom bloeduitstorting

hematurie bloed plassen

hemodialyse zuiveren van bloed

hemofilie ernstige stollingsziekte, er treden gemakkelijk bloedingen op

hemoglobine rode bloedkleurstof

hemolytisch heeft te maken met afbraak van bloed

hemoptoë bloed ophoesten

hepatitis leverontsteking

hepatitis A leverontsteking door een bepaald type virus (A)

hepatitis B leverontsteking door een bepaald type virus (B)

hepatitis C leverontsteking door een bepaald type virus (C)

hernia breuk

hernia diafragmatica breuk in het middenrif

hernia inguinalis liesbreuk

hernia nuclei pulposi breuk in een tussenwervelschijf

herpes simplex virus virus dat pijnlijke blaasjes veroorzaakt, zoals bij koortslip

herpes zoster virus virus dat waterpokken en gordelroos veroorzaakt

herseninfarct afsterven van hersenweefsel

heupdysplasie niet goed aangelegd zijn van het heupgewricht

hirsutisme overmatige beharing bij een vrouw

HNP zie hernia nuclei pulposi

Hodgkin, ziekte van kwaadaardige ziekte van lymfatisch weefsel

Holter-ECG ECG over 24 uur

humaan papilloma virus virus dat wratten veroorzaakt

hydronefrose nieren die gevuld zijn met te veel urine, als gevolg van een belemmering van de afvloeiing

hypercholesterolemie te hoog cholesterol in het bloed

hyperemesis gravidarum extreem braken tijdens de zwangerschap

hyperglykemie te hoog bloedsuikergehalte

hypermetropie verziendheid

hypertensie hoge bloeddruk

hyperthyreoïdie te snel werkende schildklier

hyperurikemie te hoog urinezuur in het bloed

hypochondrie overmatige bezorgdheid over de gezondheid

hypoglykemie te laag bloedsuikergehalte

hypokinesie te weinig beweging

hypostatisch eczeem huidontsteking als gevolg van afvloeiingsbelemmering van bloed in de benen

hypotensie lage bloeddruk

hypothyreoïdie te traag werkende schildklier

hysterectomie verwijderen van de baarmoeder

hysteroscopie de baarmoeder van binnen bekijken

IBD afkorting voor inflammatory bowel disease maar ook voor irritable bowel disease (spastisch colon)

icterus geelzucht

idiopathisch door onbekende oorzaak

immobiliteit onbeweeglijkheid

impetigo bacteriële huidinfectie

incisie snee maken in

incubatietijd de periode tussen besmetting en ziekteverschijnselen

indicatie reden

infiltreren doordringen, verspreiden

inhalatie inademen

insomnie slapeloosheid

instabiele angina pectoris pijn op de borst door zuurstofgebrek in het hart; de klachten veranderen, de patiënt merkt bijvoorbeeld dat het vaker voorkomt of dat het langer duurt

insufficiëntie onvoldoende werken

insulineresistentie ongevoeligheid voor insuline

insult epileptische aanval

intoxicatie vergiftiging

intracutaan in de huid

intramusculair in de spier

intra-uterien in de baarmoeder

intraveneus in de ader

intrinsic factor stof, gemaakt door de maagwand, is nodig om vitamine B12 op te kunnen nemen uit de darm

inversietrauma beschadiging, als gevolg van een beweging naar binnen

IPT interpersoonlijke therapie

iridocyclitis ontsteking in het oog

irreversibel onomkeerbaar

ischemie tekort aan bloed en dus zuurstof

ischias pijn in een been als gevolg van druk op of prikkeling van een zenuw (de nervus ischiadicus)

jejunum gedeelte van de dunne darm

keratitis ontstoken hoornvlies

keratosis senilis voorstadium van huidkanker

ketoacidose verzuring met vorming van ketonen

klassieke migraine migraine met aura

kleptomanie drang tot het stelen van dingen

koliek pijnaanval, met bewegingsdrang

kunstverlossing bevalling met technische hulpmiddelen, niet langs de natuurlijke vaginale weg

kyfose bolle vergroeiing van de wervelkolom

laparoscopisch via het kijken in de buikholte

laryngitis subglottica pseudokroep, een ontsteking aan de binnenkant van het strottenhoofd, bij de stembanden

laryngoscopie het strottenhoofd van binnen bekijken

larynx strottenhoofd

larynxcarcinoom kanker in het slijmvlies van het strottenhoofd

Lasègue, proef van lichamelijk onderzoek om na te gaan of pijn in een been te maken heeft met de nervus ischiadicus

lateraal naar de zijkant toe

leukemie kanker van bloedcellen

leukocyt witte bloedcel

leukopenie tekort aan witte bloedcellen

levercirrose ernstige ziekte, waarbij de lever verandert in bindweefsel

libido seksuele lust, begeerte

lichenificatie verruwing van de huid, als gevolg van chronisch krabben, bij eczeem

lipase enzym uit de alvleesklier

longembolie stolsel uit een diepe ader dat met het bloed is meegestroomd en vast is gelopen in de longen

longemfyseem longziekte waarbij longblaasjes inclusief bloedvaatjes verdwijnen

lumbaalpunctie prik laag in de rug, bedoeld om hersenvocht te verkrijgen (of om een plaatselijke verdoving toe te dienen)

lumbosacraal ter hoogte van de onderrug en het heiligbeen (nog lager)

lumpectomie borstsparende operatie bij borstkanker

Lyme, ziekte van bacteriële ziekte, besmetting vindt plaats door een tekenbeet

lymfadenitis ontstoken lymfeklier

lymfadenitis colli ontstoken lymfeklier in de hals

lymfangitis ontstoken lymfevat

lymfocyt soort witte bloedcel

lymfoom kwaadaardige tumor in lymfatisch weefsel

maagperforatie gaatje in het maagslijmvlies

macrocytair gaat gepaard met grote cellen

maculadegeneratie achteruitgang van de gele vlek in het netvlies

malabsorptie niet goed opnemen

malaise zich niet lekker voelen

maligne kwaadaardig

mammacarcinoom borstkanker

mammogram röntgenfoto van de borsten

manie ernstige psychische toestand met gestegen of geprikkelde stemming en gestoord gedrag

mantoux prik om te onderzoeken of er een tbc-besmetting is

mastitis borstontsteking

MCV gemiddelde grootte van rode bloedcellen

MDL-arts specialist voor ziekten van onder andere maag, darm, lever

megaloblastair gaat gepaard met grote cellen

melaena zwarte ontlasting door bijmenging van verteerd bloed

melanoom kanker van pigmentcellen in de huid

menarche eerste menstruatie

Menière, ziekte van ziekte van het middenoor met aanvallen van draaiduizeligheid en progressief gehoorverlies

meningitis hersenvliesontsteking

meningokokkensepsis infectie van het bloed door meningokokken

menopauze laatste menstruatie

mesothelioom kanker in longvliezen of buikvlies

metabool heeft te maken met de stofwisseling

metastasering uitzaaiing

microcytair met kleine cellen

mictie urinelozing

migraine accompagnée migraine met neurologische uitval

mitralisinsufficiëntie lekkende klep tussen linkerboezem en -kamer

mononucleosis infectiosa zie ziekte van Pfeiffer

motoriek bewegingen

MRI beeldvormend onderzoek

MS zie multipele sclerose

multipele sclerose ziekte van hersenen en ruggenmerg

Münchhausen by proxy nagebootste stoornis bij iemand anders, meestal een eigen (jong) kind

Münchhausen, syndroom van nagebootste stoornis samen met het vertellen van fantasieverhalen

mycide eczeem door huidcontact met schimmel

mycose schimmelinfectie

myeloïd heeft te maken met (been)merg

myoom goedaardig gezwel van spiercellen (in de baarmoeder)

myxoedeem ophoping van slijmachtige stof in weefsel (bekend bij hypothyreoïdie)

naevus moedervlek

nagebootste stoornis ziekte die nagedaan wordt met als doel: patiënt kunnen zijn

nefropathie ziekte van nieren

negatief symptoom ziekteverschijnsel bij schizofrenie, bedoeld is vooral de afwezigheid van wat bij gezonde mensen verwacht kan worden, bijvoorbeeld: gebrek aan initiatief

nervus ischiadicus zenuw in het been

nervus trigeminus zenuw die het gevoel in het gezicht verzorgt

neuralgie zenuwpijn

neuritis zenuwontsteking

neuritis vestibularis ontsteking van een evenwichtszenuw

neuropathie ziekte van een zenuw

neurotransmitter chemische stof in de hersenen

neutrofiele granulocyt witte bloedcel

nierinsufficiëntie het niet goed werken van de nieren

non-Hodgkin lymfoom kwaadaardige ziekte van lymfatisch weefsel

NSAID ontstekingsremmende pijnstiller

nycturie 's nachts meer moeten plassen dan overdag

obesitas ernstig overgewicht

obsessie dwanggedachte

obstructie afsluiting

occult verborgen, onzichtbaar

OCD obsessive compulsive disorder; stoornis met dwanggedachten en/of handelingen

OCS obsessief compulsieve stoornis; stoornis met dwanggedachten en/of handelingen

oedeem abnormale ophoping van vocht

oesofagitis ontsteking in de slokdarm

oesofagoscopie de slokdarm van binnen bekijken

oesofagus slokdarm

oesofaguscarcinoom kanker in de slokdarm

oestrogeen vrouwelijk geslachtshormoon

okselkliertoilet het verwijderen van de lymfeklieren in de oksel

oligurie het produceren van weinig urine

OMA zie otitis media acuta

OME zie otitis media met effusie

onderhoudsmedicatie medicatie die langdurig gebruikt moet worden

ongecompliceerde urineweginfectie blaasontsteking

ongedifferentieerd niet duidelijk

ontsluiting het opengaan van de baarmoeder bij de bevalling

ontsteking reactie van het lichaam op een schadelijke prikkel

open tbc via opgehoest sputum besmettelijke tuberculose

oraal via de mond, na doorslikken

ORS mengsel van zout en suiker, samen met water heel belangrijk bij het voorkómen of de behandeling van uitdroging

orthopnoe kortademigheid bij platliggen

orthostatisch in staande houding

osteitis deformans botontsteking gepaard gaande met vervorming (Paget)

osteomyelitis infectie van beenmerg

osteoporose botontkalking met kans op botbreuk

osteotomie het verwijderen van een gedeelte van een bot

otitis externa ontsteking in de uitwendige gehoorgang

otitis media acuta plotselinge middenoorontsteking

otitis media met effusie middenoorontsteking met kleverig vocht

otorroe loopoor, vocht loopt uit het oor

ovarium eierstok

ovulatie eisprong

Paget, ziekte van voorbeeld van een botziekte, gaat gepaard met vervormingen

palatoschisis gehemeltespleet

palpitatie hartklopping

pancreas alvleesklier

pancreascarcinoom kanker in de alvleesklier

pancreatitis ontsteking in de alvleesklier

paniek aanval van angst

parafilie ongebruikelijke en soms schadelijke vormen van seksuele opwinding

paresthesieën tintelingen, branderig gevoel of andere onaangename gevoelens door beschadiging van perifere zenuwen

Parkinson, ziekte van voorbeeld van een hersenziekte

paroxysmaal aanvalsgewijs

partieel gedeeltelijk

passieve immunisatie inspuiten met antistoffen

pathologische fractuur botbreuk door een botziekte of door uitzaaiingen in de botten

patholoog specialist voor het onderzoek van cellen en weefsels

PCO polycysteus ovariumsyndroom

PDD-NOS voorbeeld van een autistische stoornis

pelvic inflammatory disease infectie van de inwendige vrouwelijke geslachtsorganen in het bekken

per os via de mond, na doorslikken

perifeer naar de uiteinden toe

perineum gebied tussen de anus en de uitwendige geslachtsorganen

periodieke explosieve stoornis psychische stoornis met onverwachte en onbegrepen uitbarstingen van agressie

peristaltiek beweging van gladde spiercellen

peritoneale dialyse vervanging van vocht met afvalstoffen in de buik, op die manier wordt ook het bloed gezuiverd

peritoneale prikkeling prikkeling van het buikvlies

peritonitis buikvliesontsteking

pernicieuze anemie gevaarlijke bloedarmoede doordat vitamine B12 niet uit de darmen kan worden opgenomen in het bloed

persoonlijkheidsstoornis hardnekkige problematiek in de manier waarop iemand omgaat met andere mensen en zichzelf

petechiën puntvormige bloeduitstortingen

Pfeiffer, ziekte van virale infectie met keelpijn, koorts, vermoeidheid en gezwollen lymfeklieren

Phadiatop bloedonderzoek bij allergie

PID zie pelvic inflammatory disease

piekstroom maximale uitademingssnelheid

placenta moederkoek

placenta praevia te lage placenta, ligt voor de uitgang

plaque ophoping

plaveiselcelcarcinoom vorm van kanker van epitheel, bijvoorbeeld huidepitheel

pleuritis ontstoken longvliezen

pneumonie longontsteking

pneumothorax 'klaplong', lucht komt tussen de longvliezen terecht

podotherapie paramedisch specialisme, richt zich op de conditie van de voeten

poliep goedaardige uitstulping van een slijmvlies

polycysteus de aanwezigheid van veel cysten

polydipsie veel dorst

polyneuropathie ziekte van veel zenuwen in het lichaam

polyurie het produceren van veel urine

poortwachterklier de lymfeklier waar kankercellen na uitzaaiing via lymfevaten het eerst in vast lopen

positief symptoom ziekteverschijnsel bij schizofrenie, bedoeld worden de psychotische verschijnselen

post partum na de bevalling

postherpetisch na een herpesinfectie

postmenopauzaal vanaf een jaar na de laatste menstruatie

posttraumatisch na een trauma

posttrombotisch syndroom ziekteverschijnselen die ontstaan na het optreden van een trombosebeen

pre-eclampsie zwangerschapshypertensie samen met oedeem en eiwit in de urine

presbyacusis ouderdomsslechthorendheid

presbyopie ouderdomsverziendheid

prikaccident per ongeluk zichzelf prikken met een gebruikte naald

primair progressief vanaf het begin steeds erger wordend

primaire insomnie slapeloosheid zonder duidelijke oorzaak

primaire preventie voorkómen dat een ziekte ontstaat

proctitis ontsteking in de endeldarm

productief met de aanmaak van… (bijv. slijm bij 'productieve hoest')

profylactisch om iets te voorkómen

progestageen kunstmatig vrouwelijk geslachtshormoon

prolaps verzakking

proptosis uitpuilen van een oog

prostaathyperplasie vergroting van de prostaat

prostaglandinen stoffen die in ons lichaam allerlei nuttige functies kunnen hebben

prostatitis ontsteking van de prostaat

proteïnurie eiwit uitscheiden in de urine

proximaal naar het midden toe

PSA stof in het bloed die iets zegt over de prostaat

pseudokroep bij kinderen voorkomende ontsteking van het slijmvlies in het strottenhoofd

psoriasis ontstekingsziekte van de huid, gaat gepaard met sterke schilfering

psychiater medisch specialist voor psychische stoornissen

psychodynamisch met aandacht voor (gedeeltelijk) onbewuste psychische processen

psycho-educatie voorlichting

psychofarmaca geneesmiddelen die invloed hebben op het psychisch functioneren

psychogeen als gevolg van psychische factoren

psychose ernstige psychische toestand, met wanen, hallucinaties, verwardheid en/of chaotisch gedrag

PTCA dotteren = van binnenuit verwijden van een vernauwd bloedvat

PTSS posttraumatische stressstoornis

punctie het opzuigen van vocht of cellen

purpura kleine bloeduitstortingen in de huid

pyelonefritis nierbekkenontsteking

Quervain, syndroom van De zie tendovaginitis stenosans

Quervain, ziekte van De pijnlijke ontsteking van de schildklier

Quincke-oedeem gevaarlijke ophoping van vocht in tong, keel of strottenhoofd

RA afkorting van reumatoïde artritis

RAST bloedonderzoek bij allergie

recidief herhaling, de ziekte is terug

recidiverend terugkomend

rectaal via de endeldarm

rectokèle verzakking van de endeldarm

rectum endeldarm

rectumcarcinoom kanker in de endeldarm

reflux terugstromen

relapsing remitting erger worden en dan weer verbeteren

remissie beter worden, teruggaan

resectie verwijderen

resistentie ongevoeligheid

responspreventie voorkómen dat iemand op blootstelling reageert met ongewenst gedrag

retina netvlies

retinopathie ziekte van het netvlies

reumafactor iets wat bij aanwezigheid in het bloed wijst op een ziekte zoals reumatoïde artritis

Rhesusnegatief er is geen Rhesusfactor (bepaald kenmerk van bloedcellen) in het bloed aanwezig

rhinosinusitis bijholteontsteking

rhinosinusitis maxillaris ontsteking in de kaakholte(n)

rigiditeit verhoogde spierspanning

RSI repetitive strain injury, schade door het te langdurig en eentonig uitvoeren van bepaalde bewegingen

ruptuur scheur

sacro-iliitis ontsteking van een gewricht in het bekken

SARS ernstige longontsteking

schildwachtklier de lymfeklier waar kankercellen na uitzaaiing via lymfevaten het eerst in vast lopen

schizofrenie ernstige psychische ziekte met perioden met verwardheid, wanen, hallucinaties en/of vreemd gedrag

schub het optreden van nieuwe ziekteverschijnselen bij een patiënt met MS

scintigrafie onderzoek met radioactieve stoffen waarmee organen zichtbaar kunnen worden gemaakt

scrotum balzak

sectio keizersnee

sectio caesaria keizersnee

secundaire hypertensie hoge bloeddruk met een duidelijke oorzaak, bijvoorbeeld een nierziekte

secundaire preventie een ziekte of afwijking proberen vast te stellen nog voordat de patiënt klachten krijgt

sediment neerslag van cellen en bacteriën uit urine

sensibiliteit gevoel

sentinel node zie schildwachtklier

sepsis bacteriële infectie van het bloed (wordt ook wel bloedvergiftiging genoemd)

serotiniteit zwangerschap die te lang duurt

serotonine neurotransmitter in de hersenen

shock levensgevaarlijke medische situatie, door uiteenlopende oorzaken is de bloeddruk extreem laag

sigmoïd gedeelte van de dikke darm

silent killer 'stille moordenaar' (benaming voor ziekten die lang zonder klachten verlopen maar daarna snel dodelijk kunnen zijn)

simulatie net doen alsof

sinusknoop groep cellen in het hart waar de elektrische prikkels ontstaan

slaapapneu ademstilstand tijdens de slaap

slaaphygiëne slaapgewoonten, de manier waarop iemand ervoor zorgt dat de slaap goed van kwaliteit kan zijn

slijmvlies binnenlaag van een hol orgaan

soa seksueel overdraagbare aandoening

solutio placentae loslaten van de placenta

somatisatiestoornis stoornis waarbij jarenlang allerlei onbegrepen lichamelijke klachten optreden

somatoforme stoornis langdurige lichamelijke klachten, of zorgen hierover, terwijl geen oorzaak kan worden gevonden

souffle hartgeruis

spalk materiaal waarmee botdelen onbeweeglijk kunnen worden bevestigd

spanningspneumothorax klaplong die steeds erger wordt, de long wordt naar de andere kant gedrukt, het hart komt knel te zitten

speculum eendenbek, apparaatje waarmee de vagina open gehouden kan worden zodat een uitstrijkje kan worden gemaakt

spinocellulair carcinoom vorm van huidkanker

spirometrie uitgebreid longfunctieonderzoek

spleetlamp apparaat waarmee de oogarts het oog in zijn geheel van binnen kan onderzoeken

splenomegalie vergrote milt

spondylitis ontsteking van wervels

spondylitis ankylopoetica ontsteking en verstijving van wervels

spontane fractuur onverwachte botbreuk, er is hooguit een heel gering trauma aan voorafgegaan

spontane pneumothorax onverwacht optredende klaplong, er is geen trauma aan voorafgegaan

sputum opgehoest slijm

SSRI antidepressivum met invloed op serotonine

stabiele angina pectoris pijnaanvallen door zuurstofgebrek in de hartspier, het beeld is stabiel, de patiënt merkt geen duidelijke verandering

stamcel cel waaruit alle soorten cellen kunnen ontstaan

status epilepticus epileptische activiteit die langer duurt dan een half uur en daardoor gevaarlijk wordt

stemmingsstabilisator geneesmiddel dat de stemming stabiel maakt of houdt

stenose vernauwing

stressfractuur botbreuk door overbelasting van het bot

stressincontinentie ongewild urineverlies bij drukverhoging in de buik, als gevolg van een verzwakking van de bekkenbodem die de urinewegen niet goed afsluit

stria striem, streep

strippen het operatief verwijderen van een grote spatader

stroke unit speciale afdeling voor patiënten met een CVA

struma vergrote schildklier

subacuut vrij acuut, binnen enkele uren

subcutaan onder de huid

subduraal onder de dura (het buitenste hersenvlies)

subklinisch de ziekte wordt nog niet opgemerkt door de patiënt

suïcide zelfdoding, zelfmoord

superinfectie infectie als complicatie van een andere infectie

supraventriculair in de boezems van het hart

symptomatisch bedoeld om ziekteverschijnselen te verminderen (niet om de oorzaak aan te pakken, dat is vaak niet mogelijk)

symptoom ziekteverschijnsel

syncope flauwvallen

syndroom combinatie van ziekteverschijnselen die vaak samen met elkaar voorkomen

systeemtherapie behandeling van de patiënt in samenhang met degene(n) die nauw betrokken zijn, zoals de partner of gezinsleden

systolische hypertensie verhoogde bovendruk

tachycardie versnelde hartslag

tandradfenomeen kleine schokjes die de arts voelt als hij de arm beweegt van een patiënt met de ziekte van Parkinson, de spierspanning is verhoogd

tb(c) tuberculose

tendinitis peesontsteking

tendovaginitis ontsteking van pees en peesschede

tendovaginitis stenosans ontsteking van pees en peesschede (die door littekens vernauwt en dus minder ruimte biedt)

tentamen suicidii poging tot zelfdoding

testis zaadbal

testosteron mannelijk geslachtshormoon

therapietrouw de mate waarin de patiënt zich houdt aan de behandeling

thyreoïditis ontsteking van de schildklier

TIA tijdelijke ischemische aanval, kortdurende beroerte

Tietze, syndroom van ontsteking en zwelling van kraakbeen van de borstkas

tinnitus oorsuizen

tonisch met verhoogde (spier)spanning

tonsil keelamandel

tonsillectomie verwijderen van keelamandelen

tonsillitis ontsteking van keelamandelen

tophus ophoping van urinezuur in de huid

torsio draaiing

toxisch eczeem huidontsteking door beschadiging bijv. door water en zeep

toxische colitis levensgevaarlijke complicatie bij colitis ulcerosa

trachea luchtpijp

tracheïtis ontsteking van de luchtpijp

transurethraal door de plasbuis

transvaginaal door de schede

trauma capitis lichte hersenschudding

travestie seksuele opwinding door het dragen van kleding van iemand van het andere geslacht

tremor trillen, beven

Trichomonas amoebe, oorzaak van een SOA

trichotillomanie psychische stoornis, gevoel van spanning leidt tot het uittrekken van haren, waarna ontspanning volgt

trigger point plek die pijnlijk is bij druk (deze term wordt gebruikt bij fibromyalgie)

trombocyt bloedplaatje

trombocytopathie niet goed functionerende bloedplaatjes

trombocytopenie te weinig bloedplaatjes

tromboflebitis pijnlijke ontsteking van een oppervlakkige (spat)ader, in aansluiting op stolselvorming

trombolyse het doen oplossen van een stolsel

trombus stolsel

TS tentamen suicidii, poging tot zelfdoding

TSH hormoon dat de schildklier stimuleert

TUR transurethrale resectie

TURP transurethrale resectie van de prostaat = verwijderen van een deel van de prostaat door de plasbuis

UD zie ulcus duodeni

ulcus zweer, wond die moeilijk geneest

ulcus cruris venosum open been, ten gevolge van problemen met de aderen

ulcus duodeni zweer in de twaalfvingerige darm

ulcus pepticum zweer in maag of twaalfvingerige darm

ulcus ventriculi maagzweer

ureter urineleider

urethra plasbuis

urethritis ontsteking van de plasbuis

ureum afbraakproduct, wordt uitgescheiden door de nieren; bij een nierfunctiestoornis is het ureum in het bloed te hoog

urge-incontinentie = urgency-incontinentie ongewild urineverlies als gevolg van het te snel samentrekken van de blaas

urineretentie het achterblijven van urine in de blaas

urofilie seksuele opwinding door urine

urolithiasis urinestenen

urosepsis bacteriële infectie van het bloed, vanuit de urinewegen

urticaria galbulten, netelroos

uterus baarmoeder

uterusextirpatie verwijderen van de baarmoeder

UV ulcus ventriculi

uvea vaatvlies

vaginisme samentrekken van spieren rond de vagina, waardoor een coïtus moeilijk of onmogelijk wordt

vaginitis ontsteking in de vagina

vaginose evenwichtsverstoring van bacteriën in de vagina

valpreventie maatregelen nemen om vallen te voorkomen

varices spataderen

vasculaire dementie dementie als gevolg van vaatproblemen

vasovagaal heeft betrekking op de bloedvaten en de nervus vagus: een zenuw die een rol speelt bij syncope (flauwvallen)

vene ader

ventrikel kamer

ventrikelfibrilleren onregelmatig samentrekken van hartkamers, waarbij geen bloed meer wordt rondgepompt

verruca vulgaris wrat

virilisatie het verschijnen van mannelijke verschijnselen bij een vrouw

visus gezichtsvermogen

vitiligo huidziekte waarbij pigment verdwijnt, in de huid zijn witte vlekken te zien

waan onjuiste gedachte die niet te corrigeren is

whiplash nektrauma

Willebrand, ziekte van Von autosomaal dominant erfelijke stollingsziekte

X-thorax röntgenfoto van de borstkas

Register

A

B

C

D

E

F

G

H

I

J

K

L

M

Q

R

S

T

U

Z

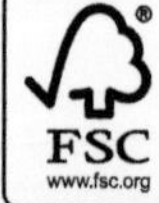

MIX
Papier aus verantwortungsvollen Quellen
Paper from responsible sources
FSC® C105338

If you have any concerns about our products,
you can contact us on
ProductSafety@springernature.com

In case Publisher is established outside the EU,
the EU authorized representative is:
Springer Nature Customer Service Center GmbH
Europaplatz 3, 69115 Heidelberg, Germany

Printed by Libri Plureos GmbH
in Hamburg, Germany